# 肩部内镜下手术

## 从零开始到完全掌握  第2版

Master the Shoulder Arthroscopic Surgery
from Zero，2nd edition

主编 （日）中川照彦

主译 陈统一

北方联合出版传媒（集团）股份有限公司

辽宁科学技术出版社

·沈 阳·

KAITEI DAI 2 HAN ZERO KARA MASTER KATA NO KYOSHIKA SHUJUTSU

© TERUHIKO NAKAGAWA 2018

Originally published in Japan in 2018 by MEDICAL VIEW CO., LTD.

Chinese (Simplified Character only) translation rights arranged with MEDICAL VIEW CO., LTD. through TOHAN CORPORATION, TOKYO.

© 2023，辽宁科学技术出版社

著作权合同登记号：第06-2019-59号。

**图书在版编目（CIP）数据**

肩部内镜下手术：从零开始到完全掌握：第2版 /（日）中川照彦主编；陈统一主译 . —沈阳：辽宁科学技术出版社，2023.4

ISBN 978-7-5591-2844-7

Ⅰ. ①肩… Ⅱ. ①中… ②陈… Ⅲ. ①肩关节—关节镜—外科手术 Ⅳ. ①R684

中国版本图书馆CIP数据核字（2022）第246959号

出版发行：辽宁科学技术出版社

（地址：沈阳市和平区十一纬路25号 邮编：110003）

印 刷 者：辽宁新华印务有限公司

经 销 者：各地新华书店

幅面尺寸：210 mm × 285 mm

印　　张：23

插　　页：4

字　　数：500千字

出版时间：2023年4月第1版

印刷时间：2023年4月第1次印刷

责任编辑：凌　敏

封面设计：刘　彬

版式设计：袁　舒

责任校对：黄跃成

书　　号：ISBN 978-7-5591-2844-7

定　　价：298.00元

投稿热线：024-23284363
邮购热线：024-23284502
邮　　箱：lingmin19@163.com
http://www.lnkj.com.cn

# 序言

自 2007 年 3 月《肩部内镜下手术：从零开始到完全掌握》（第 1 版）出版以来，已经过去了 11 年。在这期间，肩部内镜下手术技术有了飞跃性的发展，缝合用锚钉工具也有了许多具有新的创意的产品上市，随之手术方法也有了很大的改进。

最大的变化就是，肩内镜肩袖修复手术引入了桥接缝合法（bridge suture）。2010 年以前，在日本以外已经可以使用的桥接用锚钉在日本不可以使用。2010 年 10 月，Mitek 最先上市 VersaLok 锚钉，之后 Smith-Nephew 的 FOOTPRINT PK 以及 Arthrex 的 SwiveLock 锚钉等陆续上市，接着更多的公司在材质和功能上下功夫生产出桥接用锚钉。桥接用锚钉的手术应用中无须缝合操作，只要把肩袖牵引至软组织在骨上附着部撕脱残迹，就可以利用数根缝线把断裂的肩袖固定于残留部，这是一种优于单层固定和多层固定的好方法。自从可以使用桥接用锚钉，桥接缝合法几乎被施行于所有的肩袖修复术中。此书修订时我下决心一定要把桥接缝合法收入其中，所有的 6 种肩袖修复法都收录在本书中。

最初使用的桥接用锚钉为 VersaLok，之后为 SwiveLock，再之后为 Mitek 的 Healix Advance BR，在 2016 年 6 月开始使用了 Zimmer Biomet 的 Poplop（knotless suture anchors，4.5mm）。Polop 的优点列举如下：缝合肩袖的线被稳定地固定在锚钉内，通过张开锚钉的双翼可以减少锚钉退出的危险性，因为锚钉的前端为圆形，所以即使导孔偏斜也能切实地把锚钉插入通道内而不需要担心锚钉打入的方向等。Poplop 的缺点是用太大的力量握住把柄时，有时会出现不发出"咔嚓"声的情况。这样的话，插件手柄无法从锚钉内退出。本书对此类情况的应对方法有详细的描述，阅读后掌握，便可使用。

Zimmer Biomet 的 Jugger Knot（1.4mm）在 2011 年 6 月上市。我第一次看到时，不禁感叹于这种锚钉完全是用线组成的想象力，于是在内镜 Bankart 损伤修复术中开始使用 Jugger Knot（1.4mm）。之后在 2012 年，我开始发现操作通道前方只要保留 1 个就足够，自此之后操作通道改为前方 1 个。省略了前上方操作通道的麻烦，尤其对于年轻女性来说可以减少手术瘢痕，这些都是好事。

对于内镜 Bankart 损伤修复术，Arthrex 在 2014 年 10 月推出了以桥接法为基准的锚钉 PushLock（2.9mm）。不需要缝合操作，把关节囊及关节唇向头侧牵引，就可以将其牢固地固定在关节盂缘上。我自其上市后，就立刻在内镜 Bankart 损伤修复术的全部病例中使用 PushLock（2.9mm）。关于这种方法，我也在本书中进行了详细描述。

关于缝线冲头，在第 1 版中记载了针长 7mm 的开放型，之后我深切感受到针长 7mm 的闭合型在操作中更有优越性，就完全不使用开放型了。

至于缝线接力，在第1版中介绍使用的是PDS线的单结缝线接力，之后使用2-0号PROLENE缝合线进行回线环接力成为主要方法。回线环接力感觉用起来更应手，习惯后基本不会在操作时出现缠线的情况。在本书关于肩袖大撕裂和内镜Bankart损伤修复术的内容中都详细描述了内镜下回线环内穿线的内侧缝线接力，以及回线环和线同时引出后在孔外把线穿入回线环的外侧回线环接力。单结缝合接力的方法也不能忽视，在本书一些章节中也有描述。

我在进行修复肩袖过程中的穿线操作时基本是使用针长7mm的闭合型缝线冲头，但相信使用缝合传递钳（FirstPass, suture passer）的医生也很多，因此本书也在关于肩袖小/中撕裂的内镜治疗内容里描述了目前使用市面上信赖度最高的Smith-Nephew的FirstPass的手术方法。虽然单次使用成本比较高，但这种方法所用的针比较粗，不用担心损坏，并且可以切实地穿透肩袖。

本书基本修订了第1版中的所有章节。另外，还增加了关于肩袖钙化性肌腱炎和肱二头肌长头腱固定术的两类内容。此外，对于肩袖广泛撕裂在第1版中描述了补丁移植术的手术方法，而在第2版中，则收录了三幡辉久先生发明的已经作为世界标准被广泛应用的上方关节囊重建术中的手术方法。

2016年5月的日本骨科学术年会期间，我和メジカルビュー出版社（MEDICAL VIEW公司）的编辑见面，商定一定要全面改版《肩部内镜下手术：从零开始到完全掌握》一书。2017年7月，在メジカルビュー出版社内的企划会议上，通过了出版修订版的决议后，我高兴得忍不住握拳振臂摆出了胜利的姿势。2017年8月，我就开始执笔了。但是由于有许多其他的工作，影响了图书编写进程。当2018年1月负责本书的矢部凉子女士给我看了漂亮的排版后的彩样后，我立刻有了干劲，从2018年2月份开始认真执笔，直到2018年10月最终完成原稿。这次修订和第1版一样，由最厉害的插画家佐藤道范先生为本书绘制了许多精彩的插图。我在这里深深感谢矢部凉子女士、佐藤道范先生，以及メジカルビュー出版社。

这本书只要能够对大家有一点点儿作用，就是我无上的光荣。

（日）中川照彦

# 第1版 序言

肩部内镜下手术是一种非常有魅力的手术。一旦掌握了这种手术技巧，能够顺利操作之后就无法放弃。该手术事实上的确难度大，所需技巧高超，我经历了好多次惊险场面，让内心感觉难过的手术经历也有过。这种时候我会想起（已故恩师河野左宙先生的座右铭）"退却也是医道"。千万注意，不要什么都往前突进。

操作技巧提升一步后，之前感觉到困难的操作也会变得比较轻松。如这本书的书名《肩部内镜下手术：从零开始到完全掌握（第2版）》，本书收录从基本技巧到比较简单的应用操作，此外，为了满足不同医生们的需求还收录了一些比较难的技巧。这些技巧选取自很多医生在学会、研修会上发表的文章、演讲、讨论，手术参观，文献及著作，手术录像等；我在进行学习并实践后，通过自己的感受（这个方法好，这个不怎么样等）进行了取舍。因此，我并不认为写在这本书里的技巧是最佳的。现实中，肯定会有更适合每个人的好技巧。

手术最重要的是安全、安心，关键是避免使用有危险性的手术器具。但是，不管什么手术都无法保证百分之百的安全、安心。医疗行为具有不确实性，手术就是其中代表。

内镜手术器具、锚钉、缝合线等在不断改良。本书出版后，我的技巧可能就会因此而改变。如果明天遇到安全的、更好的器具或器械，或者有人教了我"这个方法绝对好"的手术技巧，后天我的手术可能就会有变化。手术技巧完全无须固执于过去。

这里我讲述一下我与肩关节的"关联"。在我毕业第5年的1984年，我第一次在福田宏明先生为会长的第11届肩关节研究会上演讲，演讲题目是"有关随意性肩关节后方脱位病例的检讨"。在答疑环节接受了许多医生的提问，尤其是三笠元彦先生发言说，"这个称为习惯性后方脱位才正确"，让我在演讲台上有点儿招架不住（动摇）。而在之后的会议中，我得到了三笠先生和已故伊藤信之先生的很多指点，让我感到非常高兴，也感觉这个学术会真是好，决定让自己在这方面继续钻研。之后，这个学术会的名称变为日本肩关节学会，至2006年，我连续23届在该学术会上发表演讲。在这期间，我得到众多医生的关照。在肩关节的领域，可以完全不受到医疗机构的限制而相通。信原克哉先生相关的肩关节书是我的宝典，我反复熟读。我曾有1周的时间有幸在信原病院进修，不仅仅通过手术，还在门诊接触了患者，在其中学到了许多知识。1993年日本成立了一个叫作"关东说说肩关节"的学术会。山本龙二先生为代表干事，其他干事有三笠先生、小川清久先生、高岸宪二先生、筒井广明先生、玉井和哉先生，以及我（最后加入）。现在干事又增加了菅谷启之先生、浜田纯一郎先生、渡辺安里先生、池上博泰先生，阵容更加强大。这是一个大家可以在一起住宿并一直讨论至深夜的，像暴风雨一样的学习会。

我于1981年在川口工业综合病院就职时，师承林承弘先生学习了膝关节内镜。

之后我"离开"内镜手术一段时间，在 1988 年回到大学，与我同期的宗田大先生（现在作为世界的 Muneta 活跃在膝关节业界内）一起第一次进行了肩关节手术。之后，我去参观学习了筒井先生的肩部内镜下手术。在 1992 年，我去参观学习了米田稔先生的 Caspari 法。这些让我感觉，在内镜下的缝合操作对我来说就是个异次元的世界，于是在大学期间开始了我仰慕的 Caspari 法的手术。

1996 年我转到同爱纪念病院。部长土屋正光先生是棒球队日本火腿斗士（现在的北海道日本火腿斗士）的队医，向他就诊的棒球选手非常多，这也增加了我对投球障碍肩的诊疗机会。在那一年的秋季，第 2 届亚洲肩关节学会在澳大利亚的珀斯召开。我在去 Linvatec 的器械展览厅的展台时，非常幸运地见到了 Stephen J. Soyder 先生，30 分钟左右面对面地学习了肩关节模型的手术操作技巧，包括利用微型 Revo 锚钉对 SLAP Ⅰ型损伤进行的上关节盂唇修复术以及 Bankart 损伤修复术等。在本书的"简便的 Revo 结"里记述的缝合法，就是那个时候 Snyder 先生直接教授而学到的。之前我没有使用锚钉的经验，这个经验成为我进一步成长的契机。第二年，对于棒球选手的 SLAP 损伤，我使用了微型 Revo 结进行了上关节盂唇修复术。

2000 年在三笠先生的号召下，日本成立了肩关节内镜手术研究会，这是一个对于手术技巧进行彻底执着钻研的学会。在这里我真是学到了好多知识。一听到武田浩志先生说，"肩袖修复术时所有操作可在 70° 斜视内镜下操作"，我立刻也进行了尝试。习惯了 70° 斜视内镜后，就像打开另一个世界一样看清了整体的肩袖，现在不管 ASD 有没有结束我都会由 30° 斜视内镜转用 70° 斜视内镜。见到泷内敏祖先生打出一张把缝合钩放大的幻灯片，听他说"我在内镜下的 Bankart 损伤修复时仅仅只用这一个器械"时，我非常震惊。之前总是使用缝合穿线钳，现在已经是缝合钩派的天下了。三笠先生说的"缝合抓咬器的刀刃面必须垂直穿到肩袖才行"这句话，也让我受益颇多。我考虑缝合钩是否也只要把刀刃面垂直缝在关节盂唇上就可以了，实际操作时发现轻松地解决了问题。菅谷先生教我治疗肩胛下肌腱断裂时，对于肱二头肌长头腱脱位的病例，用线向后牵拉就好，我也在照做。此外，我还去观摩了菅谷先生的手术。第一次知道单结缝合接力法是听三笠先生说："韩国的 Lee 先生把 PDS 线直接连接在锚钉线上，完全不需要穿梭接力。"之前我一直采用 Snyder 先生教我的穿梭接力法，之后一下子就变为使用单结缝合接力法了。

当我被邀请成为日本内镜学会研修会的内镜讲师后，这对我自身的进步很有帮助。对于支付了听课费的医生尽可能地传授有帮助的手术技巧的热切愿望，令我必须制作能够简单理解的、清新的录像，所以手术更加全力以赴，这也成为了写这本书的契机。借此向会长黑泽尚先生、井上和彦先生、松末吉隆先生表示感谢。日本内镜学会的 Ken Yamaguchi 先生的演讲也让我受益匪浅，当听到后方镜视入口的位置在 Bankart 损伤修复术中靠向内侧，在肩袖修复术中靠向外侧时，我有了"原来如此"的顿悟，立刻借鉴使用了。

感谢本书的出版社（MEDICAL VIEW 公司）。很久之前我就倾心于此出版社，它的示意插图漂亮至极。接到邀稿写这本照片和示意图并用的肩部内镜下手术的入门书时，是在 2005 年 6 月。虽然当时我立刻应允了，但真要写时却感到非常困难。想要把内镜的照片以及外部的照片统一用于同一个病例，我收集了好几个病例才终于完成。为了把各个步骤的操作和关节内外的关系显露清晰而制作了示意图的预稿。编辑人员被这些预估外的大量的照片和示意图的初稿搞得非常头痛。因为是入门书，所以当初想象是非常简约的内容。但是，他们没有删除一点儿而把所有的都完美完成了并把 Bankart 损伤修复、SLAP 损伤修复、肩袖中小撕裂修复作为内镜手术的 3 个核心内容，也尽量不省略在这 3 个核心内容中反复出现的操作，详细记述直到手术结束。同时，本书结构也被安排得尽可能只要阅读其中一章就能令人理解。因此，对于担当编辑的藤原琢也、松原香、插画家佐藤道范，我真是非常感谢。

只要这本书能够对各位起到一点点儿作用，就是我无上的光荣。

中川照彦

2007 年 1 月

# 主编简介

## 中川照彦
Teruhiko Nakagawa M.D.

昭和 29 年生まれ　午年　水瓶座　A 型

| | |
|---|---|
| 昭和 47 年 | 東京都立立川高校卒業 |
| 昭和 54 年 | 東京医科歯科大学医学部卒業 |
| | 東京医科歯科大学整形外科学教室入局 |
| | 大宮赤十字病院，川口工業総合病院などの |
| | 関連病院で研修 |
| 昭和 61 年 | 聖隷浜松病院整形外科で研修 |
| 昭和 63 年 | 東京医科歯科大学医学部整形外科助手 |
| 平成 3 年 | 医学博士（肩関節のバイオメカニクスの研究） |
| 平成 6 年 | 東京医科歯科大学医学部整形外科学内講師 |
| 平成 8 年 | 同愛記念病院整形外科 |
| 平成 11 年 | 同愛記念病院整形外科医長 |
| 平成 19 年 | 同愛記念病院整形外科部長 |
| 平成 29 年 | 同愛記念病院副院長 |

- 日本肩関節学会理事
- 日本関節鏡・膝・スポーツ整形外科学会評議員
- 日本整形外科学会代議員
- 日本整形外科スポーツ医学会代議員
- 日本肘関節学会評議員
- 東日本整形災害外科学会評議員
- 関東肩を語る会幹事
- 肩関節鏡手術研究会世話人
- 関東地区整形外科勤務医会事務局
- 東京医科歯科大学医学部臨床教授
- 北海道日本ハムファイターズチームドクター
- 相撲医学協議会メンバー

# 译者名单

**主　译**　陈统一

**译　者**　张　亮　林建平　易嘉勇　陈维嘉

# 主译简介

　　陈统一，1969 年毕业于上海第二医学院医疗系，现任复旦大学附属中山医院二级教授，博士生导师。毕业后在四川医学院附属医院进修，后在四川省吉祥煤矿附属医院骨外科工作，时任副院长。1980 年，调入上海市第六人民医院骨科，1988 年留学日本大阪市立大学附属医院学习"诱发电位测定在手术中的应用"，并获准参加临床工作，该课题被日本厚生省认定为先进技术尖端并应用于临床项目（1991 年），1992 年底回国，在复旦大学附属中山医院骨科工作至今。对创伤、脊柱和周围神经损伤等疾病的诊治及关节外科和游离组织修复重建等有一定经验。曾获国家科技进步二等奖、上海市科技进步二等奖、新疆维吾尔自治区科技进步二等奖、上海市科技进步三等奖等。主编、合作主编、副主编专著 8 本，参编专著 13 本，主译专著 7 本，发表核心期刊论文 100 余篇，《辞海（第 6 版）》主要编写者之一。2006 年，成功治疗 1 例多肢畸形患者，接受国内多家电视台及美国 Discovery 频道采访报道。

# 译者前言

骨科诸多亚专科分支中，肩部内镜下手术技术起步较为滞后，早期仅仅作为肩部疾患影像学检查后辅助性诊断的方法。近30年来，国外学者对肩部损伤和疾患在病因和病理学上的认识有了非常大的提升，诊治理念和技术手段日新月异，新颖的手术器械和辅助材料不断研制成功，肩部内镜下手术技术日趋成熟及普及，从而明显地提高了患者肩部功能的恢复质量、患者治疗满意度和生活质量。

就像本书作者中川照彦医生的感悟一样："肩部内镜下手术是极有魅力的一种诊治手段。"他从接触肩部内镜下手术开始，经过20多年不懈的努力，执着和精益求精的追求，成为当今日本相关领域杰出的医生之一。本书中他将成长过程中的感悟和经验毫无保留地展示给读者，我深信这些宝贵的总结一定能对我国有志于微创内镜下手术的青年医生有所帮助。

本书的翻译和校对虽然受到疫情的影响有所耽误，但是离不开编辑部老师的协助和鼓励，最终得以完稿；因此衷心感谢辽宁科学技术出版社，以及凌敏编辑的支持和付出。

关于本书中作者使用的器械和材料，尤其是器械（大都是商品专有名），目前国内尚无标准的规范用语；因此在翻译时，一些是采用约定俗成的名称，另一些则是采用英文转译，特予说明。如有翻译错误，敬请谅解。

陈统一

复旦大学附属中山医院，骨科，前主任，教授

# 目 录

## 第1篇 基础知识

# 第2篇　代表性手术

## 第 12 章　肱二头肌长头腱（LHB）的固定术 234

### 手术技巧

# 第1篇

# 基础知识

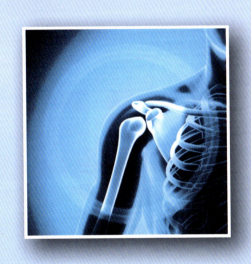

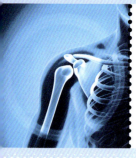

# 第1章　手术器械

## 内镜

　　内镜手术中最重要的器械当然是关节内镜套件。如果没有清晰的图像显示，那就无法进行手术。临床上使用直径 4mm 的 30°斜视内镜和 70°斜视内镜（图 1-1）。内镜与高分辨率摄像头连接，操作按钮的部分始终朝上（图 1-2、图 1-3）。斜视内镜头部朝向光源插入部位的对侧（图 1-4）。因此，如果光源插入部位朝上，则得到镜下方的图像；如果光源插入部位朝右，则得到镜左侧的图像。

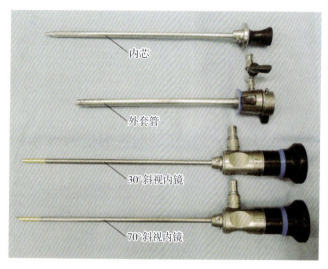

图 1-1　30°斜视内镜（直径 4mm）、70°斜视内镜（直径 4mm）

内芯

外套管

30°斜视内镜

70°斜视内镜

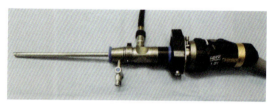

图 1-2　将摄像头和光源连接到组装有外套管的内镜上

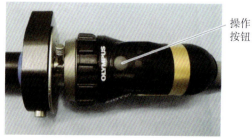

操作按钮

图 1-3　通常操作按钮保持向上

**建议**

以往的关节内镜套件得到的图像模糊，有时只能得到深褐色、灰暗的图像。使用这类器械，既不能顺利进行手术，也不能有助于提高手术技术。所以无论如何都应该配备高标准的关节内镜套件。

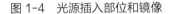

**基本 操作**

斜视内镜头部朝向光源插入部位的对侧（图1-4）。

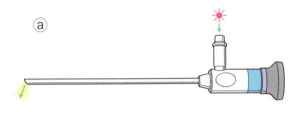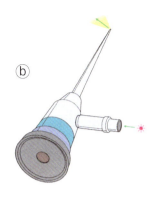

图 1-4　光源插入部位和镜像

a：当光源插入部位朝上时，可以看到内镜下方的图像
b：当光源插入部位朝向右侧时，可以看到内镜左侧的图像

# 灌洗泵

以前冲洗是液体自然滴下，但是使用灌洗泵后，控制出血变得容易，手术时间缩短，操作难度锐减。笔者使用了 Arthrex 的灌洗泵，该装置易于安装。压力通常为 35mmHg（1mmHg=0.133kPa），流量为 40%（图1-5）。出血时将压力提高到 50 ~ 60mmHg，确认出血源，用射频消融汽化系统（VAPR）止血。出血停止后迅速恢复到原来的压力。

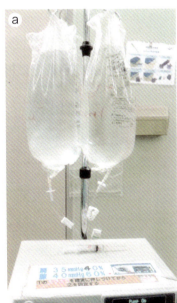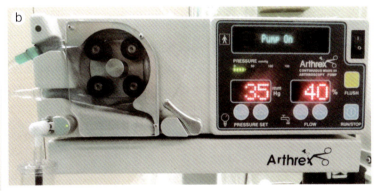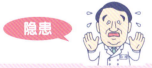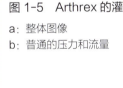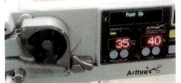

图 1-5　Arthrex 的灌洗泵

a：整体图像
b：普通的压力和流量

**隐患**

出血止住后，手术医生全神贯注于缝合等其他操作中，压力经常会处于持续上升的状态。当医生回过神来时，肩部已水肿得很厉害了。对于压力，助手或护士也要多加关注，有必要对手术医生进行提醒。

## 刮刀类

笔者使用 Smith-Nephew 的 Dionics（图 1-6）。

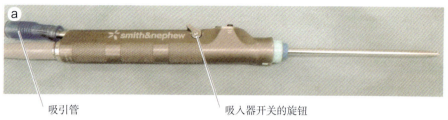
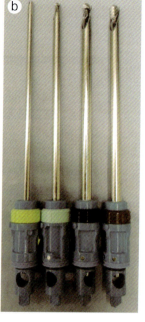

吸引管    吸入器开关的旋钮

图 1-6　Smith-Nephew 的 Dionics

a：手柄部
b：从左边开始，刨刀，4mm 刨削器（Abrade®），5.5mm 刨削器（Abrade®），
5.5mm 圆柱形磨头（Acromionizer™）

#### ◈ 滑膜切除用刨削器（刮刀）

用于切除滑膜等软组织，对清理包含骨表面骨膜等软组织也是有用的（图 1-7）。

#### ◈ 刨削器（Abrade®）（直径 4mm）

用于骨削除，以及 Bankart 损伤修复术中的关节囊前缘的新鲜化处理（沟槽制作）等（图 1-8）。在对骨皮质做浅表新鲜化处理的情况下用反转模式进行切削（图 1-9）。

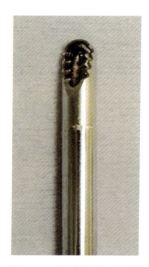
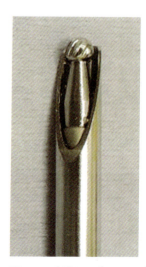

图 1-7　滑膜切除用刨削器（双锯齿型）　　图 1-8　刨削器（Abrade®，球形磨头）（直径 4mm）

在对骨皮质做浅表新鲜化处理的情况下用反转模式进行切削（图1-9）。

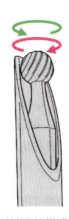

图 1-9　刨削器的顺时针旋转模式和逆时针旋转模式

◈ **刨削器（Abrade®，球形磨头）（直径 5.5mm）**

用于肩峰下间隙减压术中肩峰的骨赘切除（图1-10）和肩袖撕裂处大结节处残留印迹的新鲜化处理。

◈ **刨削器（Acromionizer™，圆柱形磨头）（直径 5.5mm）**

用于肩峰下方的骨赘削除，对于均匀性平坦化是有用的（图1-11）。

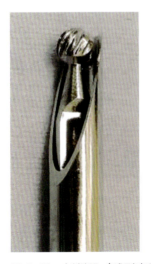
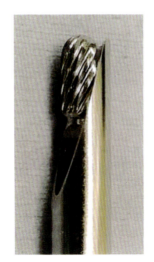

图 1-10　刨削器（球形磨头）
　　　　　（直径 5.5mm）

图 1-11　刨削器（圆柱形磨头）
　　　　　（直径 5.5mm）

建议

在切除滑膜时，应打开吸引器，一边吸入软组织残屑一边进行切除，但有时吸引器不工作，要请巡回护士加以关注。

操作 要领

使用球形磨头或圆柱形磨头时，让助手握持内镜，手术医生须双手把持操作。

# 电动消融系统（射频装置：Radio frequency device）

电动消融系统是肩部内镜下手术中必备的设备。特别是在肩峰下间隙减压术、肩袖修复术、Bankart 损伤修复术中发挥作用。可在短时间内汽化软组织，获得良好的视野。止血操作也变得容易些。笔者使用的是等离子射频消融汽化系统（VAPR）（图 1-12）。探针使用的是侧方热控电极刀头（图 1-13a）、终端热控电极刀头（图 1-13b）、90°带钩电极刀头（图 1-13c）这 3 种。

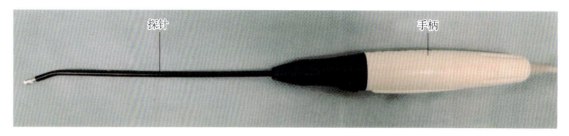

图 1-12　等离子射频消融汽化系统（VAPR），手柄上安装探针

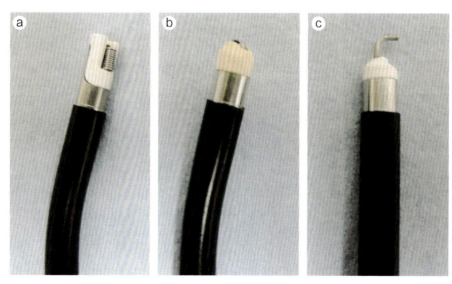

图 1-13　探针
a：侧方热控电极刀头
b：终端热控电极刀头
c：90°带钩电极刀头

**操作 要领**

● **汽化操作**
内镜可以单手操作，也可以用另一只手操作 VAPR，但如果视野开放到一定程度，助手握持内镜，手术医生用双手操作 VAPR，这样可以在较大范围内快速汽化，提高效率。
● **止血操作**
在深部看不到出血部分时，可在侧方将热控电极刀头插入出血部位，缓慢旋转尝试止血。

## 基本手术器械

### ◆ 套管

临床上主要使用的套管是内径 5.75mm 的透明套管（Arthrex，图 1-14a）。此外，还有内径 5mm 的套管（Smith-Nephew，图 1-14b）和内径 6mm 的套管（Mitek，图 1-14c）。器械可以容易地插入和取出，但是使用粗套管会妨碍器械的可操作性，因此需要使用相对较细的套管。用缝线缝合时必须使用套管。需要使用粗套管的器械时则使用刮刀。

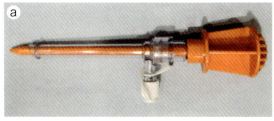
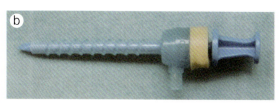
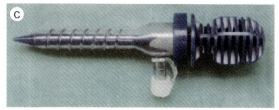

图 1-14　套管
a：内径 5.75mm（Arthrex）
b：内径 5mm（Smith-Nephew）
c：内径 6mm（Mitek）

### ◆ 导向套管

有长度 3cm 的和 4cm 的两种，不过，对于大部分的病例可使用 3cm 长的套管（图 1-15）。用于肩袖修复中使用桥接缝线用锚钉时。凸缘部分消除了开口周围软组织的下垂，提供了良好的视野。

### ◆ 刮刀（Mitek）

"虽然是把刮刀，但不要忽视它"，它是不可或缺的工具（图 1-16）。使用它，无须套管即可轻松插入穿线器（图 1-17）、缝线钩（图 1-18）等器械。与套管不同，它可以反复使用许多次。

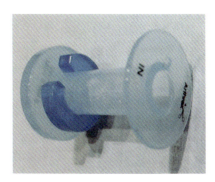

图 1-15　导向套管

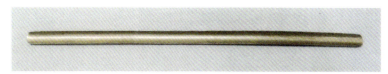

图 1-16　刮刀（Spatula）

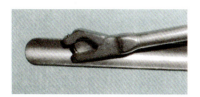

图 1-17　刮刀和穿线器

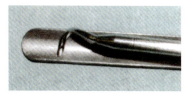

图 1-18　刮刀和缝线钩

#### 探针

用于触诊检查关节唇剥离程度、组织硬软度和韧带张力等情况（图 1-19）。

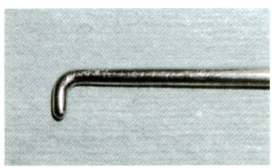

图 1-19　探针

#### 尖头篮钳

用于滑膜切除，游离体切除 / 摘除，异物摘除，以及锚钉插入时导向孔周围的碎片切除等（图 1-20）。

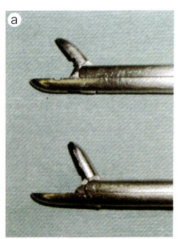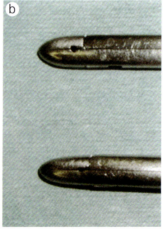

图 1-20　尖头篮钳（上：小；下：大）

a：打开时
b：关闭时

#### 平头篮钳

用于瓣状翻转肩袖的切除和肩袖撕裂部位隆起部的形成等（图 1-21）。

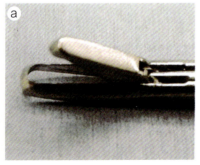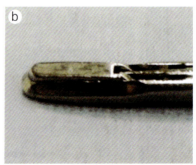

图 1-21　平头篮钳

a：打开时
b：关闭时

### ◈ 内镜用剪刀

用于切割组织和切断线 （图 1-22）。

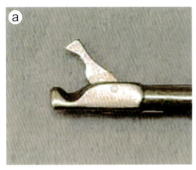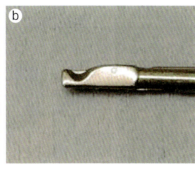

图 1-22 内镜用剪刀

a：打开时
b：关闭时

### ◈ 剥离子（Rasper）

有上弯型、下弯型两种。用于反复脱臼的关节唇以及与之连续的骨膜剥离和肩袖撕裂部肩袖剥离等 （图 1-23）。

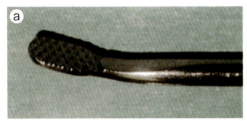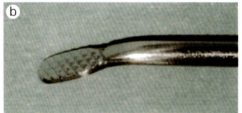

图 1-23 剥离子

a：上弯型
b：下弯型

## 线操作的器具

### ◈ 引线钳（Suture retriever）

频繁用于将线置入环中，或在从开口处拉出缝线时频繁使用。另外，用于观察夹持肩袖撕裂部位后可牵出多少长度，夹持前方关节唇后可提出多少等 （图 1-24）。

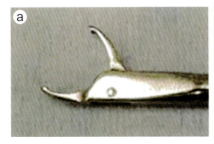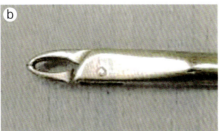

图 1-24 引线钳

a：打开时
b：关闭时

### ◈ 抓线钳（Kingfischer，Arthrex）

夹持线后拉出，也可在夹持肩袖和关节唇等牵出后观察其紧张程度（图1-25）。

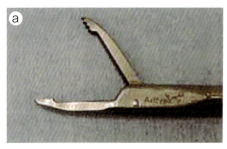
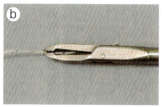

图1-25　抓线钳（Kingfischer，Arthrex）
a：打开时
b：关闭时

## 把线穿过组织的器具

### ◈ 穿线器［封闭式（Zimmer Biomet）］

对针长为7mm的带线针有用。PROLENE缝合线（Ethicon）、聚对二氧环己酮线（PDS线，Ethicon）等可穿过（图1-26a），诸如聚乙烯缝合线（ETHIBOND缝合线，Ethicon，图1-26b）等捻线不能通过。使用带尖头椭圆环的封闭式穿线器（图1-26c）。用大拇指转动橙色辊送入缝线（图1-26d）。通过从橙色辊下方的线孔送入缝线直到看不见缝线为止，穿过组织的缝线两端从已插入的穿线器开口引出（图1-27）。

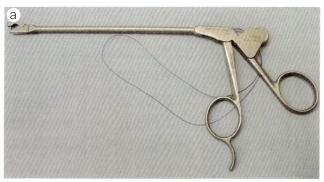
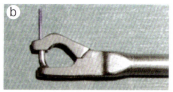
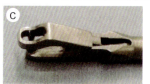
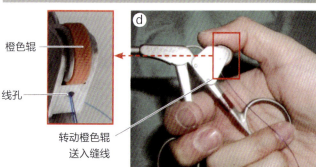

橙色辊

线孔

转动橙色辊
送入缝线

图1-26　穿线器
（Zimmer Biomet）

a：整体图像
b：尖端部位
c：封闭式穿线器
d：操作方法

操作要领

通过夹持软组织，将针穿过组织，PROLENE 缝合线的两端或 PDS 线穿过组织，但针尖通常被软组织薄膜覆盖，所以线经常不露出来。重复夹几次，或左右挤压，或通过挤压手柄上下摇晃。工作通道有 2 个时，可从另一个开口插入探针，用探针尖端按压针尖周围的薄膜，或掏出。肩袖撕裂时，用 VAPR 稍稍汽化肩袖表面所夹持的部分。

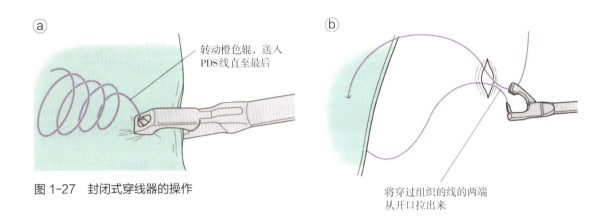

ⓐ　转动橙色辊，送入 PDS 线直至最后

ⓑ　将穿过组织的线的两端从开口拉出来

图 1-27　封闭式穿线器的操作

### ◆ 缝线钩（Zimmer Biomet）

　　像穿线器一样，PDS 线和 PROLENE 缝合线可穿过。聚乙烯缝合线等捻线不能通过。有 3 种类型：45° 右转型、直型、45° 左转型（图 1-28a ~ c）。三者都连接在缝合手柄上（图 1-28d）。用大拇指转动橙色辊将缝线送入（图 1-28e）。

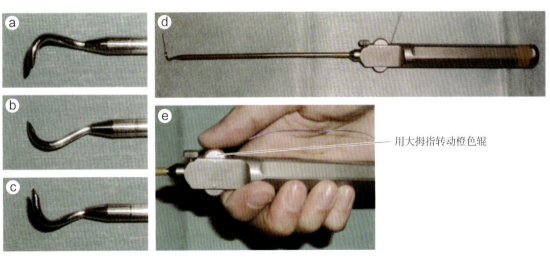

用大拇指转动橙色辊

图 1-28　缝线钩（Zimmer Biomet）

a：45° 右转型
b：直型
c：45° 左转型
d：安装缝线钩手柄时
e：线的送入方法

**操作 要领**

弯曲的缝线钩必须将针尖部分垂直地紧贴组织，如图按压后直接贯穿组织（图 1-29a）。穿透组织后旋转露出针尖（图 1-29b）。想要钩拉组织那样斜着穿进去是不会顺利的。

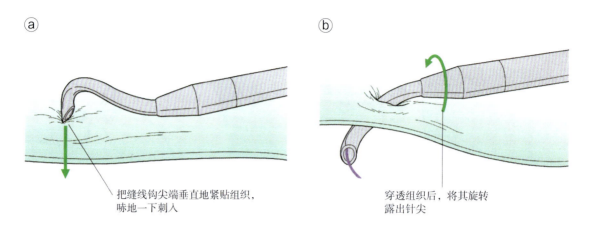

把缝线钩尖端垂直地紧贴组织，嗖地一下刺入

穿透组织后，将其旋转露出针尖

图 1-29　缝线钩的操作方法

◆ **月牙钩**

　　月牙钩有 3 种类型（图 1-30a），它们都很方便进入内径 5mm 的套管（图 1-30b）。与缝线钩一样连接在同一个缝线手柄上使用。可穿 PDS 线等。对于 SLAP 病变修复上关节唇是有用的。

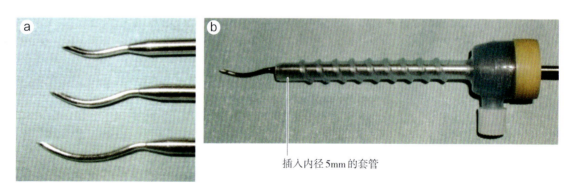

插入内径 5mm 的套管

图 1-30　月牙钩

◆ **鸟嘴状穿线钳（Penetrating suture grasper，Mitek）、（Arthro-pierce，Smith-Nephew）、（Bird beak，Arthrex）**

　　直线型是有用的（图 1-31a、b），能插入 5mm 的套管中（图 1-31c）。贯穿组织后，打开钳口，夹住线，然后关闭钳口，抽出线头后在组织上挂线。

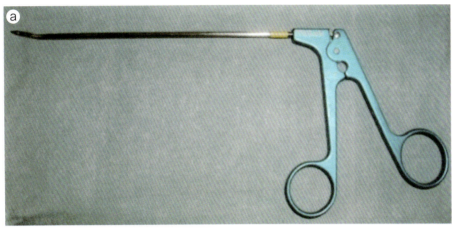

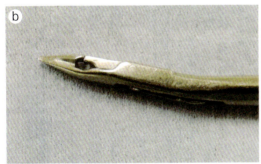 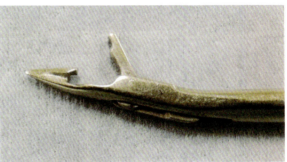

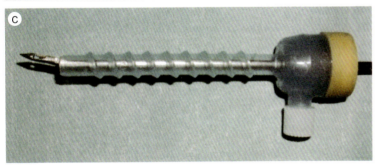

图 1-31　鸟嘴状穿线钳

a：直线型（整体图像）
b：直线型（尖端。左：关闭了钳口的状态；右：打开了钳口的状态）
c：插入内径 5mm 套管的直线型穿线钳

由于鸟嘴状穿线钳尖端较粗，所以贯穿时对组织的损伤比较大，因此除了应用于肩袖疏松部位紧缩缝合术以外，几乎不大使用。

### ◈ 枪式穿线器（Firstpass，Smith-Nephew）

枪式穿线器是一次性穿线器（图 1-32a），针头很坚硬（图 1-32b），几乎没有坏损的风险。在针尖处的凹陷中装入 2 号强力缝合线（图 1-32c）并穿过夹持的组织。当针返回时，穿过组织的线被上钳口尖端的锯齿部夹住（图 1-32d），这样回收挂在组织上的线也比较容易。

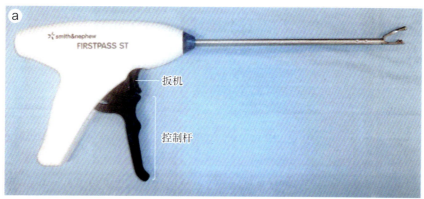

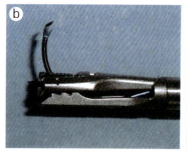 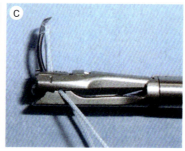 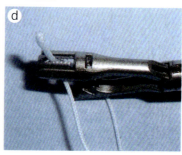

图 1-32　枪式穿线器（Firstpass，Smith-Nephew）

a：整体图像
b：针头拔出的位置
c：针尖上挂强力缝合线的位置
d：用上钳口尖端的锯齿部夹住线

手柄上有扳机和控制杆，扳机用食指勾住，控制杆用中指、无名指和小指握住。如果你忘记了操作方法，将难以打开上钳口或针不会露出，因此需要在术前或术中确认操作程序。

## ◆ BiPass 穿线器（Zimmer Biomet）

这是专用的一次性针头的缝线穿线器（图 1-33a）。在针尖处有锯齿状边缘，挂上 2 号强力缝合线后将缝线穿过组织（图 1-33b ~ d）。由于针尖的侧面没有缩颈，因此几乎不会发生针的折损，相当安全。由于穿过组织的缝线被挂到上钳口的尖端，因此容易回收缝线。

**隐患**　当握住控制杆时，针通常垂直伸出（图 1-33e），针也可以向前伸出（图 1-33f），还可以翻转（图 1-33g）。此外，即使针伸出，也可能由于某种原因不能连接缝线。

**操作要领**

握住控制杆，将针推出，这时可能会有较大的阻力感。在这种情况下，不要强行握持，可以将控制杆退出至开口外再试一下。

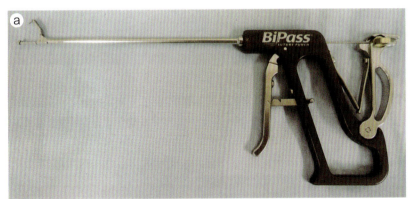

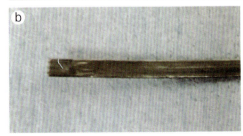 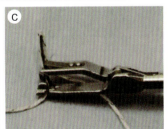 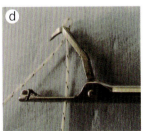

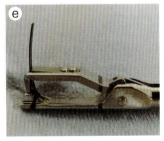 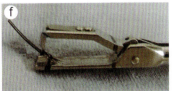 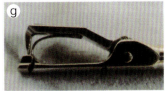

图 1-33　BiPass 穿线器（Zimmer Biomet）

a：整体图像　b：针尖　c、d：用针尖提起线穿过肩袖
e：正确的针头伸出方法　f：针向前伸出　g：针在翻转

## 缝合的器械

### ◆ 打结器（Knot Pusher，Zimmer Biomet）

用于线的缝合（图 1-34a）。将线从前端的孔穿入，并将其穿过孔眼（图 1-34b）。

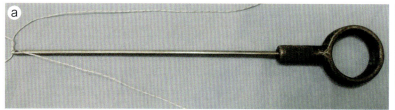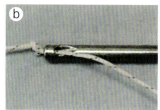

图 1-34　打结器（Knot Pusher）
a：整体图像
b：前端

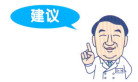

产品出自不同厂家，请选择自己习惯的使用产品。没有内镜也能练习，要预先充分练习。

## 剪切缝合线的器械

### ◆ 剪线钳（Fiberwire®，Arthrex）

缝线打结后，残留线头可以保留适当的长度后剪断（图 1-35）。打结器意外地掉落到地上时，该工具也可作为打结器来使用。

也能切断聚乙烯缝合线（ETHIBOND 缝合线）等

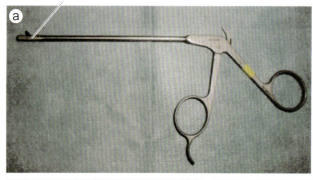

图 1-35　剪线钳（Fiberwire®，Arthrex）
a：整体图像
b、c：前端

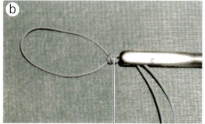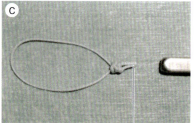

把前端推进到结扣部位　　　　自结扣部位留下适当长度后切断

# 锚钉

市面上有许多不同样式的锚钉。根据用途选择使用。

◈ **肩袖修复术用带线锚钉**：Corkscrew PEEK（Arthrex）、CrossFT®（Zimmer Biom-et）、Healicoil™（Smith-Nephew）、Healix Advance™ BR（Mitek）、JuggerKnot® 2.9mm（Zimmer Biomet）

不论哪种，都是可附带 2 条或 3 条强力缝合线的锚钉。Corkscrew PEEK（图 1-36a）、CrossFT®（图 1-36b）、Healicoil™（图 1-36c）的材料是聚醚醚酮（PEEK，Polyether ether ketone）（塑料），Healix Advance™ BR（图 1-36d）是骨传导性的材料，JuggerKnot® 2.9mm（图 1-36e）则全部是线（软性锚钉）。锚钉的粗细款式因厂家不同而异，有 4.5mm、5.5mm、6.5mm 等。有各厂家专用的锚钉开路器（Bone Punch），通常用锤子将其打入到看不见激光线（黑色横线）的深度，以制作导引孔。在 Corkscrew PEEK 中有 2 条激光线：Corkscrew PEEK 4.5mm，打入到看不见第 1 条激光线为止；Corkscrew PEEK 5.5mm，打入到第 1 条与第 2 条激光线的中间部位（图 1-36f）。之后，边旋转边将锚钉插入到看不见激光线（黑色横线）的深度为止。敲击锚钉开路器时，如果判断骨质较硬，则在插入锚钉之前用专用丝锥进行攻丝。JuggerKnot® 2.9mm，通过专用的导向器进行钻孔，制作出导引孔后，将锚钉插入导向器，用锤子打入。

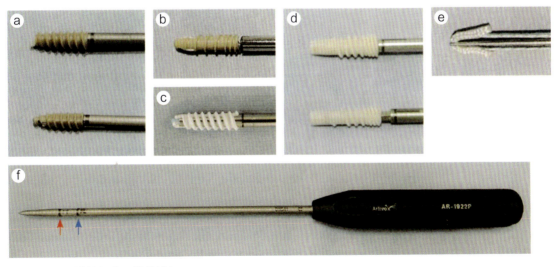

图 1-36　肩袖修复术用带线锚钉

a：Corkscrew PEEK（Arthrex）。上：5.5mm；下：4.5mm
b：CrossFT®（Zimmer Biomet）
c：Healicoil™（Smith-Nephew）
d：Healix Advance™ BR（Mitek）。上：5.5mm；下：4.5mm
e：JuggerKnot® 2.9mm（Zimmer Biomet）
f：Corkscrew PEEK 专用的锚钉开路器（Arthrex）。
　　红箭头：第 1 条激光线；蓝箭头：第 2 条激光线

◆ **桥接缝合用锚钉**：Poplock®（Zimmer Biomet，图 1-37a ~ c）、SwiveLock®（Arthrex，图 1-37d、e）、Healix Advance™ Knotless BR（Mitek，图 1-37f、g）

桥接缝合用锚钉是用于桥接缝合肩袖撕裂的锚钉。锚钉的粗细款式因制造厂家不同而异，有 3.5mm、4.5mm、5.5mm 等。锚钉的材质方面，Poplock® 和 SwiveLock® 是 PEEK（塑料），Healix Advance™ Knotless BR 是具有骨传导性的材料。无论何种锚钉都有专门用于制作导引孔的锚钉开路器。Poplock® 的锚钉开路器打入到激光线极限可见处（图 1-37h）。挂在肩袖上的线置入穿线用的回线环中，并将线穿过锚钉的孔眼。穿过锚钉孔眼的缝线（2 号线）条数，Poplock® 4.5mm 有 4 条，SwiveLock® 有 6 条，Healix Advance™ Knotless BR 有 6 条，但由于线的滑动性不好，所以固定 4 条线问题不大。Poplock® 3.5mm 只能穿过 2 条线。使用 Poplock® 时，通过握住手里的控制杆将线牢固地固定在锚钉中，接着打开两翼将锚钉固定在骨内（图 1-37c）。

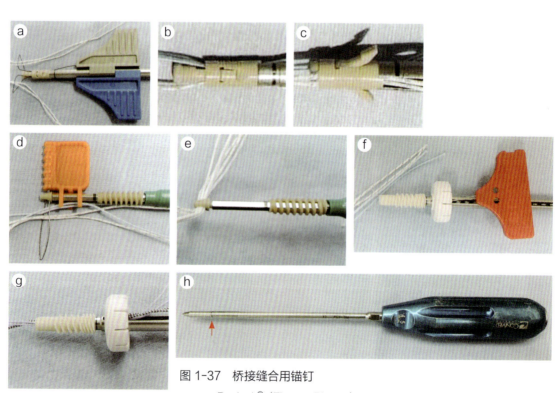

图 1-37　桥接缝合用锚钉

a ~ c：Poplock®（Zimmer Biomet）
　a：将线置入回线环
　b：把线穿过孔眼
　c：固定线，打开翼
d、e：SwiveLock®（Arthrex）
　d：将线置入回线环
　e：穿过尖端的孔眼
f、g：Healix Advance™ Knotless BR（Mitek）
　f：将线置入回线环
　g：将线穿过锚钉内圆筒
　h：Poplock® 5mm 用的锚钉开路器（红箭头：激光线）

◆ **Bankart 损伤修复术用锚钉**：PushLock® 2.9mm（Arthrex）、Juggerknot® 1.4mm 和 1.5mm（Zimmer Biomet）、Gryphon® BR（Mitek）

　　作为 Bankart 损伤修复术所用的锚钉，PushLock® 2.9mm（图 1-38a、b）是将挂于关节囊和关节唇的缝线穿过锚钉尖端的孔眼，借助专用钻孔导向器钻孔后再打入的锚钉。它是作为肩袖修复的桥接缝合用锚钉来使用的，不需要缝合操作。Juggerknot® 1.4mm 附带 1 号强力缝合线（图 1-38c），Juggerknot® 1.5mm 附带 2 号强力缝合线（图 1-38d）。使用 Juggerknot® 时，分别通过专用导向器来钻孔从而制作导引孔，然后将锚钉插入导向器内用锤子打入。也用于上关节唇修复术。Gryphon® BR 是一种具有骨传导性的锚钉，附带 2 号强力缝合线（图 1-38e）。使用专用的钻孔导向器，在钻孔后打入锚钉。

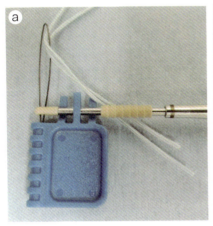
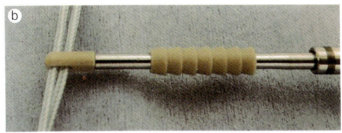
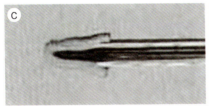
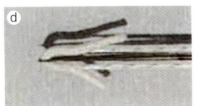
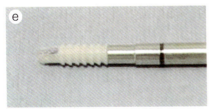

图 1-38　Bankart 损伤修复术用锚钉

a、b：PushLock® 2.9mm（Arthrex）
a：将线置入回线环
b：穿过尖端的孔眼
c：Juggerknot® 1.4mm（Zimmer Biomet）附带 1 号强力缝合线
d：Juggerknot® 1.5mm（Zimmer Biomet）附带 2 号强力缝合线
e：Gryphon® BR（Mitek）附带 2 号强力缝合线

## 内镜手术中使用的缝线

聚对二氧环己酮线（PDS线，Ethicon）是一种可吸收的单丝缝线，有2-0号和0号两种（图1-39a、b），都能置入穿线器和缝线钩内。2号ETHIBOND缝合线是不可吸收的捻线，用于肩袖的端端缝合等（图1-39c）。2-0号PROLENE缝合线是一种非吸收的单丝缝线，但两端都穿过穿线器用作回环接力。使用两端针附带缝线长90cm的款式。两端的针只使用圈套线（图1-39d）。强力缝合线如2号Fiberwire®线（图1-39e）在肩袖修复术和Bankart损伤修复术时频繁使用。肩袖修复术用的锚钉预先附带2条或3条2号强力缝合线，线的颜色也有变化。Fibertape®线（Arthrex，图1-39f）是将Fiberwire®线的原材料做成条带状的绳子，桥接缝合时使用。

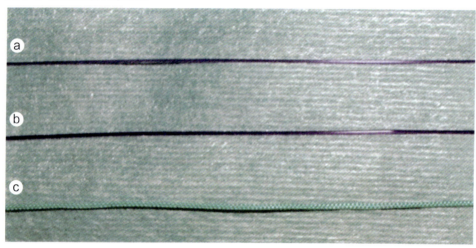

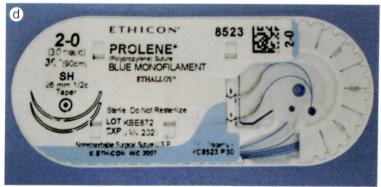

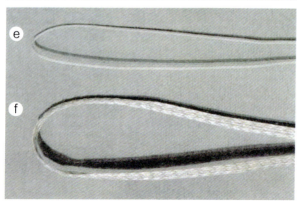

图1-39 内镜手术中使用的缝线

a：2-0号PDS线
b：0号PDS线
c：2号聚乙烯缝合线（ETHIBOND缝合线）
d：2-0号PROLENE缝合线
e：2号Fiberwire®线
f：Fibertape®线

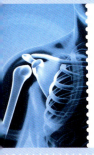

# 第 2 章 手术室的布置

在全身麻醉下，在侧卧位进行操作。采用沙滩椅位也可以，但是笔者对此几乎没有经验，所以这里介绍侧卧位时的布置顺序。侧卧位肩关节内镜所使用的铺单套装在市场上有售，并正在使用。可覆盖前、上、后方肩关节的 3/4 周，并附带塑料口袋，在前方和后方的塑料口袋上分别附带排水软管。塑料口袋的边沿用质软的金属框架制成，可以使从多个工作开口流淌出来的灌注液直接流入塑料袋内，这样地面就不会被弄湿。

在此，将说明使用侧卧位支撑器时体位的摆放方式。

## 侧卧位的摆放方式

### 1 枕垫的套装

为了防止对健侧腋窝部位造成损伤，将软垫插入腋窝下。这里使用果冻形软垫（图2-1①），与此连续，在侧胸部也插入一个平坦的软垫（图2-1②）。为了防止产生褥疮，大转子部也加入骨骼垫。

为了防止发生腓总神经麻痹，在大腿及小腿下分别插入软垫，腓骨头部完全从床上悬空抬高（图2-1③）。在两下肢之间也插入软垫（图2-1④）。

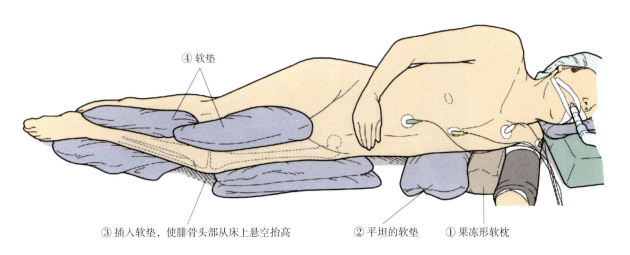

④ 软垫

③ 插入软垫，使腓骨头部从床上悬空抬高    ② 平坦的软垫    ① 果冻形软枕

图 2-1 侧卧位中软垫的设置

## 2 侧卧位固定支撑器

　　侧卧位固定支撑器前方是在胸骨部位（图2-2），后方是在两肩胛骨间的中央部位，将侧卧位固定支撑器以横向进行固定，臀部纵向固定（图2-3）。在侧卧位固定支撑器与接触皮肤之间插入平坦的骨骼垫，用胶布固定骨骼垫，防止掉落。

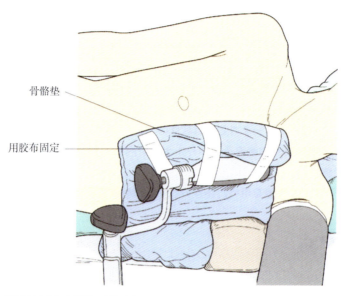

图2-2　侧卧位固定支撑器（前方）

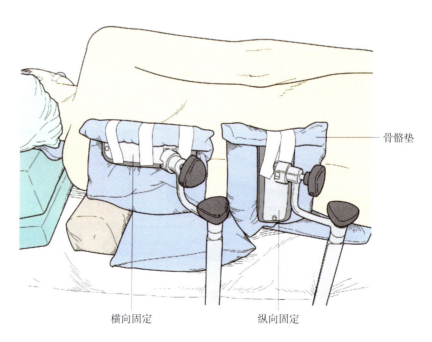

图2-3　侧卧位固定支撑器（后方）

### 3　L 形支架的设置

　　将 L 形支架设置在患者的头部，一方面麻醉科医生能充分掌握患者的情况，另一方面也尽可能获得开阔的术野（刨削器等工具的操作需要广阔的空间），将横杆置于患者头顶部以远（图 2-4）。

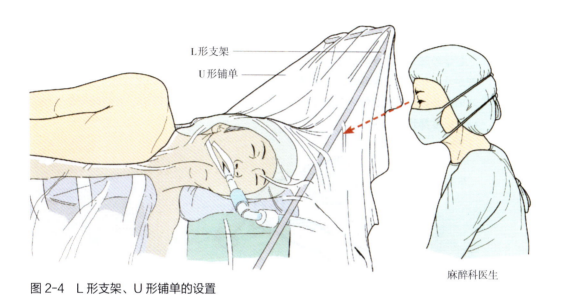

图 2-4　L 形支架、U 形铺单的设置

### 4　U 形铺单的设置

　　为防止患者的头部、颜面、躯干浸在水中，从头侧铺上未消毒的 U 形铺单，贴附在颈部、胸部、背部。铺单的一边搭在 L 形支架上，使麻醉科医生能够清晰地看到患者的脸（图 2-4、图 2-5）。

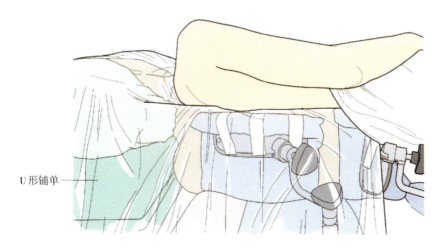

图 2-5　U 形铺单的设置（背侧）

## 5 消毒

用聚维酮碘溶液消毒肩周围到整个上肢（直至指尖）。为了能贴附胶布，需要用纱布擦去肩部周围多余的聚维酮碘溶液。

## 6 尾端开始的铺巾

将U形部分附有黏合剂的消毒布从脚尖开始铺盖，自腋窝稍下方将U形附有黏合剂的部分粘贴在肩前及肩后，进而在肩关节上方前后粘贴在一起，将剩下的前后附有黏合剂的部分粘贴在一起覆盖至颈部（图2-6）。如图2-6所示，到蓝色虚线为止是附有黏合剂的部分。

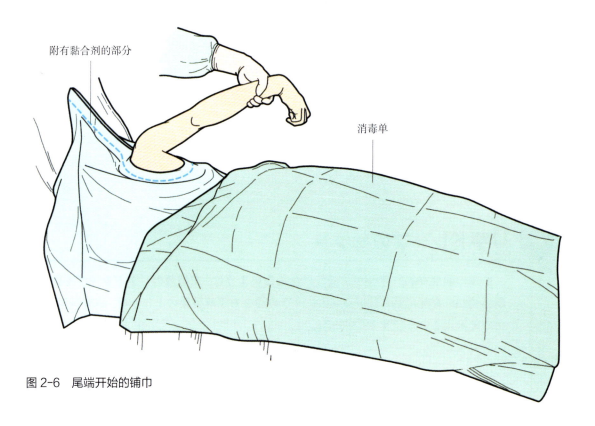

附有黏合剂的部分

消毒单

图2-6 尾端开始的铺巾

## 7　头侧开始的铺巾

　　自头侧开始铺盖消毒单，内含塑料制品的圆形开口部分并附有黏合剂。在肩关节上方、前方及后方贴附塑料制品的圆形部分。如图 2-7 所示，到蓝色虚线为止是附有黏合剂的部分。在尾端，用胶带将前后分开的消毒单黏合在一起。将消毒单附带的塑料口袋向前方及后方展开（图 2-7）。

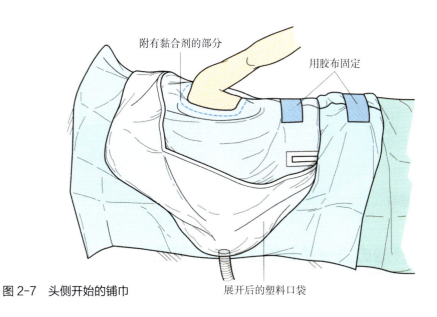

图 2-7　头侧开始的铺巾

## 8　用胶布贴盖腋毛

　　用胶布贴盖腋毛（图 2-8）。

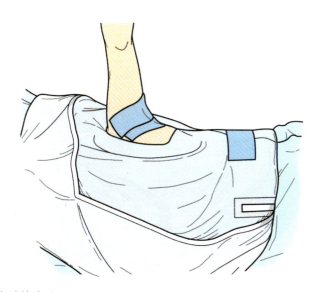

图 2-8　用胶布贴盖腋毛

## 9 牵引

将消毒后的牵引包带从前臂贴附到上臂，外用绷带固定，安装在牵引装置的绳索上，用 3kg 的重锤进行牵引（图 2-9）。

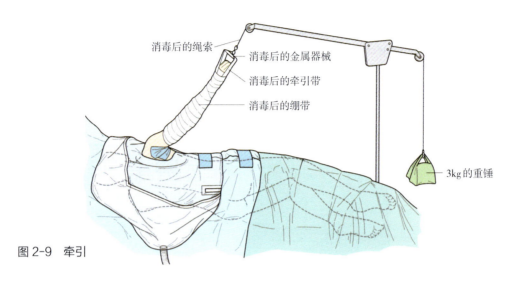

消毒后的绳索
消毒后的金属器械
消毒后的牵引带
消毒后的绷带
3kg 的重锤

图 2-9 牵引

## 10 各种设备的软线和软管的固定

向巡回护士递送软线、软管时，要小心谨慎，以防止跌落后污染。将内镜的摄像机软线、光源软线、灌洗泵软管逐一置入消毒布之间，并用巾钳夹住。将内镜的摄像头、光源软线的前端、灌洗泵软管的前端放入后方的塑料口袋内。为了确保刨削器的软线和吸引管有充分的移动度，将其呈 U 形置入刚才的消毒单之间，用巾钳夹住。同样，VAPR 的软线也呈 U 形置入消毒单之间，用巾钳夹住。将刨削器和 VAPR 置入前方的塑料口袋中（图 2-10）。

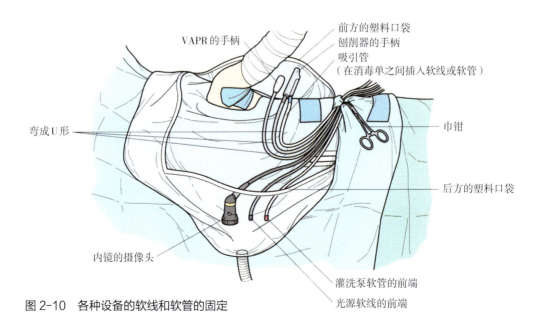

VAPR 的手柄
前方的塑料口袋
刨削器的手柄
吸引管
（在消毒单之间插入软线或软管）
弯成 U 形
巾钳
后方的塑料口袋
内镜的摄像头
灌洗泵软管的前端
光源软线的前端

图 2-10 各种设备的软线和软管的固定

## 11 各种设备的布置

　　显示器、内镜摄像机的机身和光源要置于手术医生最容易看清楚的位置。将刨削器、VAPR 等设备放置在尾端。由于灌洗泵的设备会频繁地进行压力的升降动作，因此要求将其安放在仅次于显示器容易看到的位置上，即放置于显示器的头端（图 2-11）。

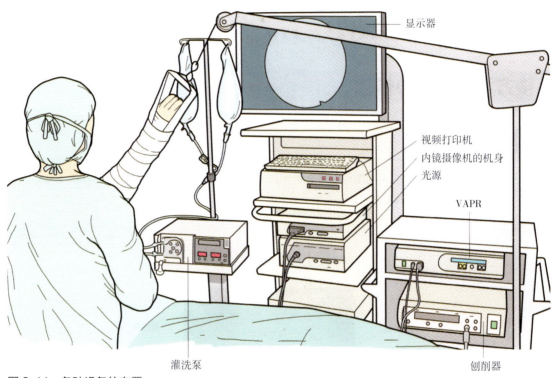

图 2-11　各种设备的布置

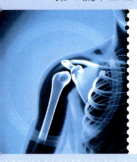

# 第 3 章　肩部内镜下手术的基本技巧

为能够穿过镜面从后边观察肩关节内，首先制作一个后方切口。

## 后方切口的制作

### 1　准备

用记号笔绘制肩峰、锁骨、喙突顶端的轮廓（图 3-1）。事先将灌洗液倒入 100mL 左右的杯子或储液盆中。

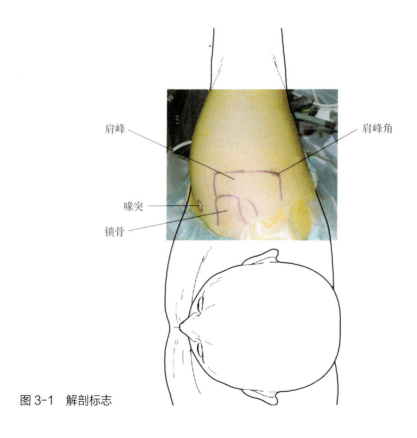

图 3-1　解剖标志

## 2　刺入部位的确认

后方切口的刺入部位，其大致目标是肩峰角靠近远侧 2cm，内侧 1.5cm，由于患者体格等的差异，故应通过触诊来寻找肩肱关节间隙的位置（软点）。使用 16 号留置针的内套，朝向喙突刺入（图 3-2）。

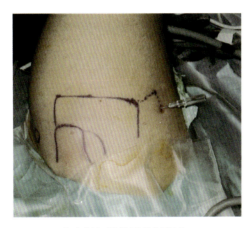 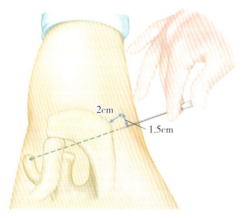

图 3-2　确定刺入部位后将针刺入

## 3　注入灌洗液

用 20mL 的注射器注入灌洗液（图 3-3）。如果针进入关节内，灌洗液便可无阻力地注入。取下注射器，观察是否有反流（图 3-4）。灌洗液通常注入 60mL 左右。

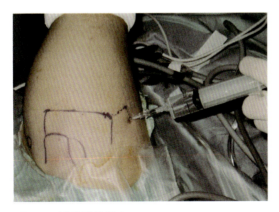 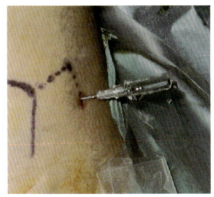

图 3-3　灌洗液的注入　　　　　　　　　图 3-4　确认灌洗液有无反流

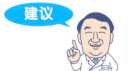

**建议**

如果事先用灌洗液使关节腔充分膨胀，外套管就可轻松地穿入。

## 4 外套管与内镜的插入

一下子拔出注射针，牢记刺入方向。用手术刀在针刺入的部位做一个 6mm 的横切口（图 3-5）。将钝头内芯棒插入外套管内（图 3-6），穿入关节内（图 3-7）。如果使用尖头内芯棒的话，可能会损伤骨骼，因此要尽量使用钝头内芯棒。贯穿关节囊时，会有些阻力感。拔出钝头内芯棒时，事先注入关节内的灌洗液就会被排出（图 3-8）。插入 30° 斜视内镜，连接摄像头、光源、灌洗液软管，观察关节内的情况。使用钝头内芯棒阻力太大的话，可以使用尖头内芯棒。

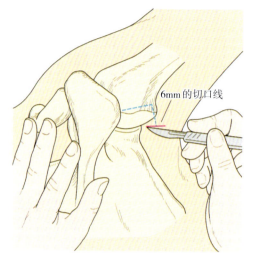

图 3-5 横切口（后方切口）

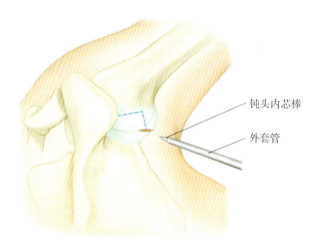

图 3-6 从切口处插入装有钝头内芯棒的外套管

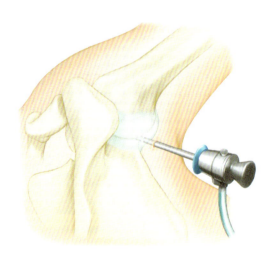

图 3-7 穿入关节内

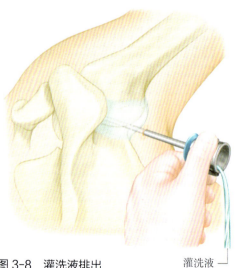

图 3-8 灌洗液排出

**建议**

笔者一直在想："万一内镜无法进入关节内，该怎么办？"为此心中总有一丝不安。如果实在插不进去，就换个人操作，不妨让助手试试看。但是，有时一下子也就进去了。如果我的助手也无能为力，手术医生就深呼吸一下，重新来做。一定会插进去的。

**建议**

对于复发性肩关节脱位的患者，可将内镜插入部位稍稍偏向内侧。这样一来，内镜便与关节囊平行，容易使内镜的前端位于前方，故而容易看清楚前方关节唇及肩胛颈的前方（图3-9）。相反，在肩袖撕裂修复病例中，主要是肩峰下的操作，因此要让内镜插入部位稍偏向外侧（图3-10）。使用相同的切口实施肩峰下内镜手术时，感觉还是外侧更适合于肩峰下内镜手术。

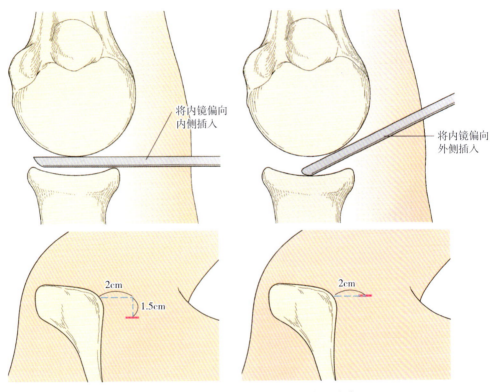

图 3-9　复发性肩关节脱位时　　　　图 3-10　肩袖撕裂时

**基本 操作**

从后方穿刺关节也可能一次就进入关节内。但是如果操作不熟练的话，难度就大了，很容易误入肩峰下腔。可以让助手举起患者上臂，将关节腔扩张后再刺入其内。即使这样，如果无法进入关节内，则将刺入部位改为内侧或外侧，朝着喙突刺入。如果实在无法从后方刺入，则从前方刺入，将灌洗液注入关节内。插入外套管时也让助手举起患者上臂，扩张关节腔后插入。当进不去时不要勉强，再一次用注射针确认刺入方向，进而注入约 20mL 的灌洗液。

## 前方切口的制作

制作用于插入器械的前方切口。

### 1　刺入部位的确认

通过后方镜像确认肱二头肌长头腱（LHB）、肩胛下肌腱和盂肱上、中韧带（SGHL、MGHL）（图 3-11）。从喙突的外侧，用 16 号留置针的内套刺入关节内。

刺入部位选择在喙突的外侧（图 3-12）。通过内镜观察针刺到哪里了。控制针的刺入方向，刺入肩胛下肌腱头侧肩袖的疏松部位（图 3-13）。事先记住针的刺入方向，拔出针来。

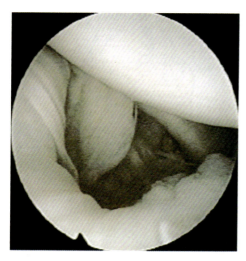

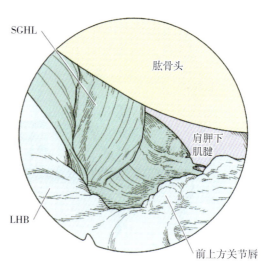

图 3-11　后方镜像下确认刺入部位

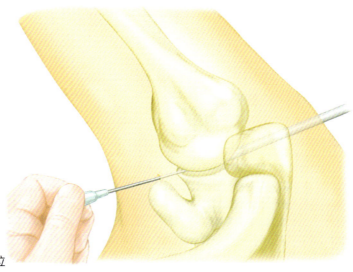

图 3-12　刺入部位

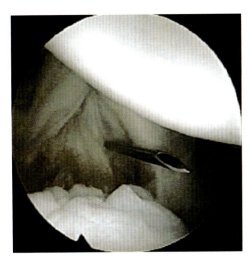
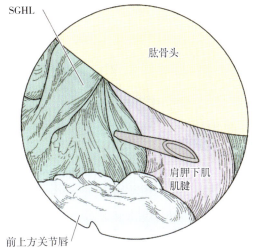

SGHL

肱骨头

肩胛下肌
肌腱

前上方关节唇

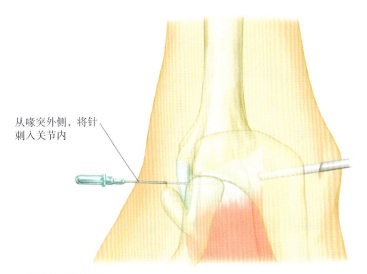

从喙突外侧，将针
刺入关节内

图 3-13　从前方将针刺入肩袖的疏松部位

## ② 套管的插入

　　在针的刺入部位横向切开，将内套插入套管内，一边旋转一边插入（图 3-14）。用手按压肩关节的后方，使其紧贴在手术台上（图 3-15）。套管内套的尖端顶压的部位会突出隆起（图 3-16）。如果是肩胛下肌腱的近端，此处进一步推进，可以显露套管内套的尖端（图 3-17）。再一边使其旋转一边往前推进，直到套管内套和外套都进入关节内（图 3-18）。拔出套管内套（图 3-19）。

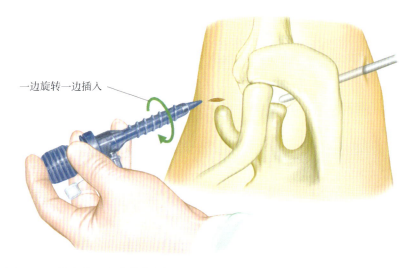

一边旋转一边插入

图 3-14　将内套置入套管内并插入

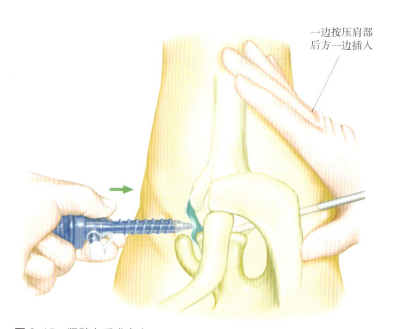

一边按压肩部
后方一边插入

图 3-15　紧贴在手术台上

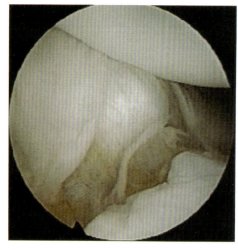

图 3-16　套管内套的尖端突出隆起（箭头）

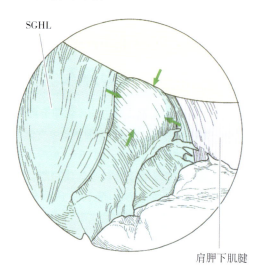

SGHL

肩胛下肌腱

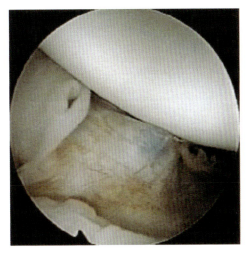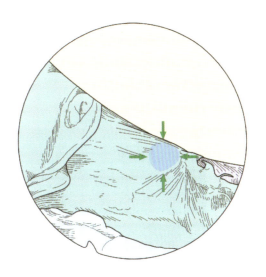

图 3-17　隐约可见套管内套的尖端（箭头）

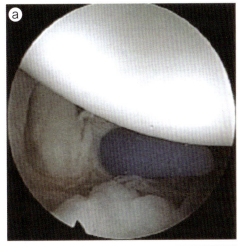

套管内套已进入
关节内

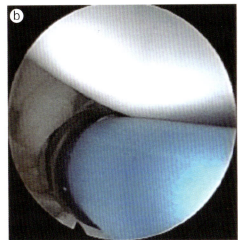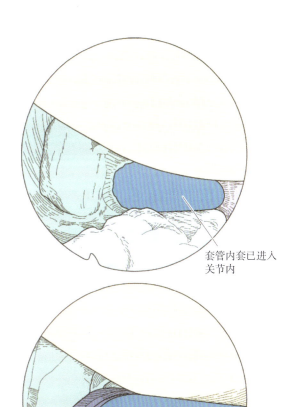

图 3-18　插入套管

套管外套也进入
关节内

套管内套

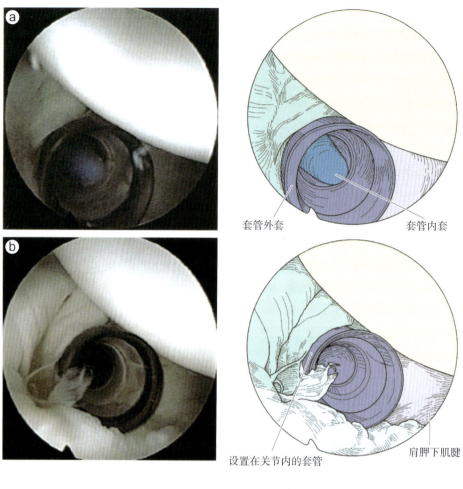

套管外套　　　　　　　套管内套

设置在关节内的套管　　　　肩胛下肌腱

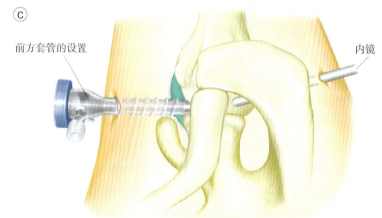

前方套管的设置　　　　　　　　　内镜

图 3-19　拔出套管内套

**基本 操作**

从前方将针刺入关节内，有时也因病情而变得相当困难。针尖往往刺到关节外，往往在镜视下找不到针尖。在不熟练的情况下，使用 23 号拉丁针可以减少创伤的发生率。细微地改变刺入部位和方向，多试几次一定会刺入的。让助手把持内镜，术者集中精神再刺入关节内。

## 3  探针的插入

将探针插入套管内，观察关节内情况（图 3-20）。

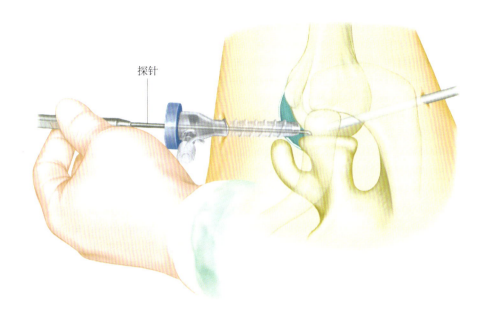

探针

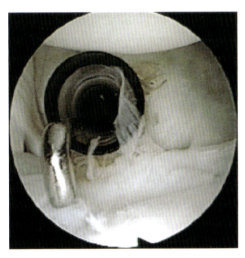

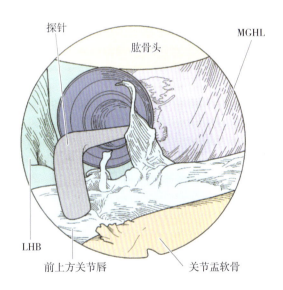

探针

肱骨头

MGHL

LHB

前上方关节唇

关节盂软骨

图 3-20  将探针插入套管

内镜 Bankart 损伤修复术等手术中需在前方制作 2 个工作通道时，将前方通道的刺入位置稍偏向尾侧（5mm 左右）。由此，与前上方通道形成一定的距离，从而减轻套管之间的干扰。

## 线的缝合法——桌上缝合练习

内镜下使用打结器进行线的缝合是内镜手术中最重要的技术之一。有了软木板、图钉、线〔2号聚乙烯缝合线（ETHIBOND缝合线）等〕和打结器，就可以练习了。进行100次以上的缝合练习，要训练到手活动自如。

### 简便的Revo结（Revo knot）

这是重叠操作半扣结（Half-Hitch）的一般缝合方法。缝线滑动时，打滑动结的情况较多，但要线不滑动或只是单向滑动时，则打结。即使滑动但也需相当气力来移动的情况下，唯恐线断而中途不能移动，此时不要勉强，可打Revo结。

### 1 将线固定于软木板上

用2个图钉的针尖刺入聚乙烯缝合线（爱惜邦ETHIBOND缝合线）的中心部位，并将其固定在软木板上（图3-21a）。聚乙烯缝合线完全不再滑动。将线的左侧的线头插入打结器的孔眼中，然后用钳子夹住线头（图3-21b）。在简便的Revo结中，要一直用钳子夹住该缝线，直到缝合结束。穿过打结器的线成为轴线，轴线直到最后也不能改变。

> **基本操作**
>
> 在实际的手术操作中，线的两端不必有相同长度。

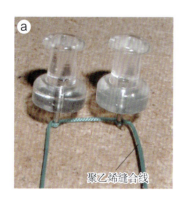

聚乙烯缝合线

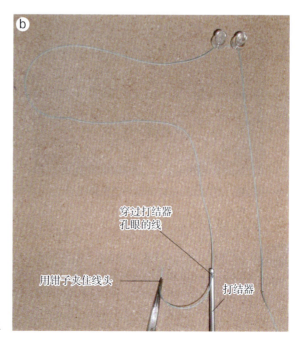

穿过打结器孔眼的线

用钳子夹住线头

打结器

图3-21 用图钉将线固定到软木板上

## 2 反向半扣结（Underhand Half-Hitch）

　　手持右侧的线，将其横跨轴线的下部（图 3-22a），从上到下回绕过来，做一个半扣结（图 3-22b）。将其称为反向半扣结（Underhand Half-Hitch）（图 3-22c）。

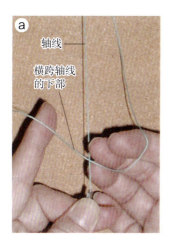
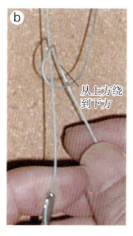
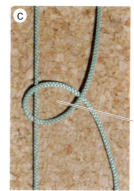

图 3-22　反向半扣结（Underhand Half-Hitch）

## 3 推压结扣部位

　　一边牵引 2 根线，一边用打结器将结扣部位推下去（图 3-23a）。虽然有阻力感，但要继续将结扣推向深处（图 3-23b）。在结扣前进到图钉附近后，结扣部位就转向固定轴线的左侧图钉（图 3-23c）。

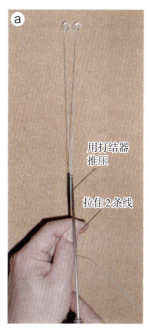
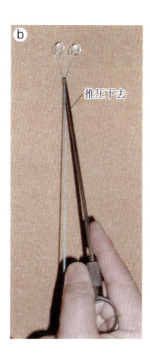
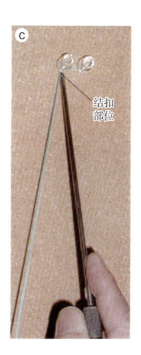

图 3-23　推压结扣部位

## 4 第 2 个结

返回打结器，再一次用反向半扣结（Underhand Half-Hitch）打单节（图 3-24a）。同样，一边牵引这 2 根线，一边用打结器推压结扣（图 3-24b）。将结扣送向起初的半扣结部位（松弛后变为三角形）（图 3-24c）。结扣处两个反向半扣结（Underhand Half-Hitch）重叠在一起，形成反结。一边牵引 2 根线，一边用力推动结扣部位，使其绷紧直至三角形部分消失（图 3-24d）。结扣部位转向固定轴线的左侧图钉。

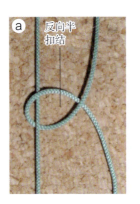
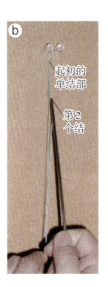
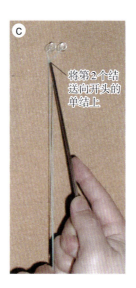
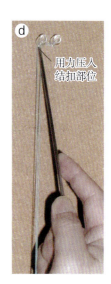

图 3-24　第 2 个结

## 5 第 3 个结

第 3 个结扣横跨轴线的上部（图 3-25a），从下方回绕到上方，制作单结（图 3-25b）。这称为正向半扣结（Overhand Half-Hitch）（图 3-25c）。用打结器推压结扣，然后收紧。此时，如果用打结器将线往横向牵引，可进一步收紧线（图 3-25d）。

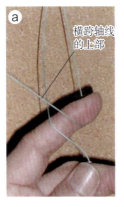
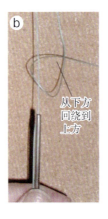
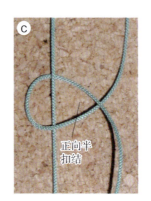
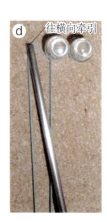

图 3-25　第 3 个结

## 6　第 4 个结

第 4 个结为反向半扣结（Underhand Half-Hitch）（图 3-26a）。用打结器推压结扣（图 3-26b），然后将结扣收紧（图 3-26c）。

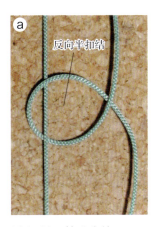
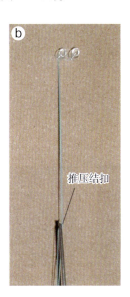
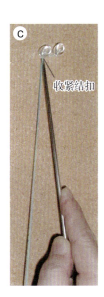

图 3-26　第 4 个结

## 7　第 5 个结

第 5 个结为正向半扣结（Overhand Half-Hitch）（图 3-27a）。用打结器推压结扣（图 3-27b），然后收紧结扣（图 3-27c）。这样，缝合就完成了，即反向 → 反向 →正向 → 反向 → 正向半扣结。

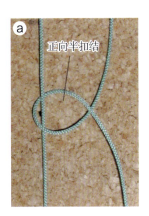
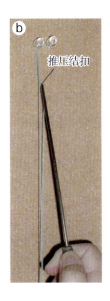
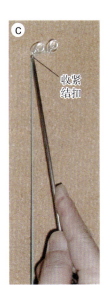

图 3-27　第 5 个结

## 8 缝合完成

松开夹住轴线端的钳子，拔出打结器。将2根线置入剪线器内，使之滑动（图3-28a），将剪线器的前端送到结扣处（图3-28b），剪断线（图3-28c）。拔掉图钉，观察缝合状态（图3-28d）。

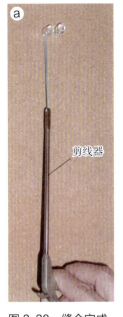
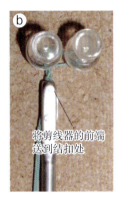
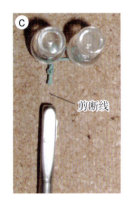
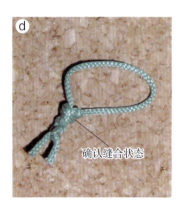

剪线器

将剪线器的前端送到结扣处

剪断线

确认缝合状态

图3-28　缝合完成

**建议**

原来的Revo结，在制作第4个结时要更换轴线。一般认为，如此操作结扣不能变松，难以解开。

## 滑动结扣（Weston结）

滑动结扣法有很多，首先要掌握其中一种，无论陷入怎样艰难的状态，仅凭此技也能完美应对，这是最为理想的技能。笔者采用可锁定的Weston结。在此对该方法加以说明。

**建议**

如果缝线不能滑动，任何滑动结扣法都无法操作。

**1** **将其中一根线截短一些，作为轴线**

在软木板上固定 2 枚图钉，挂上线（图 3-29a）。将左侧的线截短，左手的食指指端向上，和拇指一起捏住线头近处，这根线成为轴线（图 3-29b）。将长的那根线抵在左手食指指端的尺侧（图 3-29c），绕过食指的桡侧使其落下（图 3-29d）。

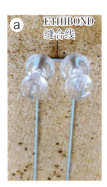
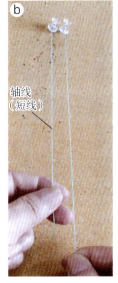
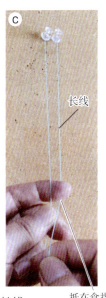
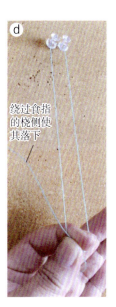

ETHIBOND 缝合线

轴线（短线）

长线

绕过食指的桡侧使其落下

抵在食指的尺侧

图 3-29　将线挂在图钉上，将其中一根线缩短作为轴线

**2** **穿过两线之间，使线在右侧落下**

在线之间从上方穿入食指与中指之间（图 3-30a），夹住长线（图 3-30b），然后拉出（图 3-30c），使其落在右侧（图 3-30d）。

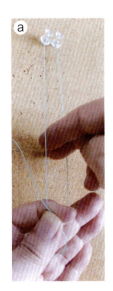
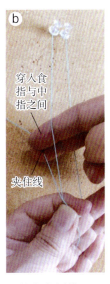
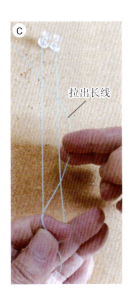
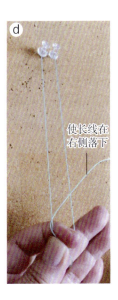

穿入食指与中指之间

夹住线

拉出长线

使长线在右侧落下

图 3-30　穿过线之间，使线在右侧落下

### 3 穿过线之间，使线在左侧落下

在线之间从上方穿入食指与中指之间（图3-31a），夹住落在右侧的长线（图3-31b），拉出（图3-31c），在左侧落下（图3-31d）。

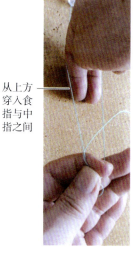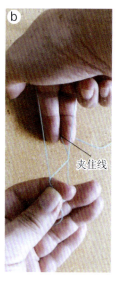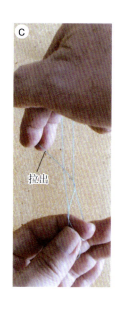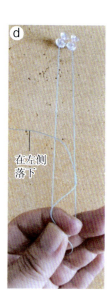

从上方穿入食指与中指之间

夹住线

拉出

在左侧落下

图3-31 穿过线之间，使线在左侧落下

### 4 将落在左侧的长线绕半周，穿入三角形空隙

用右手捏住落在左侧的长线（图3-32a），转到右侧（图3-32b），捏住靠近线头的部位（图3-32c），从上方将线穿入以左手食指为基底的三角形空隙（图3-32d）。

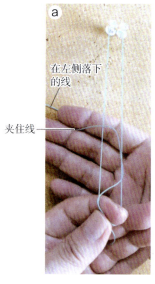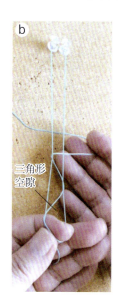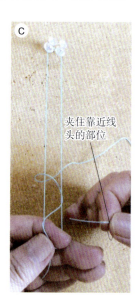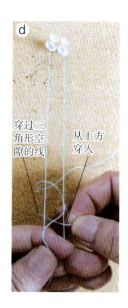

在左侧落下的线

夹住线

三角形空隙

夹住靠近线头的部位

穿过三角形空隙的线

从上方穿入

图3-32 将落在左侧的线绕半周后穿入三角形空隙

## 5　完成 Weston 结

用拇指和食指捏住落下的线（图 3-33a）。将线拉向近前（图 3-33b）。在结扣的近前，捏住穿出的长线（图 3-33c）。抽出左手食指，夹住短线（轴线），这样 Weston 结就完成了（图 3-33d）。

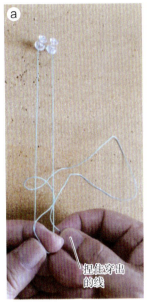
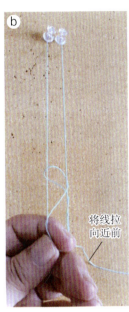
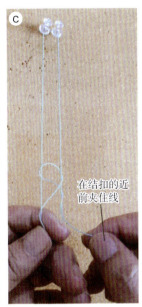

捏住穿出的线

将线拉向近前

在结扣的近前夹住线

短线（轴线）

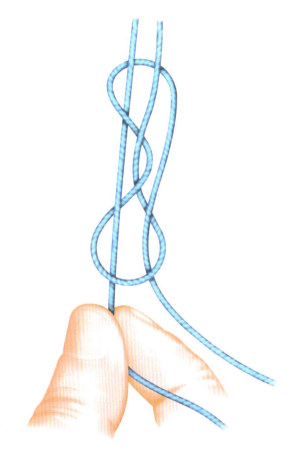

图 3-33　完成 Weston 结

## 6 适当地收紧结扣

　　轻轻地牵拉两边的线，稍稍缩小结扣的大小（图3-34a）。将右手食指插入结扣远侧的线环中（图3-34b），将结扣轻轻地拉到近前，使结扣适度地收紧（图3-34c）。收紧时，不要过分用力。如果过度收紧，则无法顺畅地滑动。抽出右手食指，放松长线（图3-34d）。

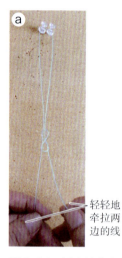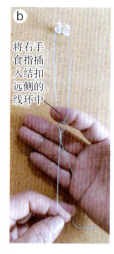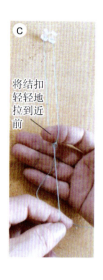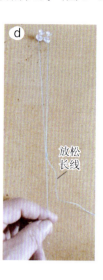

图3-34　适当地收紧结扣

## 7 滑动结扣，用打结器收紧

　　如果牵拉短线（轴线），结扣就会滑动，渐渐靠近图钉（缝合部位）（图3-35a）。进一步牵拉轴线使结扣能贴近图钉（缝合部位）（图3-35b）。使轴线穿过打结器前端的孔眼（图3-33c），一边牵拉轴线，一边用打结器将结扣用力推压进去（图3-35d）。

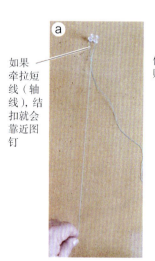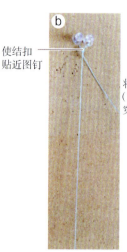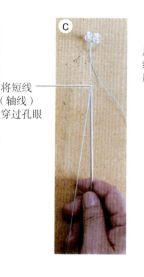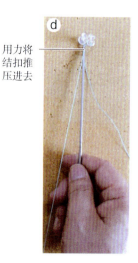

图3-35　滑动结扣，用打结器收紧

## 8 将结扣锁定后，追加简便的 Revo 结，切断线

　　用力牵拉另一根线，锁定结扣。这样就牢固收紧了 Weston 结（图 3-36a）。不更换轴线（穿过打结器的线依然作为轴线），像简便的 Revo 结方法所示的那样，按反向 → 正向 → 反向半扣结顺序进行缝合，完成缝合。用剪线器切断线（图 3-36b）。

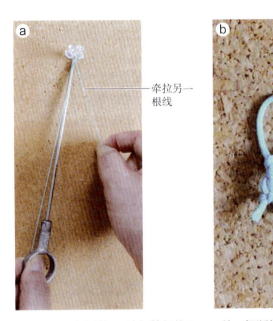

牵拉另一根线

确认缝合状态

图 3-36　锁定结扣，追加简便的 Revo 结，切断线

建议

### Weston 结的技术方法

（1）将左手食指朝上，同拇指一起捏住缩短的那根线。
（2）将长线绕到食指的桡侧，向下落线。
（3）从两线之间夹住此线，向右侧落下。
（4）从两线之间夹住此线，向左侧落下。
（5）夹住落下线的线头，绕半周后，从上方穿入三角形空隙。

## 缝合时的隐患（Pitfall）及对策

### **1** 结扣未推送到位所致的缝合不良

多次半扣结缝合的状态（图 3-37a）。打下一个半扣结时，未将结扣完全送入缝合部位，而打结器的前端已到达缝合部位，结果自以为已将结扣送到位了（图 3-37b）。此种情况，容易在未充分地牵拉轴线而牵拉非轴线时产生。结扣处于脱离缝合部位的位置（图 3-37c）。

如果下一个半扣结以正结送入（若前一个半扣结为正向，则下一个扣结为反向），便会在前一个结扣部位停止不前，无论怎么往里推压，这个位置上只是收紧而无法送入（图 3-37d）。取出打结器（图 3-37e）。取下图钉，结扣部位呈间距隔开的状态（图 3-37f）。如果最初结扣部位的绷紧程度无法松弛下来，缝合部位当然就完全松弛了。

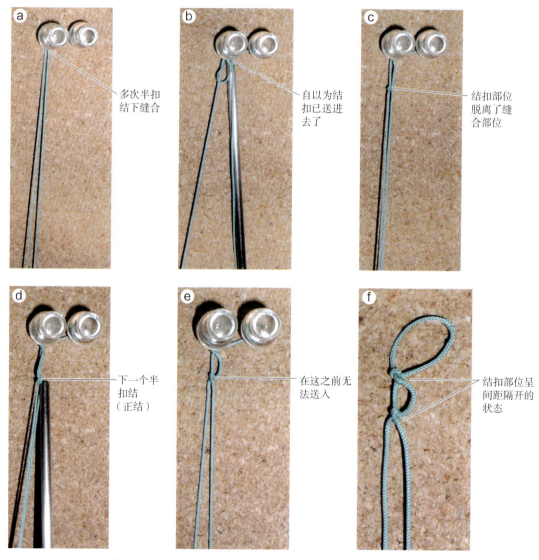

图 3-37 结扣未推送到位所致的缝合不良

## 2　软组织缠绕在结扣间所致的缝合不良

紧接第 1 个反向半扣结，送入第 2 个反向半扣结时，如果软组织缠绕在结扣之间，那么至此结扣再也无法推进，呈现松弛的状态（图 3-38）。

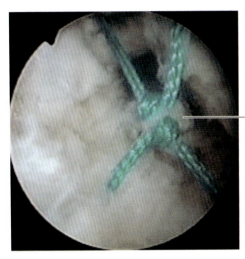

缠绕在结扣之间的
软组织

图 3-38　软组织缠绕在结扣之间所致的缝合不良

## 3　出现结扣松弛时的应对方法
（滑动线环技术：Sliding loop technique）

缝合部位松弛，无法向前推进的状态（图 3-39a）。用白线打 Weston 结，两端都插入打结器的孔眼中（图 3-39b）。预先用钳子夹住轴线，以便清楚轴线的状况。将松弛的 2 根绿线都穿过 Weston 结的线环（图 3-39c）。将白线的线环移送到松弛的绿线根部（图 3-39d）。

牵拉轴线，收紧 Weston 结（图 3-39e）。取出打结器，将轴线穿入打结器的孔眼，用反向半扣结收紧 Weston 结（图 3-39f）。用反向半扣结白线的一侧挂在 2 根绿线上，然后将白线穿入打结器的孔眼中（图 3-39g）。送入结扣，同 2 根绿线进行缝合（图 3-39h）。

接着，用正向半扣结将同一白线挂在 2 根绿线上，穿过打结器（图 3-39i）。送入结扣，进行缝合（图 3-39j）。进而再用反向半扣结同法进行缝合。收紧松弛的绿线（图 3-39k）。剪断线，取下图钉，观察缝合状态（图 3-39l）。

一定要在镜视下确认结扣已被推到缝合部位，且已收紧。在视野不够充分的情况下要避免进行打结操作。

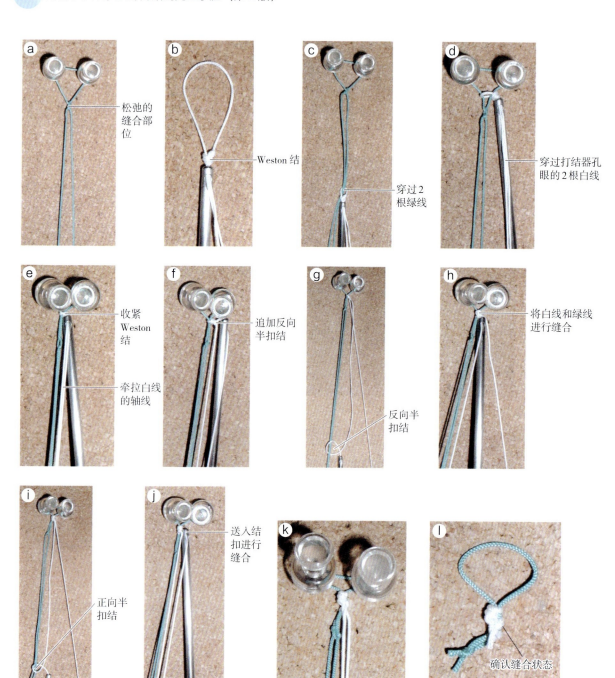

图 3-39　出现结扣松弛时的应对方法

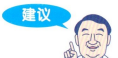
**建议**

在实际的手术中，线松弛而无法推入结扣的状况，可以被认为是由于线的周围有很多结缔组织，或者缝合时的张力过大，或者不能取得充分的视野，用这样简单的技巧难以解决松弛问题。但是，比起放弃解决松弛问题，这些方法有可能或多或少地减少一些松弛问题，所以尝试这样的方法是有价值的。希望我们能想出更好的方法。如果在桌面上进行线的缝合练习，理应有各种各样的想法涌现出来。

# 第 2 篇

# 代表性手术

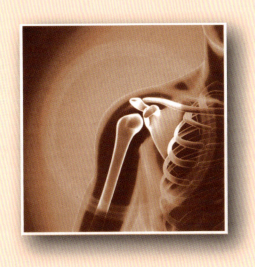

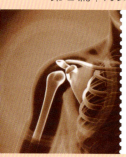

# 第4章 内镜肩峰下间隙减压术（ASD）

　　内镜肩峰下间隙减压术（Arthroscopic Subacromial Decompression，ASD）是治疗肩峰下撞击综合征、肩袖撕裂、钙化性肌腱炎等疾患时必须掌握的技术。从后方观察关节内部后，利用同一个切口向肩峰下间隙插入内镜，在内镜下观察肩峰。从外侧切口插入器具进行操作。内镜影像都是30°斜视内镜像。

## 手术技巧

### ① 标记

　　沿着肩峰、锁骨、喙突进行标记（图4-1）。通过后内镜影像观察关节内。进行常规关节内内镜下手术。

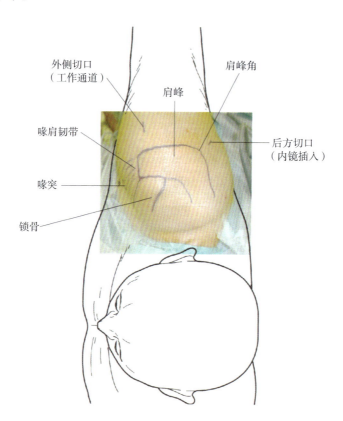

外侧切口
（工作通道）

肩峰

肩峰角

喙肩韧带

后方切口
（内镜插入）

喙突

锁骨

图4-1　标记

## 2 插入外套管，确认进入肩峰下，内镜下肩峰下腔观察

将钝棒插入外套管中，从与后方内镜下相同的皮肤切口向肩峰下插入。确认能够上下左右活动，钝棒的头部能触碰肩峰下间隙的骨（图 4-2）。插入 30°斜视内镜。

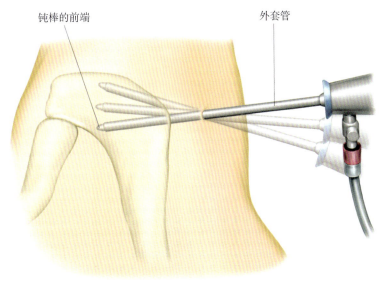

钝棒的前端　　　　　　　　　　外套管

图 4-2 外套管的插入

**操作要领**

在发生较大的肩袖撕裂的案例中，大多在插入内镜后，即刻便可获得肩峰下间隙的良好视野，但肩峰下撞击综合征和肩袖的不全撕裂/小的撕裂的案例中，覆盖着一层蜘蛛网状的膜，视野中经常出现几乎看不到的情形（图 4-3）。但不必在意，可以继续制作前外侧切口通道。

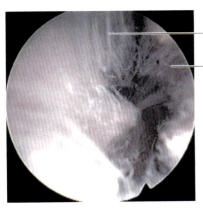

肩峰下滑膜（肩峰侧）

肩峰下滑膜（肩袖侧）

图 4-3 蜘蛛网状的肩峰下腔

**③ 外侧通道的制作**

　　外侧切口的制作部位在自肩峰前外侧缘外侧 2cm、后方 1cm 处，切开一个 12mm 的皮肤切口。插入钝棒，开辟一条路径（**图 4-4**）。

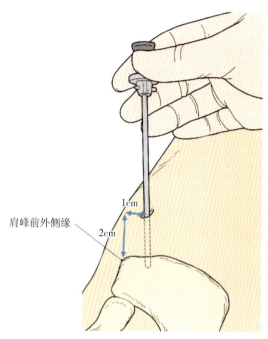

肩峰前外侧缘

1cm

2cm

图 4-4　外套管的插入

**操作 要领**

确认钝棒的前端已经触到肩峰下间隙的骨质。不需要插入套管（Cannula）。

**④ 插入刨削器，清理滑膜组织**

　　从外侧通道插入刨削器（**图 4-5**）。在内镜下无法见到刨削器的情况下，可将刨削器方向朝上。在视觉盲区（Blind），使刨削器的前端触碰到肩峰下方骨部，进行滑膜组织的清理。逐渐开拓视野，最终通过内镜观察刨削器的前端（**图 4-6**）。

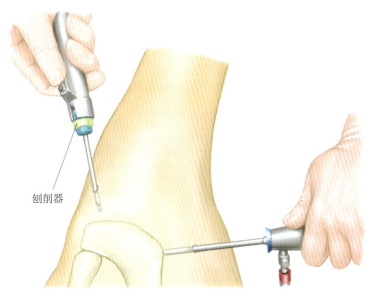

刨削器

图 4-5　将刨削器从外侧切口插入

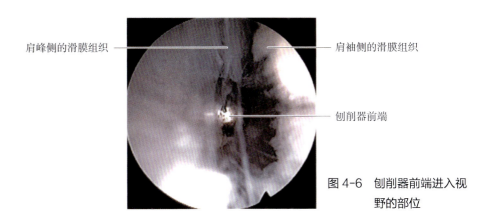

肩峰侧的滑膜组织

肩袖侧的滑膜组织

刨削器前端

图 4-6　刨削器前端进入视
野的部位

**操作 要领**

在插入内镜时，大多无法获得视野。从外侧切口插入刨削器，使刨削器的刃部抵触肩峰下边，一边感受骨的阻力，一边在视觉盲区对软组织进行清理。只要在肩峰下控制刨削器前端，是不会存在危险的，可以安心处理。一旦掌握肩峰下间隙的位置，则可一边前后摆动刨削器的刃部，一边在视觉盲区进行清理。在此过程中，刨削器的前端就可渐渐进入视野。也可以通过刨削器前端和内镜触碰发出"咔嗒咔嗒"声加以确认。

建议

要把握刨削器及 VAPR 的轴向和插入深度，肩峰下间隙的前方、中心、外侧部在内镜影像中处于怎样的位置关系。

**5** 滑膜组织的清除

　　使用刨削器清除滑膜组织（图 4-7），使视野更加清晰（图 4-8）。尽可能地清除肩峰下方的滑膜组织（图 4-9）。

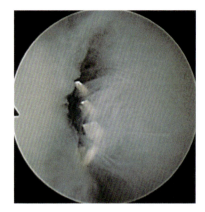

图 4-7　用刨削器切除滑膜组织

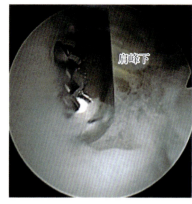

图 4-8　进一步改善视野

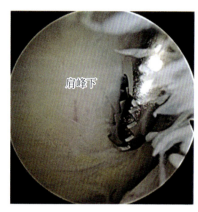

图 4-9　尽可能地切除肩峰下方的滑膜组织

**操作要领**

当确保了一定程度的视野时，让助手夹持内镜，术者用双手掌控刨削器（图 4-10）。

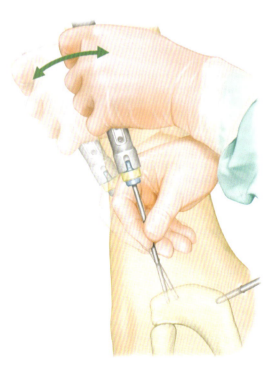

图 4-10　用双手掌控刨削器

## 6 VAPR 带角度侧方传热刀头（凝固电极）的插入及肩峰下软组织的消融

插入带角度的 VAPR 的侧方传热刀头。不能顺畅插入时，不要勉强，可使用剥离子辅助。将剥离子插入肩峰下腔，沿此路径插入 VAPR 的侧方传热刀头（图 4-11）。对肩峰下方的软组织进行消融，露出肩峰下间隙的骨质。

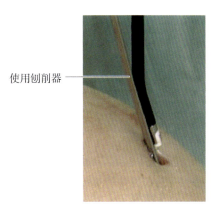

使用刨削器

图 4-11　插入 VAPR 的侧方
传热刀头

**操作要领**

此时也可让助手夹持内镜，术者用双手操作 VAPR。一边使刀头外围保护圈部（Coil）靠近骨面一边进行消融（图 4-12）。

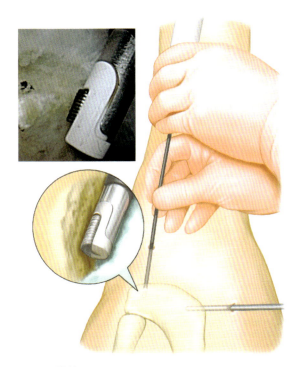

**建议**

不能在盲区下进行 VAPR 操作。一定要一边通过内镜影像观察 VAPR 的刨削器一边操作。利用 VAPR 的侧方传热刀头（Angle Side）对肩峰下方软组织进行消融。

图 4-12　用双手掌控 VAPR

## 7 确认喙肩韧带

在肩峰前缘，确认喙肩韧带。用探针触知附着在肩峰前缘的喙肩韧带（图 4-13）。进而，用探针确认喙肩韧带的外侧缘（图 4-14）和内侧缘（图 4-15）的位置。

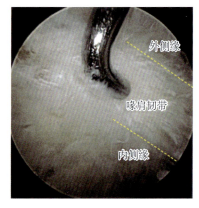

图 4-13　触知附着在肩峰前缘上的喙肩韧带（虚线表示喙肩韧带的外侧缘和内侧缘）

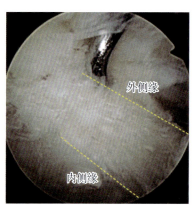

图 4-14　检查喙肩韧带的外侧缘

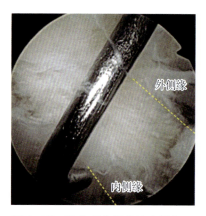

图 4-15　检查喙肩韧带的内侧缘

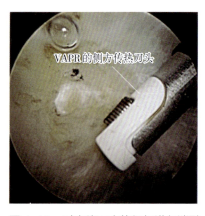

图 4-16　对肩峰下方软组织进行消融

**建议**

不需要急于鉴别喙肩韧带，当使肩峰下边朝着前方，用 VAPR 的侧方传热刀头进行消融时（图 4-16），自行显露，就可以确认白色的喙肩韧带（图 4-17）。

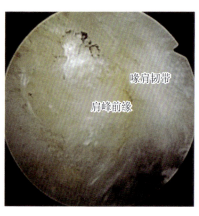

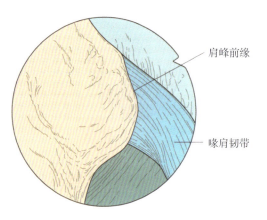

图 4-17　能够确认白色的喙肩韧带

**8**　**喙肩韧带的消融**

　　用 VAPR 的侧方传热刀头，对附着在肩峰前缘的喙肩韧带进行消融（图 4-18），显露肩峰前缘的骨赘（图 4-19）。喙肩韧带的浅层（上层）还残留在上边（图 4-20）。对残留的喙肩韧带进行消融，将 VAPR 的侧方传热刀头卷绕在骨赘的背面（上表面），确认骨赘的前缘（图 4-21）。

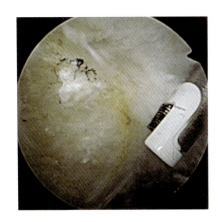

图 4-18　对附着在肩峰前缘的喙肩韧带进行消融

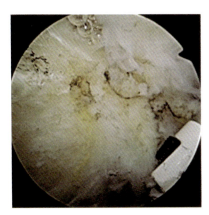

图 4-19　显露肩峰前缘的骨赘

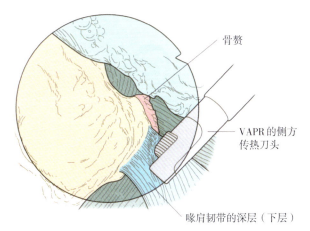

骨赘

VAPR 的侧方传热刀头

喙肩韧带的深层（下层）

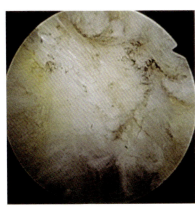

图 4-20　残留的喙肩韧带的浅层（上层）

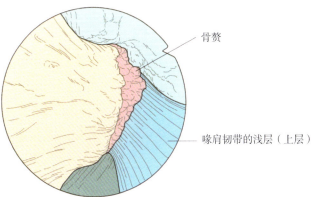

骨赘

喙肩韧带的浅层（上层）

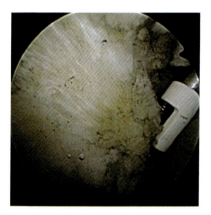

图 4-21　确认骨赘前缘

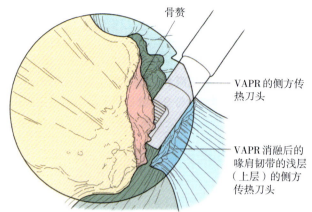

骨赘

VAPR 的侧方传热刀头

VAPR 消融后的喙肩韧带的浅层（上层）的侧方传热刀头

将 VAPR 的侧方传热刀头卷绕到骨赘的背面

**操作要领**

显露从肩峰前缘沿着喙肩韧带形成的骨赘，需要充分地对周围的软组织进行消融，直到暴露其整体轮廓。

**隐患**

重要的是控制出血，获得清晰的视野。在出血的情况下，要暂时增大灌注水泵的压力，然后寻找到出血点，用 VAPR 进行止血。止血后，务必要恢复灌注水泵的压力。这一点容易忘记，所以必须引起注意。

## 9 对肩峰外侧缘的消融和肩峰内侧缘的消融

　　用 VAPR 的侧方传热刀头，对附着在肩峰外侧缘上的软组织进行消融（图 4-22），将肩峰外侧缘显露 1cm 左右（图 4-23）。然后，对附着在肩峰内侧缘上的软组织进行消融（图 4-24），肩峰内侧缘也显露 1cm 左右（图 4-25）。

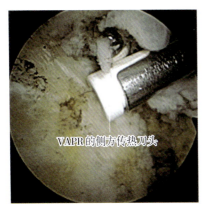

图 4-22　附着在肩峰外侧缘上的软组织的消融

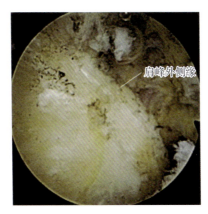

图 4-23　肩峰外侧缘的显露

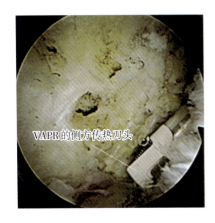

图 4-24　附着在肩峰内侧缘上的软组织的消融

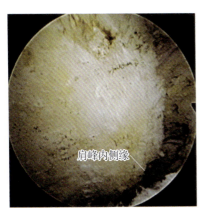

图 4-25　肩峰内侧缘也显露 1cm 左右

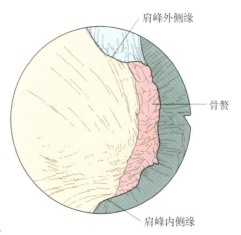

## 10 插入 5.5mm 刨削器（Abrader），削除肩峰前缘骨赘

　　从外侧通道插入 5.5mm 的刨削器。此时，要特别注意防止刨削器的刃面损伤皮肤。如果不能顺畅插入到肩峰下腔，则可使用剥离子，但是要防止使刨削器的刃部沿着剥离子侧前行而损伤皮肤，术者双手握住刨削器，仔细地操作以避免在旋转中弹起（图 4-26）。

　　手持刨削器将其刃部插到肩峰骨赘的前缘（图 4-27），从外侧向内侧刨削骨赘（图 4-28）。注意削除后的骨赘根部平整成一根直线（图 4-29）。

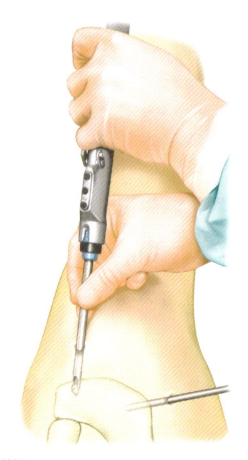

图 4-26　用双手操作刨削器

操作要领

削除骨赘的过程中，不需要持续吸引，而是削刨过程中间歇停止切除，实施吸引，使视野清晰，确认削除的范围。当由于软组织的阻挡，骨赘底部的视野变差时，即可使用 VAPR 来对软组织进行消融，从而显露骨组织的轮廓。

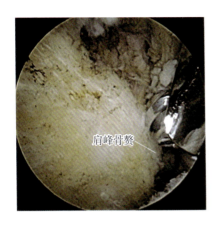

图 4-27　手持刨削器，将其刃部凑到肩
　　　　　峰骨赘的前缘

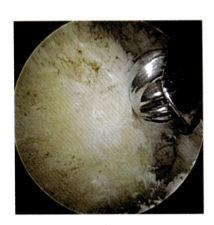

图 4-28　削除骨赘

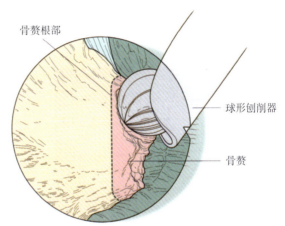

骨赘根部

球形刨削器

骨赘

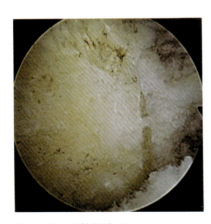

图 4-29　骨赘削除后

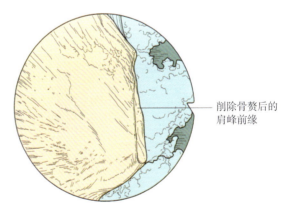

削除骨赘后的
肩峰前缘

## 11 插入 5.5mm 椭圆形磨头（Achromyonizer），削除肩峰下的骨

从外侧切口插入 5.5mm 的椭圆形磨头时，也要多加注意，防止椭圆形磨头的刃部损伤到皮肤。如果不能顺畅插入肩峰下腔，则可使用剥离子辅助，使椭圆形磨头的刃部沿着剥离子侧避免损伤皮肤。术者要双手夹持刨削器慎重地操作，以免在旋转中弹起。

将椭圆形磨头轻轻推压到肩峰下，像汽车的雨刷一样，一边左右摆动，一边整体地削除（图 4-30），最终使肩峰下变得平坦（图 4-31）。在骨质疏松症病例中，要在逆向模式下轻轻削薄骨质。要特别注意，避免将一个部位削得太深，或出现凹凸不平的情况。不需要特别深入地削除，仅仅将皮质骨表面削去就足够了（图 4-32）。

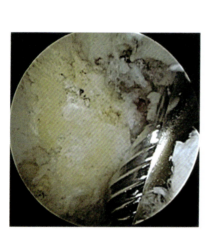

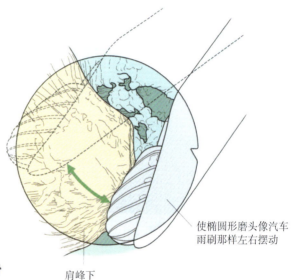

使椭圆形磨头像汽车雨刷那样左右摆动

肩峰下

图 4-30 全面削除肩峰下表面的皮质骨

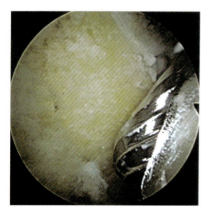

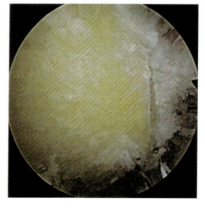

图 4-31 使肩峰下表面平坦

图 4-32 骨削除后

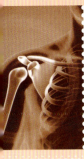

# 第 5 章 内镜肩袖修复术（总论）

本书分别对肩袖大撕裂、中小的撕裂、滑液囊撕裂、关节面撕裂、肩胛下肌腱撕裂、大面积撕裂的内镜治疗进行阐述。

## 手术前的诊断

### ◉ 病史和症状

了解发病机制，询问患者有无外伤（明显的外伤、轻微的外伤、完全没有外伤、不经意出现的外伤等）。询问从什么时候起出现肩痛，以后疼痛有无加重、减轻等变化。特别是有无夜间疼痛，程度如何（因夜间疼痛而醒来、因疼痛而睡眠不足等），这些都很重要。另外，还要询问只是在运动时出现疼痛，还是在静息时也会出现疼痛等。

### ◉ 体格检查

肩部自主和被动可活动区域（上举、外展、外旋及内旋区域）的测量。在上举及外展中，观察有无出现疼痛弧（Painful Arc）。观察有无 Neer 及 Hawkins 的撞击综合征、冈上肌试验情况、肩峰下的摩擦声。通过徒手肌力测验来评估外展、外旋、内旋肌力。观察冈下肌及三角肌有无出现萎缩，程度如何。

### ◉ 影像学检查

#### 单纯 X 线片

拍摄正位片和肩胛骨 Y 像两张 X 线片。在正位片中，检查肱骨头有无异位移动，肩峰有无骨赘及其大小（图 5-1a），而在肩胛骨 Y 像中，检查有无从肩峰沿着喙肩韧带延伸的骨赘及其大小（图 5-1b）。在大面积撕裂中，可以在肩峰下出现骨硬化症，肩峰与肱骨头之间的距离变窄。还有大结节突出看不到，整体上形状变成圆球状的病例。有时表现为骨关节疾病变化，在肱骨头下缘还会发现骨赘（图 5-2）。

#### 磁共振成像（MRI）

拍摄了 4 个序列影像，即 T2 增强的斜位冠状位像、矢状位像、水平位像以及 T2 脂肪增强抑制的斜位冠状位像。图 5-3 与图 5-2 所示的为同一病例，在斜位冠状位像中，观察肩袖撕裂长度（图 5-3a）；在斜位矢状像中，观察肩袖撕裂宽度（图 5-3b）；在水平位像中，观察有无肩胛下肌腱撕裂及冈下肩袖撕裂及其程度（图 5-3c）。图 5-4 是另一个病例，在 T2 增强的斜位冠状位像中，似乎见到冈上肌腱出现腱内撕裂，冈上肌腱发生变性（图

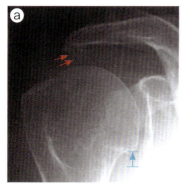
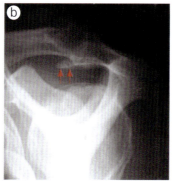
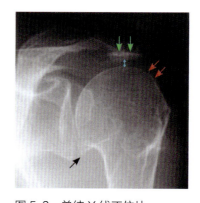

图 5-1　单纯的 X 线片（a、b 为同一病例）

a：正位片。肱骨头向上方出现移动（蓝箭头）。肩峰的骨赘（红箭头）
b：肩胛骨丫像。沿着喙肩韧带延伸的肩峰下有骨赘生成（红箭头）

图 5-2　单纯 X 线正位片

肩峰下出现骨硬化（绿箭头），肩峰骨之间距离缩短（两端蓝箭头），大结节的倒圆角（红箭头）及肱骨头下缘的骨赘（黑箭头）

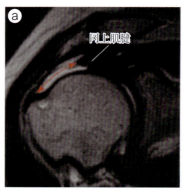
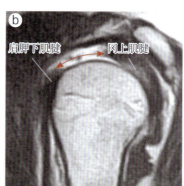
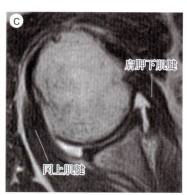

图 5-3　MRI T2 增强像（a ~ c 为同一病例）

a：斜位冠状位像。观察肩袖撕裂长度（两端红箭头为撕裂长度）
b：矢状位像。观察肩袖撕裂宽度（两端红箭头为撕裂宽度）
c：横断位像。未发现肩胛下肌腱和冈下肌腱撕裂

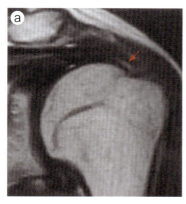
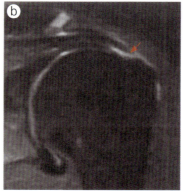

图 5-4　磁共振成像（MRI）（a、b 为相同症状）

a：T2 增强斜位冠状位像。从红箭头部可以见到冈上肌腱的腱内撕裂，冈上肌腱发生变性
b：T2 脂肪增强抑制斜位冠状位像。从红箭头部可知冈上肌腱出现小的裂缝

5-4a），但是从 T2 脂肪增强抑制的斜位冠状位像来看，可以确认是冈上肌腱出现小的撕裂（图 5-4b）。如上所述，在肩袖小的撕裂和不全撕裂病例中，需要通过 T2 增强的斜位冠状位像和 T2 增强的阻挡脂肪的斜位冠状位像 2 个影像来观察，然后加以综合判断，这样就很容易做出正确的诊断。为了评价肩袖肌群的肌萎缩程度，关节囊内侧摄片中的 T2 增强矢状位像是有用的。图 5-5a 中的斜位冠状位白线中的切片图像为图 5-5b 中 T2 增强矢状位像。发现冈上肌以及冈下肌的肌腹萎缩，未见肩胛下肌和小圆肌萎缩。

## 肩关节造影

对安装了心脏起搏器的患者以及患有幽闭恐惧症而无法做磁共振成像检查的患者，使用此种检查方法。图 5-6a 为未发生肩袖撕裂病例的关节造影像，未发现造影剂进入肩峰下腔内。图 5-6b 为肩袖撕裂的病例，注入关节内的造影剂进入肩峰下腔，造影剂呈伞状覆盖了大结节部位。

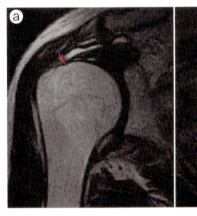
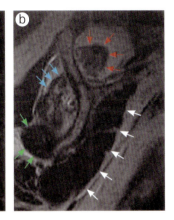

图 5-5　磁共振成像（MRI）（观察肌萎缩）

a：T2 增强斜位冠状位像。观察到冈上肌腱发生撕裂。用红箭头表示冈上肌腱的撕裂部位

b：T2 增强矢状位像（a 的白线处的切片图像）。可以见到冈上肌出现萎缩（红箭头），冈下肌出现萎缩（蓝箭头）。未发现肩胛下肌（白箭头）和小圆肌（绿箭头）出现萎缩

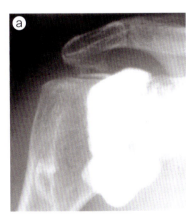
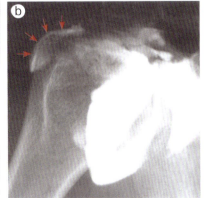

图 5-6　肩关节造影图像

a：未发生肩袖撕裂的症状。造影剂不会进入肩峰下腔

b：肩袖撕裂的病例。造影剂进入肩峰下腔，造影剂呈伞状覆盖了大结节部位（红箭头）

## 术后疗法

手术后立即在手术室装上外展枕托（图5-7）。对于大撕裂患者，装上外展枕托3~4周（图5-8），之后撤去枕托，用吊带继续固定3周（图5-9）。对于不全撕裂和中小撕裂患者，装上外展枕托2周，然后撤去枕托，再用吊带固定2周。在术后1周左右开始练习被动运动，但大撕裂患者，自主上举运动要在手术8周以后开始；不全撕裂和中小撕裂患者，自主上举运动在手术6周以后开始。

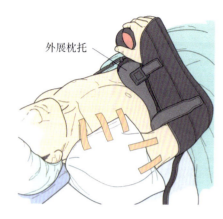

图5-7　术毕立即在手术室装上外展枕托

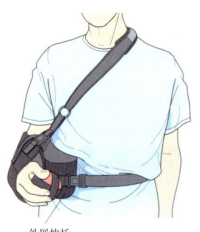

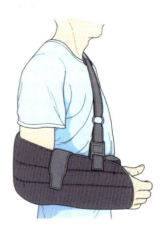

图5-8　外展枕托固定

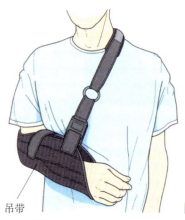

图5-9　用吊带固定（撤去枕托后）

# 手术成绩

对于 90% 的病例，都能取得优秀或者良好的成绩。对于肩袖大面积撕裂患者，效果会下降。

**施行内镜肩袖修复手术前的心理准备**

在最初阶段，笔者仅限于对中小撕裂和滑液囊撕裂者施行修复术，但现在对所有适应手术的肩袖撕裂病例，均施行内镜手术，不管撕裂面大小。不过，建议刚刚起步的医生，先从中小撕裂手术起步。另外，事先向患者说明：在手术不顺利的情况下，有可能变更为迷你切口的修复术。当然，也要准备肌肉拉钩等在直视下使用的成套手术器械。如果经过病例的积累，技能得以提高，医生会觉得不需要在直视下施行手术。这样的话，就不需要进行迷你切口的告知，作为手术器具，也只准备内镜手术套件。

肩袖撕裂手术的适应证之一是，患者自身希望做手术。如果没有愿望手术，不管病程多久都采用保守疗法治疗。如有手术要求，则根据自觉症状，从理学所见推测预判。

(1) 几乎全程自主上举，出现主诉说疼痛的情况最多，这是手术的良好适应证。

(2) 未发生挛缩而因疼痛不能自主上举的情况也是很好的适应证，术后疼痛减轻，同时也能够自主上举的案例很多。

(3) 未发生挛缩而自主上举困难，属于大撕裂和大面积撕裂者，大多数在肩袖的肌腹也会出现变性或萎缩，虽然术后很难取得患者所期待的结果，但是可寄希望于术后的康复治疗。对于大面积撕裂，考虑上关节囊重建术。对 70 岁以上的高龄患者，也可以考虑行逆向型人工肩关节置换术。

(4) 不能自主上举，而且即使被动地取得上举位也不能保持上举位时，则确认为三角肌的肌力下降。对三角肌的废用性萎缩，有时会施行手术，但是对于三角肌麻痹患者，原则上不进行肩袖部的手术。

(5) 如果发生挛缩，则施行全身麻醉下的徒手授动术和肩袖修复术。如施行徒手授动术有困难，可仅施行肩袖修复术。不施行关节囊粘连松解术（手法粘连松解）。可寄希望于手术后的康复训练。

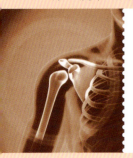

# 第6章 针对肩袖大撕裂的内镜肩袖修复术（桥接缝合法）

本章对肩袖穿线方法加以说明。使用针长 7mm 的闭合型缝线穿孔钳（Suture Punch Closed Type），利用 2-0 号 PROLENE 缝合线的回线环形接力（回线环中继）将锚钉线穿过肩袖。乍一看操作的步骤长，很烦琐，但是很安全，一旦熟练掌握，手术就能够顺利地进行下去。即使是青年轮转医生第一次参加肩袖手术，作为术者大多都能将手术做得很好，笔者觉得这不失为一种行之有效的方法。

## 手术器具

(1) 内镜（30°斜视内镜、70°斜视内镜），剥离子，刨削器（5.5mm），VAPR（侧方传热刀头与传热刀头），灌流泵的管。

(2) 导向套管（长 3cm），压板。必要时，使用内径为 5.75mm 的透明套管。

(3) 肩袖端游离：剥离子、锤子。

(4) 线的操作：夹线钳。

(5) 穿线器具：缝合穿线钳（针长 7mm，闭合型）。

(6) 缝合、剪线：打结器、缝线切断器。

(7) 内侧锚钉：螺纹锚钉 PEEK（4.5mm、5.5mm）等。

(8) 桥接用锚钉：弹簧锁（4.5mm）等。

(9) 回线环形中继用线：用两端带针的 2-0 号 PROLENE 缝合线（长 90cm 的线），两端的针可扯脱。

(10) 其他：16 号留置针的内套（以下简称"16 号留置针"）。

## 手术技巧

 **MRI**

下面笔者对肩袖大撕裂病例的磁共振成像（MRI）影像加以说明。**图 6-1a** 为 T2 增强斜位冠状位像，可确诊发生长度 3cm 左右的肩袖撕裂。**图 6-1b** 为 T2 增强矢状位像，在中心显露肱二头肌长头腱（LHB）。肩袖撕裂宽度为 4cm 左右。**图 6-1c** 为自关节囊略偏内侧的断面 T2 增强矢状位像。发现冈上肌和冈下肌的腹部出现萎缩。

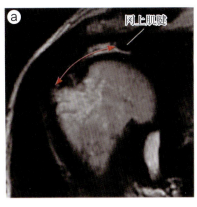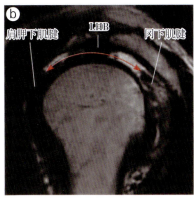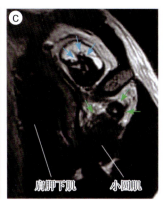

**图 6-1　肩袖大撕裂的磁共振成像**

a：T2 增强斜位冠状位像（两端红箭头：撕裂长度）

b：T2 增强矢状位像（两端红箭头：撕裂宽度）

c：T2 增强矢状位像（蓝箭头：冈上肌萎缩；绿箭头：冈下肌萎缩）

## 2　设置

患者全身麻醉下，取侧卧位，臂外展 30°～40°，以 3kg 重量进行牵拉。灌注泵是必需的。

## 3　切口及通道的制作

对肩峰、锁骨、喙突做标记。基本上采用 4 个切口。

(1) 后方切口：用于关节内镜及肩峰下窥视的切口。从肩峰角画一条与手术室地面平行的线，在 2cm 的尾部制作。皮肤切口长度 6mm（图 6-2a）。

(2) 外侧切口（主工作通道）：在肩峰前缘后方 1cm，外侧 2cm 处制作。皮肤切口长度 12mm（图 6-2b）。

(3) 前方切口（主要用于缝线接力）：在喙突外侧 1cm 处制作。用 15 号圆刀切开皮肤，做长 3mm 的切口。如果插入内径 5.75mm 的透明套管，则切口长度为 7mm 左右（图 6-2c）。

(4) 锚钉通道：紧贴肩峰外侧制作锚钉插入用切口，在制作锚钉通道之前，由于注入灌注液会使肩部肿起来，实际的肩峰与开始在皮肤上所标记的肩峰轮廓相比，更靠近内侧，因此不需要一开始就做标记。皮肤切口长 3mm（用 15 号圆刀切开）。

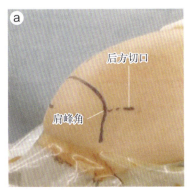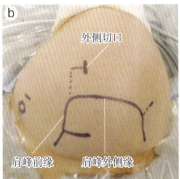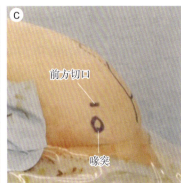

**图 6-2　切口**

a：后方切口　b：外侧切口　c：前方切口

## 4 内镜用后方通道

为了将内镜和肩峰下内镜下观察使用同一皮肤切口，与内镜 Bankart 损伤修复术不同，后方切口要设置在肩峰角 2cm 的远端。朝向喙突，将 16 号留置针刺入关节内，关节内注入灌流液 60mL（图 6-3）。插入 30° 斜视内镜（图 6-4），观察关节内的情况。观察肱二头肌长头腱（LHB）（图 6-5a）和肩胛下肌腱（图 6-5b）、冈上肌腱和冈下肌腱（图 6-5c）有无发生撕裂，状态如何。根据需要，有时要制作前方切口，用电动刨削器进行关节内的清理，但在本病例中未进行。迅速进行关节内的观察及处理，转向肩峰下窥视。

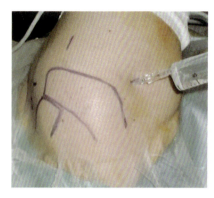 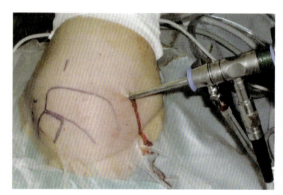

图 6-3　将灌流液 60mL 注入关节内　　图 6-4　将 30° 斜视内镜插入关节内

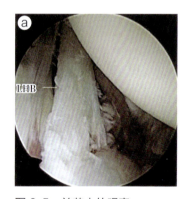 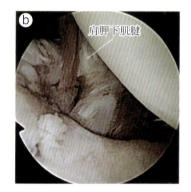 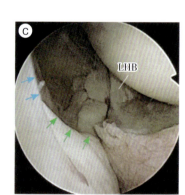

图 6-5　关节内的观察

a：观察肱二头肌长头腱（（LHB）

b：观察肩胛下肌腱

c：冈上肌腱的撕裂部位（绿箭头），冈下肌腱的撕裂部位（蓝箭头）

## 5 肩峰下窥视和 ASD

　　从后方切口将钝棒插入外套管中，再插入肩峰下。插入 30° 斜视内镜。将 16 号留置针插入外侧切口部（图 6-6），在肩峰下腔确认针尖（图 6-7）。开一个 12mm 的外侧切口，插入中直止血钳（图 6-8），扩张软组织（图 6-9）。插入刨削器，尽可能切除滑膜（图 6-10）。接着，插入 VAPR 的侧方传热刀头（图 6-11），对肩峰下的软组织进行消融。确认喙肩韧带（图 6-12），并进行肩峰前缘的消融。此时，经常会引起出血，因此暂时性加大灌流泵的压力，用 VAPR 进行止血。如果有骨赘，则从骨赘周围开始，对全部软组织进行消融，充分显露骨赘。其次，插入 5.5mm 的刨削器，但如果不能顺畅进入，可沿着剥离子插入（图 6-13），进行骨赘的切除（图 6-14）。接着，稍微削刨肩峰下的骨质。在骨质疏松的病例中，刨削器是作为逆时针旋转模式来使用的。上面介绍的操作，在 30min 以内完成，可能的话，20min 左右即可完成。

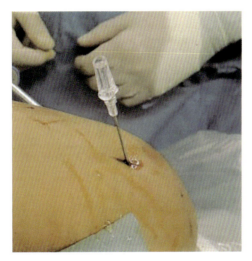

图 6-6　将针刺入外侧切口部

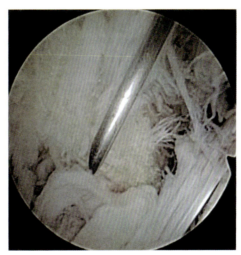

图 6-7　确认针尖

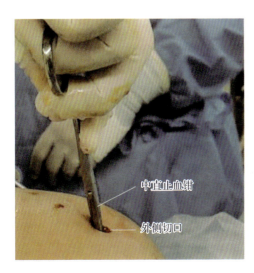

中直止血钳

外侧切口

图 6-8　从外侧切口插入中直止血钳

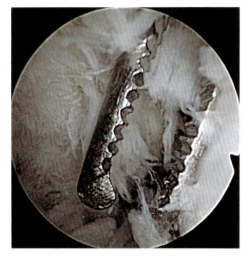

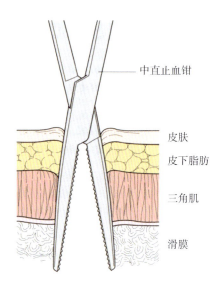

中直止血钳

皮肤

皮下脂肪

三角肌

滑膜

图 6-9　扩张软组织

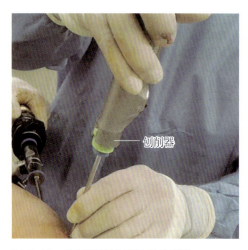

刨削器

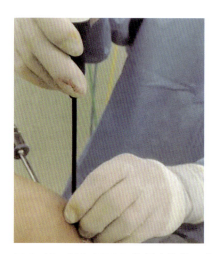

图 6-10　用刨削器进行滑膜的清除

图 6-11　插入 VAPR 的侧方传热刀头

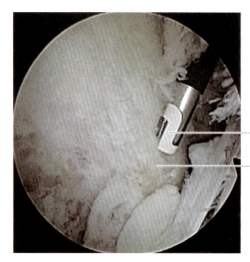

VAPR 的侧方传热刀头

喙肩韧带

图 6-12　确认喙肩韧带，进行
　　　　　肩峰前缘的消融

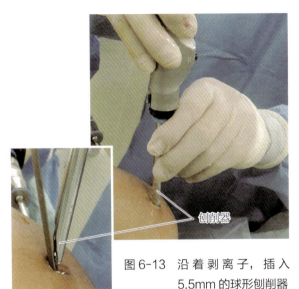

图6-13 沿着剥离子，插入5.5mm的球形刨削器

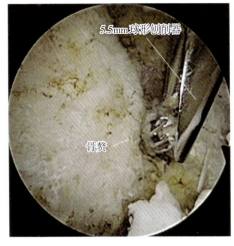

图6-14 骨赘的切除

## 6 肩袖撕裂部位的显露

　　将30°斜视内镜更换成70°斜视内镜。在桥接缝合结束之前，都使用70°斜视内镜。使用70°斜视内镜，便于对肱骨头、附着止点部及肩袖撕裂部位的整体进行把握。特别是能够清晰地观察后方的肩袖撕裂部位。

　　确认肩袖撕裂部位。如果滑膜组织遮挡视野，尽可能地用刨削器进行清理。多数情况下，在冈下肌腱的上边覆盖着白色的滑膜组织（图6-15），因此要充分地进行滑膜的清理（图6-16），显露冈下肌腱。要用篮钳切除肩袖撕裂部表面的滑膜（图6-17）。然后，用VAPR的侧方传热刀头和直形传热刀头修整肩袖撕裂部位的皱褶（图6-18）。对滑膜实施清除后，能够清楚地观察冈下肌腱了（图6-19）。

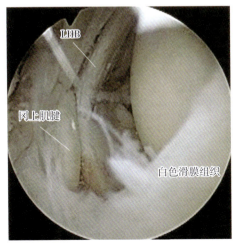

图6-15 冈下肌腱表面的白色滑膜组织

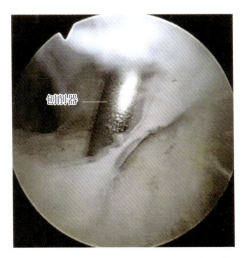

图6-16 用刨削器清理冈下肌腱上的滑膜

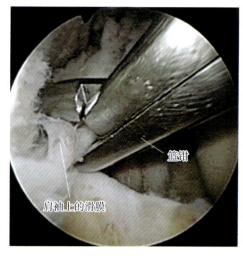

图 6-17　用篮钳切除肩袖上的滑膜

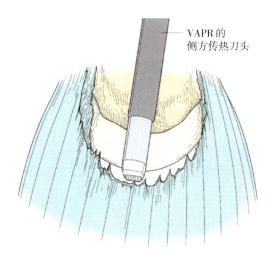

图 6-18　修整肩袖撕裂部位的边缘

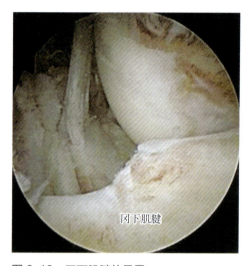

图 6-19　冈下肌腱的显露

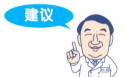

如果能熟练使用 70°斜视内镜了，在进行肩袖修复时，它的视野绝对比 30°斜视内镜更加开阔，操作更容易。请务必要熟练使用 70°斜视内镜。

**7　附着部残留软组织的显露**

用 VAPR 的侧方传热刀头对大结节部残留的软组织进行消融，显露止点附着部下方的皮质骨（图 6-20）。用 5.5mm 的刨削器，对止点附着部的皮质骨实施新鲜化处理（图 6-21）。

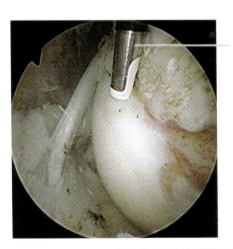
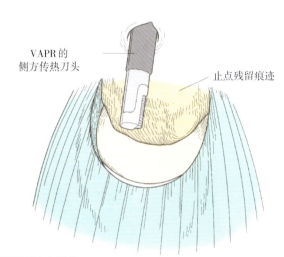

VAPR 的
侧方传热刀头

止点残留痕迹

图 6-20　用 VAPR 侧方传热刀头显露残留组织下的皮质骨

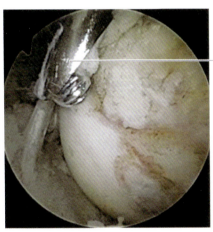
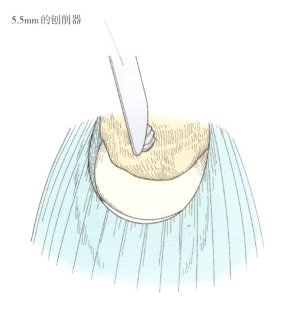

5.5mm 的刨削器

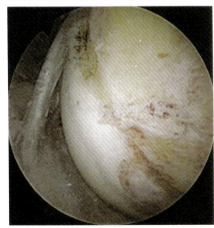

图 6-21　用 5.5mm 的刨削器，对止点附着部实施新鲜化处理

## 8 牵拉肩袖撕裂部位的拉伸程度

用夹线钳（以下简称"钳子"）夹住肩袖撕裂部位（图6-22），进行牵拉（图6-23），观察可否拉伸到大结节的原止点部，距离还差多少（图6-24）。同样，牵拉冈下肌的肌腱撕裂部位（图6-25）。

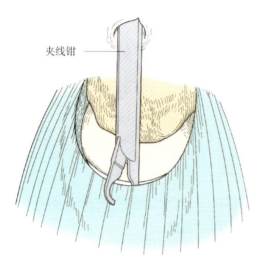

图 6-22　用夹线钳夹住冈上肌腱的撕裂部位

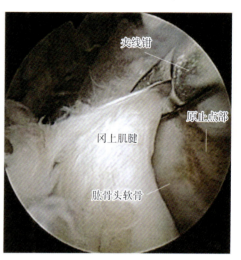

图 6-23　用 VAPR 侧方传热刀头显露残留组织下的皮质骨

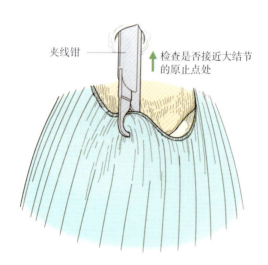

图 6-24　牵拉冈上肌腱的撕裂部位

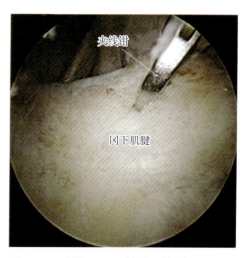

图 6-25　牵拉冈下肌腱的撕裂部位

**9** **肩袖的牵伸**

　　将剥离子插入肩袖与关节盂唇之间（图 6-26），用锤子轻轻地敲击（图 6-27），将肩袖剥离下来进一步，由此进行肩袖的移动。在牵拉不够长的情况下，将 VAPR 的传热刀头插入肩袖与关节盂唇之间，然后进行消融并且剥离。将 15 号圆刀从外侧切口插入，插入肩袖与关节盂唇之间，虽然是盲区操作，也能锐利地切断粘连。

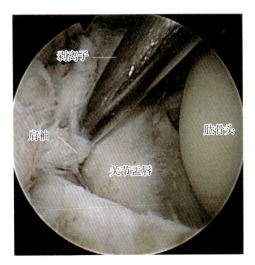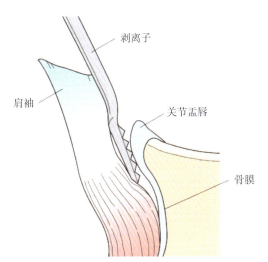

图 6-26　将剥离子插入肩袖与关节盂唇之间

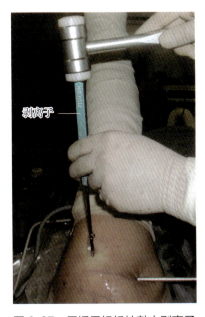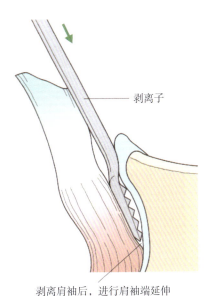

图 6-27　用锤子轻轻地敲击剥离子

## 10 内侧锚钉插入部位和缝线部的位置

在内侧锚钉插入前，确定内侧锚钉的个数和插入位置以及肩袖上缝线部。在本病例中，绘制出内侧 2 个锚钉插入部位和 8 根缝线部位的图像（图 6-28）。

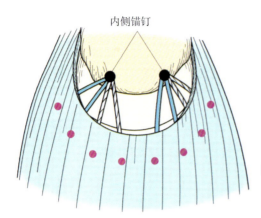

内侧锚钉

图 6-28　内侧锚钉插入部位与缝线部位的图像

## 11 锚钉通道的操作

为了确定用于制作锚钉通道的位置，将 16 号留置针从紧贴肩峰的外侧插入，确认其方向（图 6-29）。假设有 2 个内侧锚钉插入部位，确定锚钉通道的适当位置。用 15 号圆刀切入，从皮肤上开一个切口。

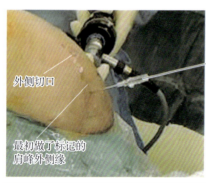

外侧切口

最初做了标记的肩峰外侧缘

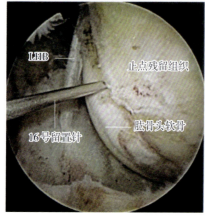

LHB

止点残留组织

肱骨头软骨

16号留置针

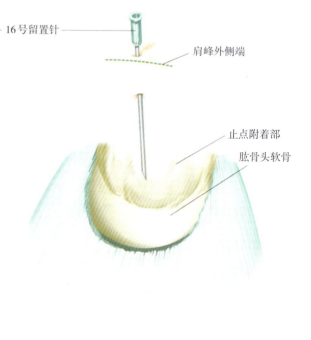

16号留置针

肩峰外侧端

止点附着部

肱骨头软骨

图 6-29　锚钉通道的定位

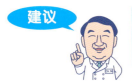

建议

锚钉通道的定位很重要，用针指向锚钉的插入部位，观察其方向。如果倾斜过度，则可能发生锚钉脱落（图6-30）。

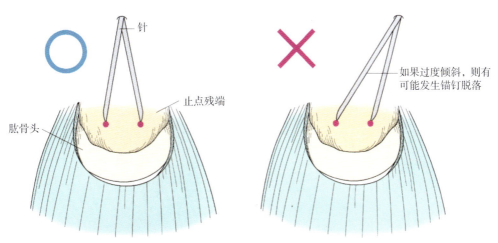

图6-30 锚钉通道的正确定位（插入2个内侧锚钉的情况下）

## 12 引导孔的制作

锚钉专用持钉器通过锚钉通道一边旋转，一边插入肩峰下方。在本病例中，使用了Corkscrew PEEK 4.5mm。将持钉器的前端置于靠近肱骨头软骨部止点残端的前方（图6-31），慎重地确认其位置及方向后，用锤子轻轻地敲击（图6-32），形成引导孔。如果持钉器标志的激光线出现在视野时，再缓慢地插入（图6-33）。

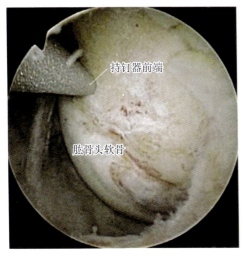 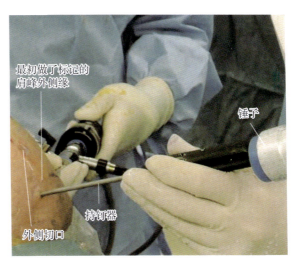

图6-31 将持钉器前端置于止点残端的前方　图6-32 用锤子轻轻地敲击

激光线完全进入骨内，直到激光线全部看不到为止（图6-34）。一边转动持钉器，一边拔去，确认引导孔（图6-35）。

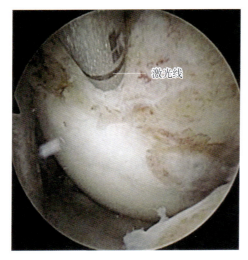

图 6-33　如果激光线出现在视野中，就慢慢打入

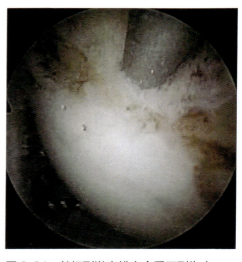

图 6-34　敲打到激光线完全看不到为止

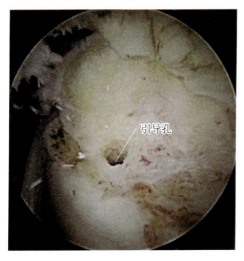

图 6-35　引导孔的确认

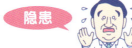

隐患

在骨质疏松的病例中，拔去持钉器时也须谨慎进行。上下左右摇晃的动作将会扩大引导孔，导致锚钉失去在骨内的稳固性。

**操作 要领**

把持靠近持钉器前端部，与水平面成 20°～30° 的角度。如果把持钉器竖起，有可能持钉器朝着肱骨头关节面，滑到肱骨头外（图 6-36）。

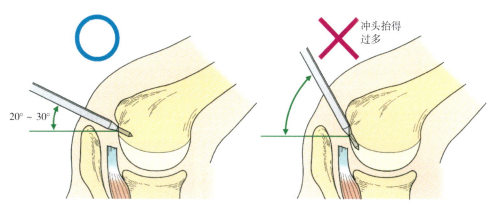

冲头抬得过多

图 6-36　持钉器的正确角度

**建议**

引导孔因碎片（Debris）存在而难以分辨时，从外侧切口插入篮钳，清除碎片（图 6-37）。

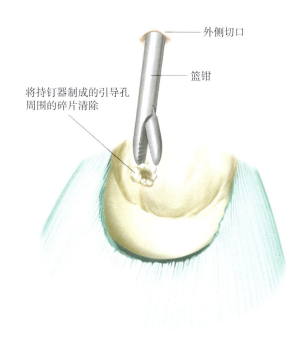

外侧切口

篮钳

将持钉器制成的引导孔周围的碎片清除

图 6-37　引导孔因碎片（Debris）存在而难以分辨时，用篮钳清除碎片

### 13 锚钉的插入

通过锚钉通道旋转 Corkscrew PEEK 4.5mm，将锚钉整体插入肩峰下（图6-38）。旋插过程中有时会有软组织缠绕在一起，此时要退出少许，再慢慢旋转插入肩峰下。夹住锚钉的柄部（图6-39），可以感受骨的阻力后，慢慢地旋转并插进引导孔中。直至将锚钉插入骨内质至激光线完全见不到为止（图6-40、图6-41）。

取下缠绕在钉上的锚钉线后，用锤子从下方敲击钉柄的部分（图6-42），拔去钉。螺钉带有2根锚钉线。牵拉蓝色线和黑白线，确认锚钉已固定在骨内（图6-43）。

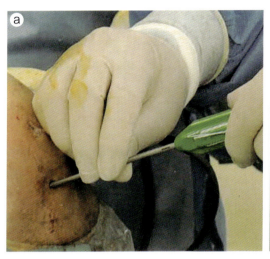
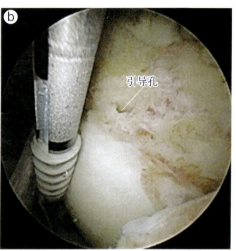

图6-38　将锚钉插入到肩峰下

a：一边转动螺纹锚钉，一边插入肩峰下
b：肩峰下将锚钉整体插入

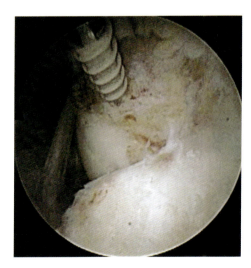

图6-39　使锚钉前端对准引导孔中

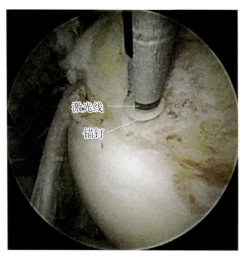

图 6-40　显露标志激光线

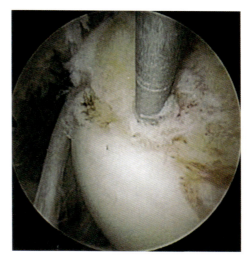

图 6-41　完全看不到激光线了

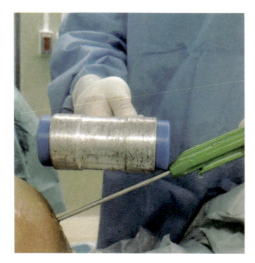

图 6-42　用锤子从下边敲击钉

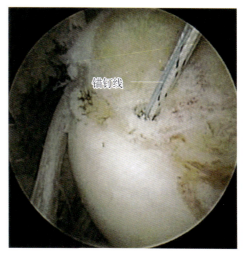

图 6-43　牵拉锚钉线，检查锚钉已固定在骨内

 **隐患**

在骨质疏松症的病例手术中，要注意锚钉的插入方向。如果以错误的方向旋转，则会导致孔周围的骨破碎，增加了锚钉固定入骨内的难度。另外，螺钉进入时避免上下左右摇摆，以免造成钉道扩大，要一边感受骨质内的阻力，一边进入。

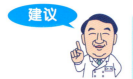

**建议**

锚钉插入时，有时会因锚钉的螺纹切削下来的碎骨屑遮盖钉上标记的激光线。此时，要中断锚钉的操作，从外侧切口插入篮钳，清除碎骨屑，使激光线清晰显露（图 6-44）。

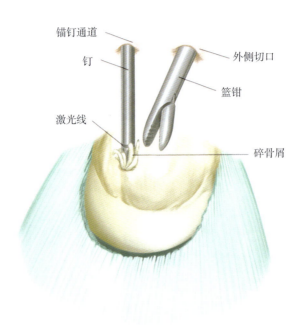

图 6-44　因碎骨屑遮挡看不到钉上的激光线时，从外侧切口插入骨篮钳将其清除

**操作要领**

在打入持钉器时，如果没有太大阻力，就选用比持钉器粗的锚钉（笔者经常准备的是 Corkscrew PEEK 4.5mm 和 5.5mm）。

## 14 止动结扣

为了使线在孔眼内不能滑动，用单结方式固定各根线。将蓝色线的两端对齐，使其长度相同。将其中一边的线插入打结器的孔眼中，使用单结扣固定，一边牵拉线的两端，一边用打结器将单结扣部位压进肩峰下腔内（图 6-45）。然后，手持打结器的前端带到锚钉的尾部（图 6-46），并将打结器置于锚钉尾部（图 6-47）。然后一边将打结器推到锚钉尾部，一边一根一根地用力拉各根线（图 6-48）。这样，在锚钉尾部制成了结扣。接着，将黑白线用同样的方式制作止动结扣（图 6-49～图 6-51）。制作止动结扣，就不必担心在后方的缝线接力操作中，线从锚钉的孔眼中脱落。

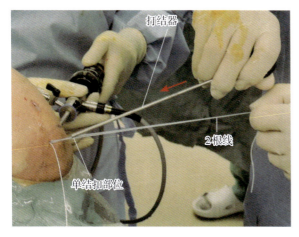

图 6-45 用打结器将单结扣部位推入肩峰下腔

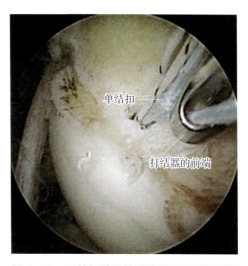

图 6-46 手持打结器的前端送到锚钉的尾部

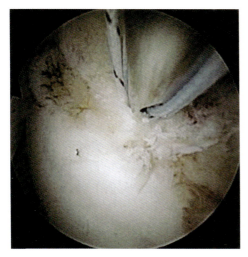

图 6-47 使打结器前端位于锚钉尾部

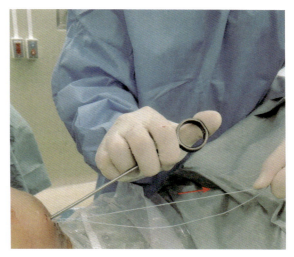

图 6-48 一边推打结器，一边一根一根地拉线

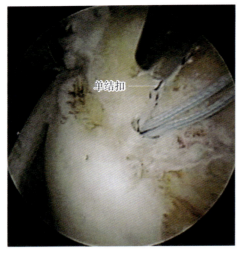

图 6-49　对黑白线也采用同样的方式，将打
　　　　　结器前端送到锚钉尾部

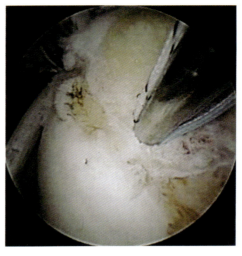

图 6-50　一边推打结器，一边一根一根地
　　　　　拉线

单结扣

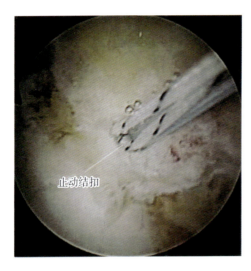

止动结扣

图 6-51　完成止动结扣

隐患

从锚钉通道插入打结器，即使不能通畅地进入肩峰下腔，但重要的
是能插入。如果单结扣在中途停滞，则后方的操作就变得困难了。
在不熟悉操作的时候，将线穿过结扣推杆上的孔，不做单结扣，确
认结扣推杆的放入方向是安全的。

## 15　前方通道的制作

关节内操作是使用前方通道，将器械插入肩峰下。在本病例手术中，未进行关节内的操作，所以没有制作前方工作通道。从喙突外侧 1cm 处，将 16 号留置针插入肩峰下腔（图 6-52）。同一部位，用 15 号圆刀制作一个皮肤切口。将夹线钳插入肩峰下腔（图 6-53），预先确认插入的朝向。这时，稍微扩大皮肤切口，大小可以插入细套管（内径 5.75mm 透明套管）即可，但通常不使用套管。

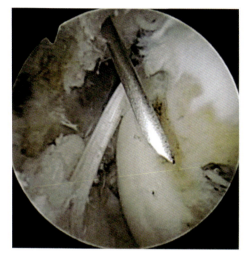
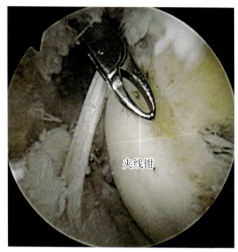

图 6-52　使针进入肩峰下腔　　　　图 6-53　在肩峰下腔内插入夹线钳

## 16　将 2-0 号 PROLENE 缝合线装填到缝合穿线钳中

将两端带针的 2-0 号 PROLENE 缝合线（线的长度 90cm）（图 6-54）两端的针线部剪断。2-0 号 PROLENE 缝合线的两端穿进针长 7mm 的闭合型缝合穿线钳的橙色侧下边的线孔（图 6-55），转动橙色辊，PROLENE 缝合线的两端从针尖出来后（图 6-56），将其逆时针旋转，则使其处于 PROLENE 缝合线从针尖出来之前的状态（图 6-57）。

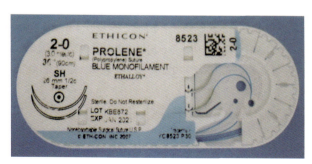

图 6-54　两端带针的 2-0 号 PROLENE 缝合线

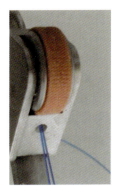

图 6-55　将 2-0 号 PRO-
　　　　 LENE 缝合线两
　　　　 端插入橙色辊下
　　　　 的线孔

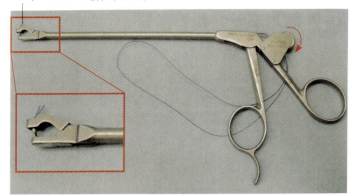

图 6-56　转动橙色辊，2-0 号 PROLENE 缝合线的两端从针尖出来

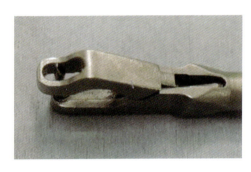

图 6-57　使其处于 PROLENE 缝合线从针尖出来之前的
　　　　 状态

## 17　用缝合穿线钳，将 PROLENE 缝合线缝在肩袖上

　　将缝合穿线钳从外侧切口插入肩峰下。如果不能顺畅插入，则将剥离子作为导引器使用（图 6-58）。锚钉线从前向后按顺序进行操作。用缝合穿线钳将 4 根锚钉线往后推，穿过它的前方。手持缝合穿线钳到紧挨肱二头肌长头腱（LHB）后方的肩袖，充分张开腭部（图 6-59），夹住肩袖全层（图 6-60）。尽量深度夹住，使其与肩袖撕裂部位部保持一定距离。如果抓得浅，手术后的肩袖可能被线割断。扭转缝合穿线钳，使针尖在视野中露出，确认在针尖上没有覆盖一层膜（图 6-61）。转动手边的橙色辊，使 PROLENE 缝合线从针尖出来（图 6-62）。另外，要连续旋转橙色辊，将 PROLENE 缝合线送入肩峰下腔（图 6-63），一直转到从线孔看不到 PROLENE 缝合线为止。打开缝合穿线钳的钳口，从肩袖上取下针（图 6-64）。

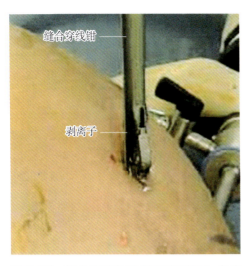

图 6-58　缝合穿线钳沿着剥离子插入肩峰下腔

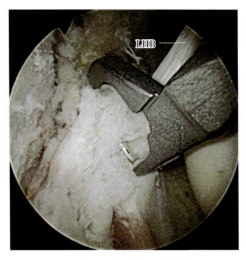

图 6-59　充分打开缝合穿线钳的钳口，使其位于紧挨肱二头肌长头腱（LHB）后方的肩袖

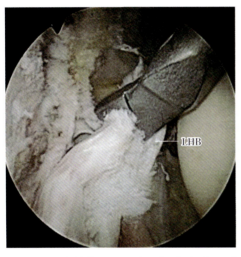

图 6-60　夹持位于肱二头肌长头腱（LHB）后方的肩袖

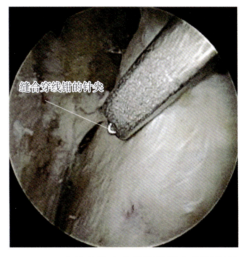

图 6-61　确认在缝合穿线钳的针尖上没有覆盖着膜

建议

如果因缝合穿线钳的针尖上覆盖着疏松组织，PROLENE 缝合线未出来，则要在手紧握状态下，将缝合穿线钳左右扭转，上下摇晃。进而反复开关钳口，令其"嘎吱嘎吱"地往复活动。如果不行，重新再抓一次。如果针尖总覆盖着膜的话，用 VAPR 的侧方传热刀头，对抓握部位的肩袖表面稍做消融处理。

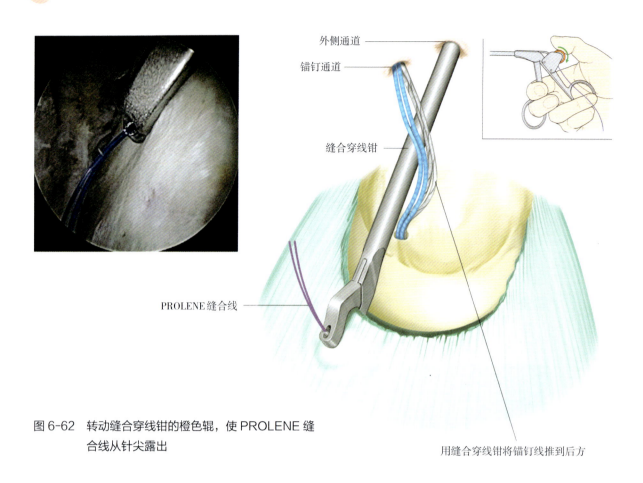

外侧通道

锚钉通道

缝合穿线钳

PROLENE 缝合线

图 6-62 转动缝合穿线钳的橙色辊，使 PROLENE 缝
合线从针尖露出

用缝合穿线钳将锚钉线推到后方

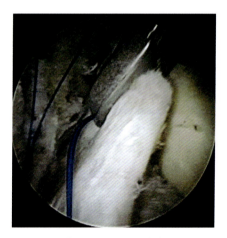

图 6-63 将 PROLENE 缝合线从肩峰
下腔送出

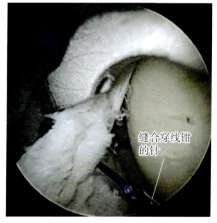

缝合穿线钳
的针

图 6-64 打开缝合穿线钳的钳口，从
肩袖中取下针

**18** **缝合穿线钳从通道口牵拉出来以后的操作**

　　将缝合穿线钳从外侧切口牵拉（图 6-65a）。牵拉出 PROLENE 缝合线的两端后（图 6-65b），取下缝在环上的 PROLENE 缝合线（图 6-65c）。用手指紧紧捏住两端的 PROLENE 缝合线，将缝合穿线钳的针向下，使针和 PROLENE 缝合线处在一直线上，然后抬起缝合穿线钳（图 6-65d）。伴随着强烈的阻力感，将 PROLENE 缝合线从针上取下，PROLENE 缝合线的回线环部位露出来（图 6-65e）。牵拉 PROLENE 缝合线的两端，使 PROLENE 缝合线的回线环部位插入肩峰下看不到为止（图 6-65f）。

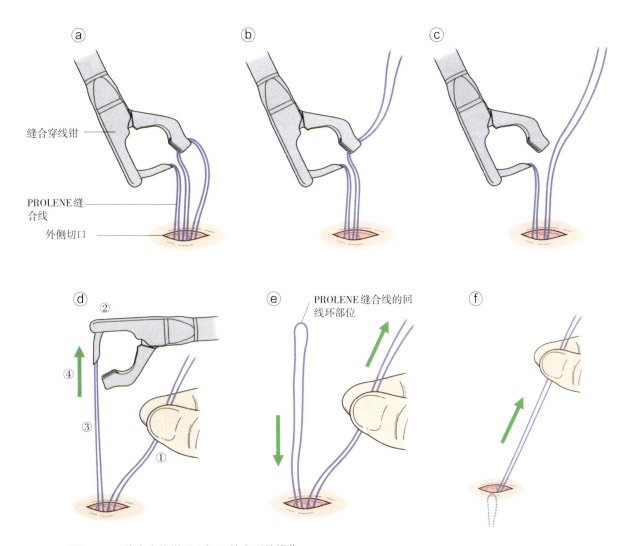

图 6-65　缝合穿线钳露出切口外之后的操作

a：缝合穿线钳露出到切口外

b：牵拉 PROLENE 缝合线的两端

c：取下缝在缝合穿线钳回环上的 PROLENE 缝合线

d：① 用手指紧紧地捏住两端的 PROLENE 缝合线，② 将缝合穿线钳的针朝下，③ 使针和 PROLENE 缝合线形成一直线，④ 抬起缝合穿线钳

e：PROLENE 缝合线的回线环部位露出

f：PROLENE 缝合线的回线环部位插入肩峰下，到看不见为止

## 19 内镜下内侧的缝线接力将蓝色线缝在肩袖上

慢慢地拉 PROLENE 缝合线的两端，通过窥视检查 PROLENE 缝合线的回线环部位。在回线环部位关闭的情况下，在外侧切口外稍稍拉一下另一根 PROLENE 缝合线，则原先关闭的回线环部位将打开。从前方切口插入夹线钳，从 PROLENE 缝合线的上线的下边通过之后，再穿过 PROLENE 缝合线的下线的回线环之间，夹住蓝色线（锚钉线）（图 6-66）。将夹住的蓝色线牵拉到前方切口（图 6-67）。如果牵拉从外侧切口出来的 PROLENE 缝合线两端

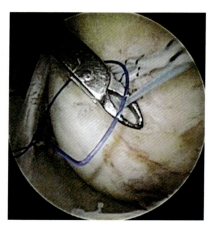

图 6-66 用夹线钳夹住蓝色线（锚钉线）

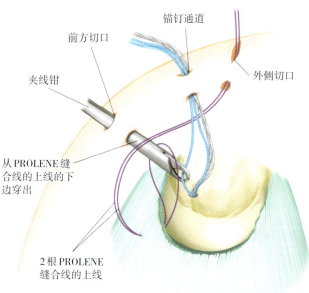

图 6-67 将夹持着的蓝色线牵拉到前方切口

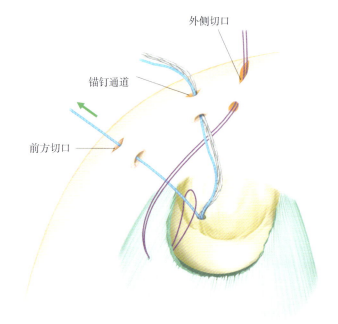

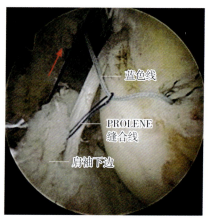

图 6-68 牵拉从外侧切口出来的 PRO-LENE 缝合线两端

（图6-68、图6-69），蓝色线就会被牵拉靠近肩袖下边。有阻力感，但用力牵拉的话，蓝色线将贯通肩袖（图6-70）。此后牵拉 PROLENE 缝合线的两端，在外侧切口处推出蓝色线（图6-71）。

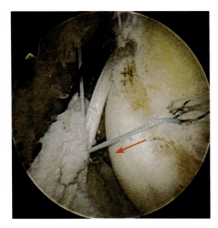

图 6-69　蓝色线被拉得靠近肩袖下边

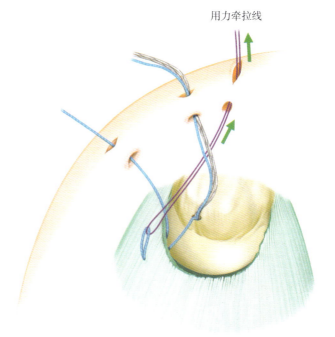

图 6-70　使其从肩袖起贯通蓝色线

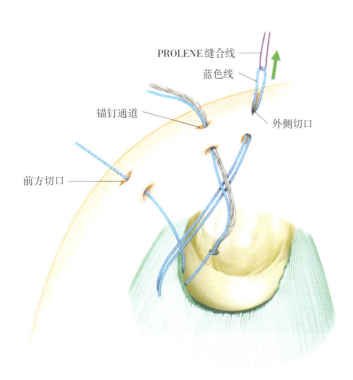

图 6-71　使蓝色线露出在外侧切口外

取下 PROLENE 缝合线（图 6-72a），用手指捏住蓝色线牵拉。如果感觉有阻力，则夹住相反一侧的蓝色线牵拉（图 6-72b）。继续牵拉，直到蓝色线的断端露出为止（图 6-72c），再施加牵拉（图 6-73）。夹线钳从前方切口插入，夹住缝由外侧切口出来的肩袖上的蓝色线（图 6-74），牵拉到前方切口（图 6-75）。我们将这一连串的操作叫作"内部缝线接力"。

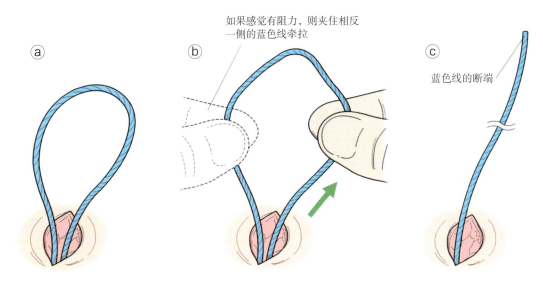

图 6-72　用手指捏住蓝色线牵拉

a：从蓝色线中取出 PROLENE 缝合线

b：牵拉蓝色线

c：牵拉到蓝色线的断端露出为止

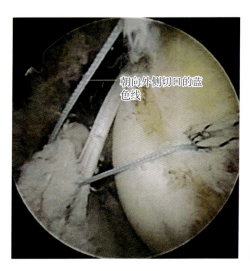

图 6-73　对蓝色线施加牵拉

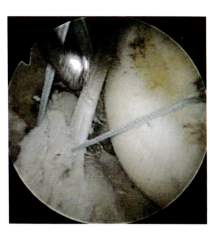

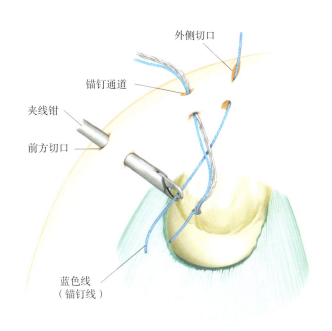

图 6-74　用从前方切口插入的夹线钳夹住蓝色线

外侧切口

锚钉通道

夹线钳

前方切口

蓝色线
（锚钉线）

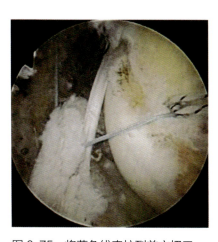

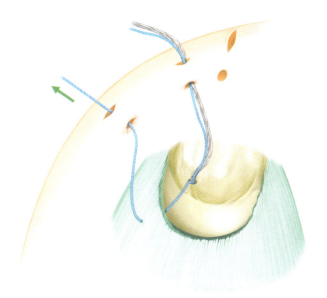

图 6-75　将蓝色线牵拉到前方切口

## ⑳ 将第 2 根蓝色线缝在肩袖上

将缝合穿线钳从外侧切口插入，取适当的间隔，夹住先穿过的蓝色线后方的肩袖，使 PROLENE 缝合线穿过，用同样的方法进行缝线接力，将另一根蓝色线穿过肩袖，牵拉出前方切口。

## 21 用外部缝线接力方式将黑白线缝在肩袖上

　　将缝合穿线钳从外侧切口插入，取适当的间隔，夹住先穿通的第 2 根蓝色线后方的肩袖（图 6-76），使 PROLENE 缝合线穿过（图 6-77）。从前方切口插入夹线钳，使其穿过 2 根 PROLENE 缝合线的上线的下边之后，同时夹持黑白线（锚钉线）和 PROLENE 缝合线的下线的回线环（图 6-78）。将夹线钳从前方切口拔出，将 PROLENE 缝合线的回线环部位和黑

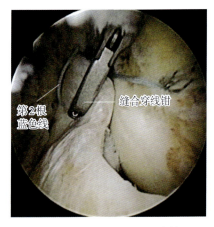

图 6-76　夹住蓝色线后方的肩袖

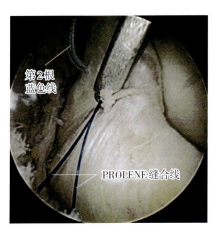

图 6-77　用缝合穿线钳穿过 PRO-
　　　　　LENE 缝合线

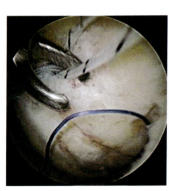

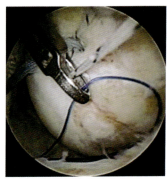

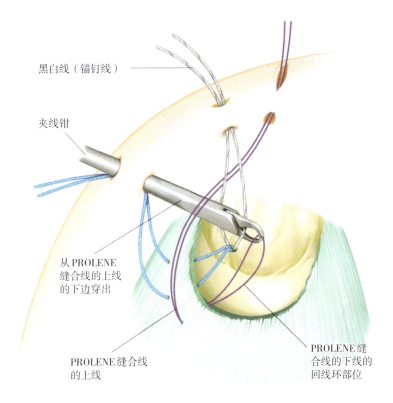

图 6-78　用夹线钳同时夹住黑白线和 PROLENE 缝合线的下线的回线环

白线牵拉到前方切口外 5cm 左右（图 6-79）。一起进行牵拉的黑白线也形成回线环状（图 6-80a）。用手指捏住黑白线（图 6-80b），一直牵拉到线的断端露出为止（图 6-80c）。将黑白线穿入 PROLENE 缝合线的回线环 10cm 左右（图 6-80d），用手指捏住黑白线的折回部分

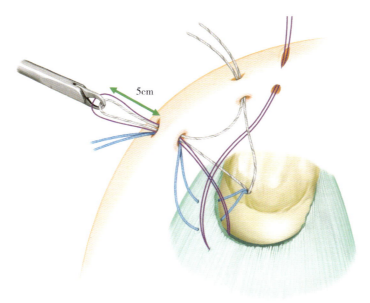

图 6-79　将 PROLENE 缝合线的回线环部分和黑白线牵拉到前方切口外 5cm 左右

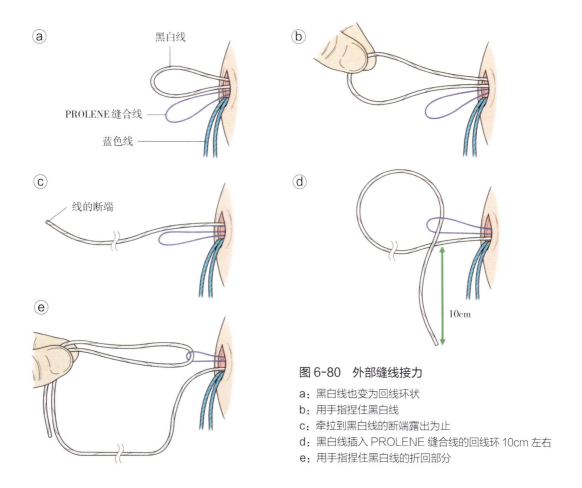

图 6-80　外部缝线接力

a：黑白线也变为回线环状
b：用手指捏住黑白线
c：牵拉到黑白线的断端露出为止
d：黑白线插入 PROLENE 缝合线的回线环 10cm 左右
e：用手指捏住黑白线的折回部分

（图6-80e）。牵拉从外侧切口出来的 PROLENE 缝合线的两端。当黑白线贯通肩袖时，多少有些阻力，要用力牵拉（图6-81）。然后，牵拉 PROLENE 缝合线的两端，将黑白线牵拉到外侧切口的外边（图6-82）。取下 PROLENE 缝合线，用手指捏住黑白线，一直牵拉到黑白线的断端露出为止，并施加牵拉。夹线钳从前方切口插入，夹住从外侧切口出来的缝在肩袖上的黑白线（图6-83），牵拉到前方切口（图6-84）。我们将以上一系列操作称为"外部缝线接力"。

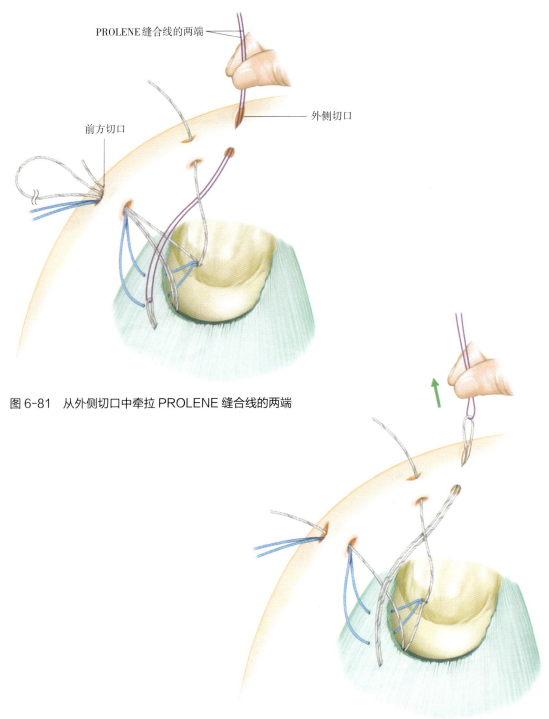

PROLENE缝合线的两端

外侧切口

前方切口

图6-81　从外侧切口中牵拉 PROLENE 缝合线的两端

图6-82　牵拉 PROLENE 缝合线的两端，牵拉出黑白线

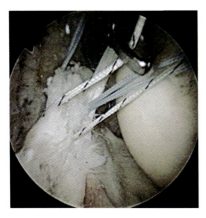

图 6-83　用从前方切口插入的钳子
夹住缝在肩袖上的黑白线

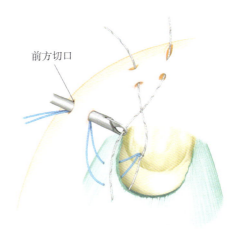

前方切口

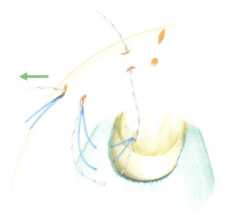

图 6-84　从前方切口牵拉黑白线

## 22 将第 2 根黑白线穿到肩袖上

用缝合穿线钳夹住肩袖撕裂部位中心靠前方的肩袖（图 6-85），用同样的方法，缝合第 2 根黑白线，牵拉到前方切口（图 6-86）。将缝在肩袖上从前方切口出来的 4 根线集中在一起，用中长止血钳夹住（图 6-87）。

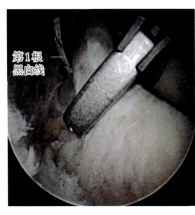

第1根
黑白线

图 6-85　用缝合穿线钳夹住肩袖

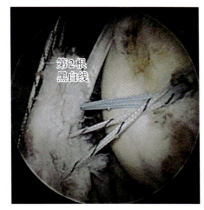

第2根
黑白线

图 6-86　将缝在肩袖上的第 2 根黑
白线牵拉到前方切口

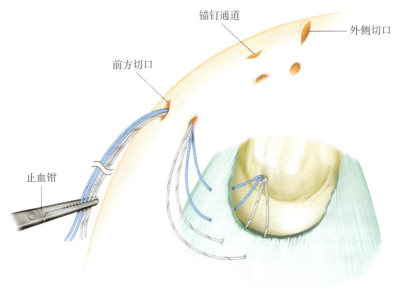

图 6-87　将缝在肩袖上的 4 根线集中
　　　　　在一起用钳子夹住

标注：锚钉通道、外侧切口、前方切口、止血钳

## 23 制作第 2 个内侧锚钉用的引导孔

　　根据需要，让助手内旋患者上臂部，使大结节和止点残留组织的后方部位能观察清楚。后方的肩袖断端妨碍视野时，从外侧切口插入剥离子和探针（图 6-88），代替肌肉拉钩将肩袖撕裂部位剥离并推向后方，充分显露后方的止点附着部（图 6-89）。

　　由先前制作的锚钉通道，一边旋转锚钉专用的持钉器，一边将钉插入肩峰下。锚钉插入部位与第 1 根锚钉保持充分的距离是很重要的。将持钉器的前端置于靠近肱骨头软骨的止点残留组织后方（图 6-90），慎重确认其位置及方向后，用锤子轻轻地敲击尾部（图 6-91），打到持钉器的第 1 根激光线完全插入骨内，看不到激光线为止（图 6-92）。一边让持钉器旋转，一边拔去。

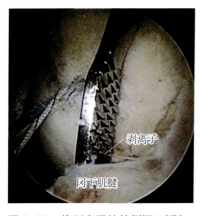

图 6-88　将剥离子从外侧切口插入

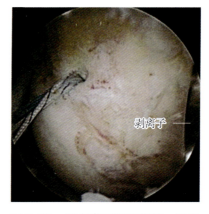

图 6-89　用剥离子避开肩袖，显露
　　　　　后方的止点附着处

Corkscrew PEEK 的骨冲头有 2 根激光线，使用 Corkscrew PEEK 4.5mm 时，将其打入到第 1 根激光线看不到为止。使用 Corkscrew PEEK5.5mm 时，将其打入到第 1 根激光线和第 2 根激光线的中间附近。

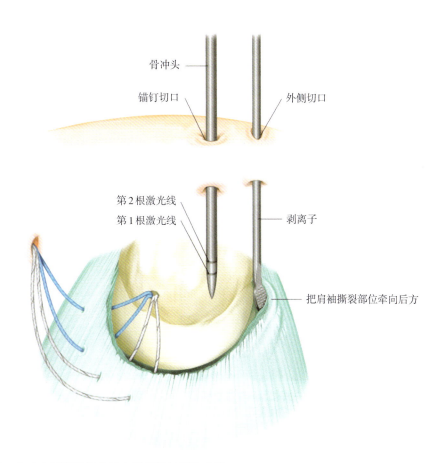

图 6-90　在止点残留组织的后方设置持钉器的前端

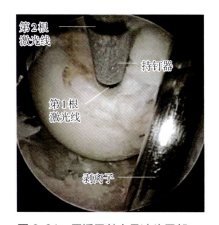

图 6-91　用锤子敲击骨冲头尾部

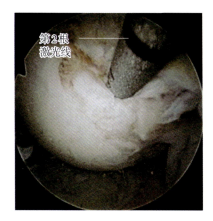

图 6-92　打入骨冲头，直到第 1 根激光线看不见为止

## 24 插入第2个锚钉

　　将 Corkscrew PEEK 4.5mm 螺纹锚钉从锚钉通道旋转，插入肩峰下，并手持螺纹锚钉的前端送至引导孔口，确认其方向后将螺纹锚钉拧入（图6-93）。由于多数情况下后方的骨质比前方的骨质要脆弱，因此，注意防止钉上下左右摆动，一边慎重地转动，一边持续拧到激光线整个看不到为止（图6-94）。取下卷绕在持钉器杆上的线，用锤子轻轻地敲击钉柄的远端部分，拔去持钉器。将锚钉埋入骨内（图6-95）。

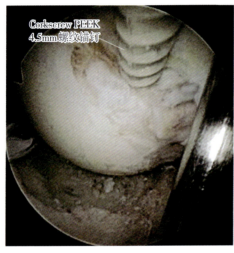

图6-93　在引导孔中插入 Corkscrew PEEK 4.5mm 螺纹锚钉

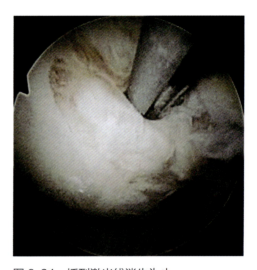

图6-94　插到激光线消失为止

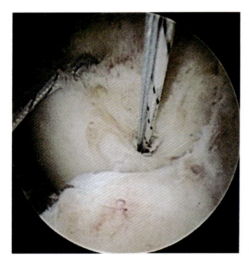

图6-95　锚钉埋入骨内

## 25 止动结扣

与第1只锚钉一样制作止动结扣。在蓝色线及黑白线上用打结器制作单结扣，要避免线在锚钉的孔眼内滑动。

## 26 将4根锚钉线按顺序缝在肩袖上

用缝合穿线钳夹住肩袖撕裂处的中心稍靠近后方的肩袖（图6-96），穿过PROLENE缝合线，进行缝线接力（不管是内侧缝线接力还是外部缝线接力，以容易操作为宜），将蓝色线缝在肩袖上。将缝在肩袖上的蓝色线牵拉到前方切口。用缝合穿线钳夹住位于蓝色线后方的肩袖（图6-97），将第2根蓝色线缝在肩袖上（图6-98）。朝向后方，等距地按顺序地穿

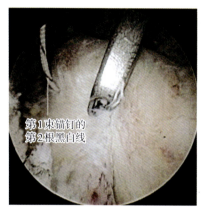
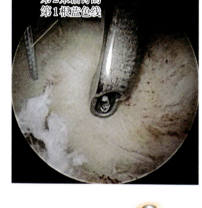

图6-96　用缝合穿线钳夹住肩袖撕裂部位的中心稍靠近后方的肩袖

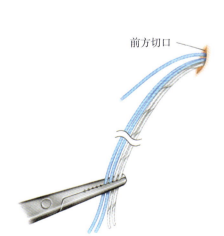
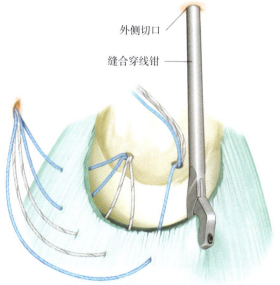

图6-97　用缝合穿线钳夹住蓝色线后方的肩袖

105

上。再用缝合穿线钳夹住后方的肩袖，将 PROLENE 缝合线伸出（图6-99），用缝线接力将黑白线缝在肩袖上。用缝合穿线钳夹住已缝在黑白线的肩袖后方（图6-100），将第2根黑白线缝在肩袖上。用缝合穿线钳夹住肩袖时，如果滑膜等软组织妨碍视野，则随时用 VAPR 进行消融，使视野开阔。将第2束的4根锚钉线缝在肩袖上（图6-101）。

取下在前方切口外夹着第1束的4根锚钉线的钳子，夹住第2束的4根锚钉线（图6-102）。

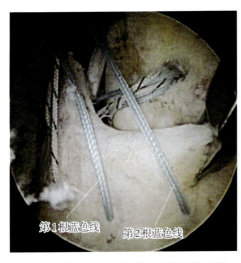

图6-98　缝在肩袖上的第2束锚钉的2根蓝色线

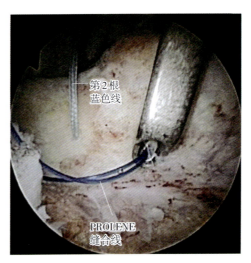

图6-99　用缝合穿线钳夹住后方的肩袖，伸出 PROLENE 缝合线

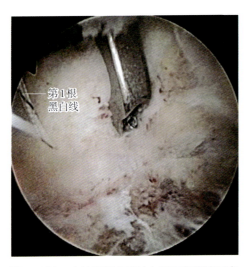

图6-100　夹住已缝在肩袖上的黑白线的后方

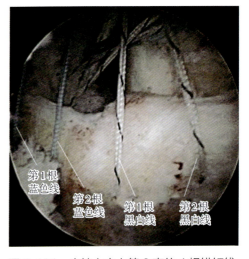

图6-101　肩袖上穿上第2束的4根锚钉线

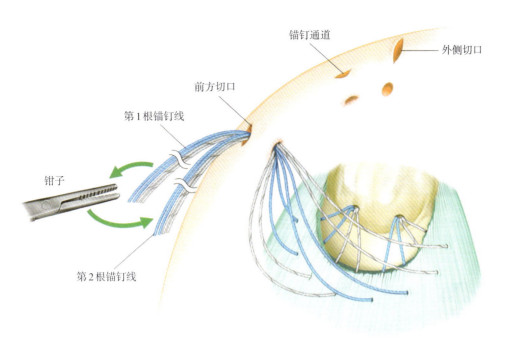

图 6-102　取下夹着的第 1 束 4 根锚钉线的钳子，夹住第 2 束的 4 根锚钉线

## 27　从外侧切口插入导向套管

将导向套管的凸缘部位对折，用花生钳（PEAN）抓住。用花生钳的前端夹住折叠成两折的凸缘前端，则易于插入（图6-103）。从外侧切口插入，由尾部向头部推入（图6-104）。此时，先将 70° 斜视内镜朝向上外侧，检查导向套管凸缘部分的进入情况（图6-105）。确认由花生钳夹持的凸缘部分全部进入后，将钳子卸下并拔出。在凸缘部位缝在大结节上的情况下（图6-106），插入夹线钳等，解除该牵连（图6-107），使整个凸缘覆盖肩峰下的软组织。将垫环（衬垫）置于皮肤之间（图6-108）。

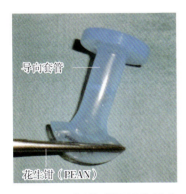

图 6-103　折叠成两折的导向套管凸缘部位

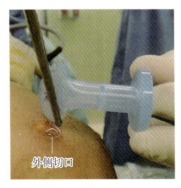

图 6-104　从外侧切口插入导向套管

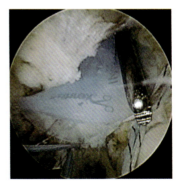

图 6-105　插入后的导向套管凸缘部位

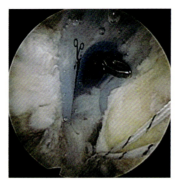
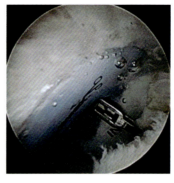
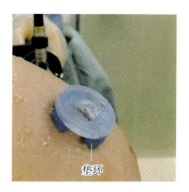

垫环

图 6-106　导向套管的凸缘部　　图 6-107　插入夹线钳等，解　　图 6-108　将垫环插入皮肤和
　　　　　　分缝在大结节上　　　　　　　　　除钩挂状态　　　　　　　　　　导向套管之间

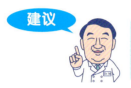

建议

导向套管穿过凸缘阻挡周围的软组织下垂。而且，在操作过程中几乎不会发生
脱落的情况，在使用桥接用锚钉时非常有用。

## 28　大结节外侧壁皮质骨的显露范围图示

　　在本病例中，我们使用 2 个桥接用 4.5mm 的锚钉弹簧锁。在图 6-109 所示的范围内，
将大结节外侧壁的软组织进行消融，制作桥接用锚钉的引导孔。

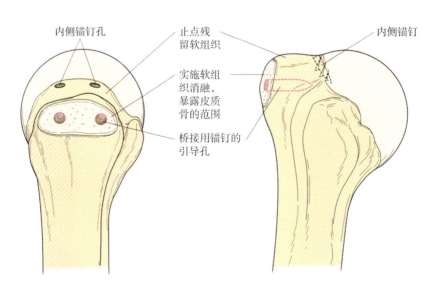

内侧锚钉孔　　　止点残　　　　　　　　　内侧锚钉
　　　　　　　留软组织

实施软组
织消融，
暴露皮质
骨的范围

桥接用锚钉的
引导孔

图 6-109　桥接用锚钉引导孔的制作

## 29 桥接缝合的图示

　　当撕裂呈现深 U 形或 V 形的情况下，将缝在肩袖近前方的 4 根线，在大结节外壁的近后方实施桥接缝合，然后是将缝在肩袖近后方的 4 根线在大结节外壁的近前方实施桥接缝合（图 6-110a）。在本病例中，属于深 U 形，所以以此方法呈现。理由是，肩袖退缩最显著的中心的肩袖撕裂部位容易牵拉靠近大结节的止点附着部，容易得到完全闭合（Watertight）的修复。

　　另一方面，在肩袖撕裂幅度宽、长度短而浅的 U 形撕裂中，将缝在肩袖近前方的 4 根线，在大结节外壁的近前方实施桥接缝合，然后是将搭肩袖近后方的 4 根线在大结节外壁的近后方实施桥接缝合（图 6-110b、c）。理由是，能够通过修复使肩袖恢复到解剖学的位置。

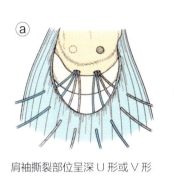 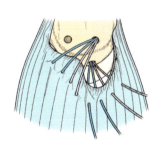 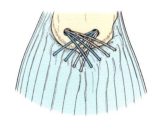

肩袖撕裂部位呈深 U 形或 V 形　　　将缝在肩袖近前方的 4 根线，在大结节外侧壁的近**后方**实施桥接缝合　　　然后是将缝在肩袖近后方的 4 根线，在大结节外侧壁近**前方**实施桥接缝合

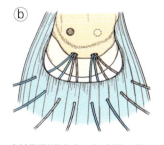 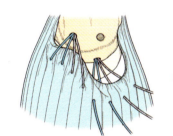 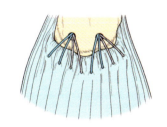

肩袖撕裂幅度宽、长度短，呈浅 U 形　　　对缝在肩袖近前方的 4 根线，在大结节外侧壁的近**前方**实施桥接缝合　　　然后是将缝在肩袖近后方的 4 根线，在大结节外侧壁近**后方**实施桥接缝合

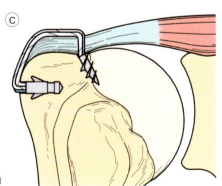

**图 6-110　桥接缝合**
a：肩袖撕裂部位呈 U 形或 V 形的情况
b：肩袖撕裂的宽度大，长度短而浅呈 U 形的情况
c：从侧面观察到的图像（实际上螺钉的翼是横向敞开的）

## 30 对大结节外侧壁软组织的清除和消融

对于大结节外侧壁的滑膜等形体比较大的软组织，从导向套管插入篮钳，尽可能地予以切除（图6-111）。接着，插入VAPR的传热刀头，对包含大结节外侧壁骨膜的软组织进行消融，使皮质骨露出来（图6-112）。该病例中，由于使用了2个桥接用4.5mm弹簧锁锚钉，从前方到后方进行充分消融，使皮质骨暴露（图6-113、图6-114）。弹簧锁用的持钉器，在近前方和近后方，分别制作引导孔，但必须保证两个引导孔之间的间距。

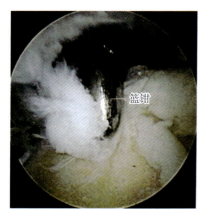

图6-111　用篮钳将软组织切除

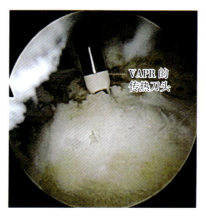

图6-112　用VAPR的传热刀头，对软组织进行消融，使皮质骨露出

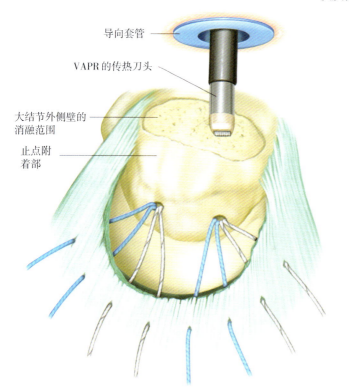

图6-113　大结节外侧壁软组织的消融范围

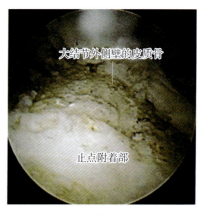

图6-114　大结节外侧壁皮质骨的显露

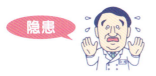

隐患

如果 2 个引导孔的间距不充分，在打入 2 个弹簧锁时，锚钉之间的骨质，有时会出现龟裂，有导致弹簧锁脱落的危险。这在使用任何制造厂商的桥接用锚钉时都是一样的。

## 31　利用 4.5mm 弹簧锁的持钉器制作引导孔

首先制作近后方的引导孔。从导向套管中插入 4.5mm 弹簧锁的持钉器，将持钉器的前端置于显露的大结节外侧壁皮质骨的近前方以及近后方，制作两个有间隔的引导孔。在近后方放置持钉器的前端（图 6-115），充分确认其位置，进而确定方向，使持钉器尽量与骨面成垂直状，然后用锤子慢慢地敲击使持钉器进入骨内（图 6-116）。从视野中能确认激光线后，再慢慢打入，打到激光线刚好可见的深处（图 6-117）。一边使持钉器沿轴向稍作旋转，一边慢慢地拔出，确认引导孔（图 6-118）。

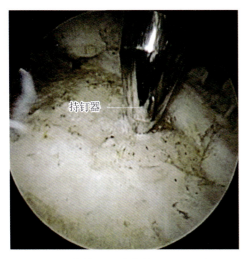

图 6-115　使持钉器的前端置于近后方

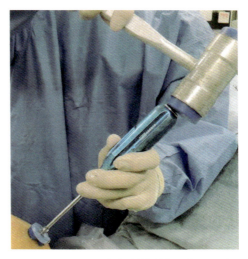

图 6-116　用锤子慢慢地将持钉器打入骨内

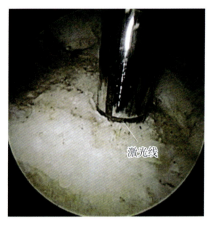

激光线

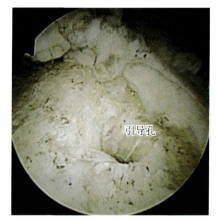

引导孔

图 6-117 把持钉器打到激光线刚好可见的深处

隐患

如果将持钉器上下左右摇动着拔出，则有可能会造成引导孔扩大。

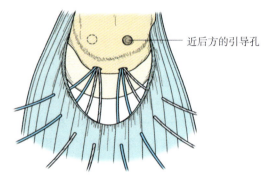

近后方的引导孔

图 6-118 检查引导孔

**操作 要领**

在骨质疏松症的病例中，将持钉器放置在皮质骨表面后，调整角度，使其与骨面垂直，此时可能会因持钉器的前端滑动，而改变方向，打破到皮质骨表面。为了避免发生这种情况，内侧方比锚钉细一些的持钉器在适当位置上打孔，然后用 4.5mm 弹簧锁的持钉器制作引导孔，这样可保障安全。

**操作 要领**

在持钉器倾斜进入骨内的情况下，打得深比打得浅要好，把持钉器打到激光线刚好可见的深处（图6-119）。

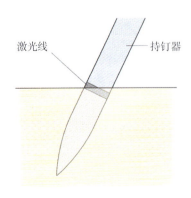

激光线     持钉器

图 6-119 持钉器倾斜进入的情况

## 32　从导向套管中引出缝在肩袖上的锚钉线

　　利用从导向套管插入的锚钉将从肩袖的前方穿到中心的第 1 束导向套管的 4 根线牵拉到套管外。此时，一定要从缝在肩袖上的第 2 束锚钉的 4 根锚钉线下边穿过钳子。然后，夹住前方 4 根锚钉线，从导向套管中引出。视野好的话，用夹线钳夹住 2 根蓝色线牵拉（图 6-120），接着，用夹线钳夹住 2 根黑白线引出（图 6-121、图 6-122）。当然，也可以一根一根地牵拉。

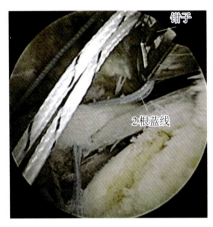

图 6-120　用夹线钳夹住 2 根蓝色线牵拉

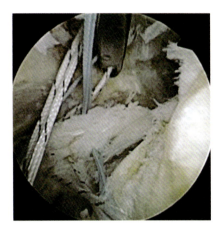

图 6-121　用夹线钳夹住 2 根黑白线牵拉

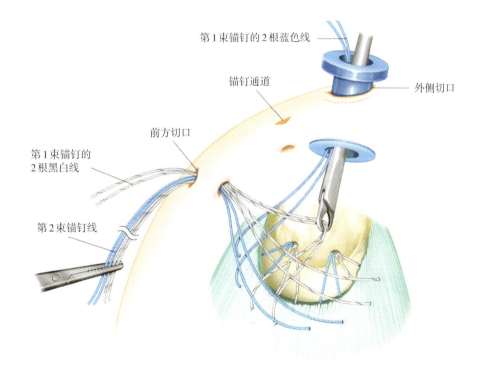

图 6-122　夹线钳从缝在肩袖上的第 2 束锚钉的 4 根锚钉线下穿过，夹住第 1 束锚钉的 2 根黑白线牵拉

再次确认所牵拉的4根锚钉线穿过缝在后方的4根线的下边（图6-123）。如果有线从上边穿过，再插入夹线钳，从后方的4根线下边穿过，夹住从肩袖表面露出部位的线，再牵拉。

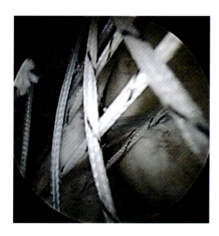

图6-123　再次确认牵拉的4根线从缝在后方的4根线下边穿过

**操作要领**

时常发生因滑膜等覆盖而找不到缝在肩袖上的前方的线的情况。这种情况下，如果从前方切口出来的线插入打结器，插入肩峰下，则可以比较容易地识别出线。用由导向套管插入的夹线钳夹住从打结器前端出来的线（图6-124）后，对其进行牵拉。

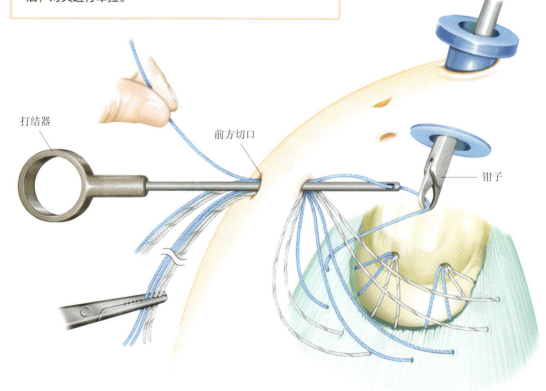

打结器

前方切口

钳子

图6-124　缝合于肩袖上的前方线的确认

## 33　检查蓝色线与黑白线是否缠绕在一起

在导向套管外，用夹线钳夹住 2 根蓝色线，将其插入套管内，并观察其是否与黑白线缠绕在一起（图 6-125）。若发生缠绕，则重新一根一根牵拉蓝色线，排除缠绕。之后，再用夹线钳夹住 2 根黑白线（图 6-126），插入套管内，检查其是否与蓝色线缠绕在一起。

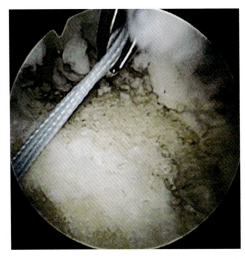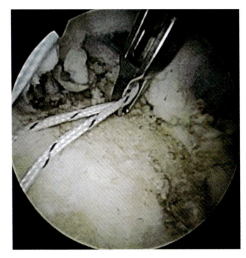

图 6-125　夹住蓝色线，确认其不与黑白线缠绕

图 6-126　夹住 2 根黑白线，确认其不与蓝色线缠绕

## 34　将线从弹簧锁的孔眼穿过

在导向套管外边，将 2 根蓝色线插入一方的回线环 5～10cm（图 6-127），加上标签，将 2 根蓝色线穿过孔眼（图 6-128）。接着，使 2 根黑白线插入另一方的回线环 5～10cm，加上标签，将 2 根黑白线穿过孔眼（图 6-129）。该操作要慎重进行。如果本来应穿过 2 根

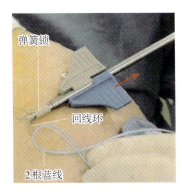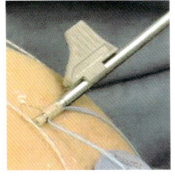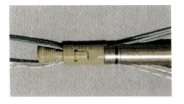

图 6-127　将蓝色线插入一方的回线环中

图 6-128　将 2 根蓝色线穿过弹簧锁的孔眼

图 6-129　将 2 根黑白线穿过弹簧锁的孔眼

115

却只是穿过 1 根，就很难再次把回线环插入孔眼。另外，4.5mm 弹簧锁的 1 个孔眼中，可穿过 2 根线，但无法穿过 3 根线。

**常见故障 及其排除方法**

如果仅 1 根线穿过孔眼，则使 2-0 号 PROLENE 缝合线从孔眼的近端插入，穿过中间，引到远端的孔眼。用单结扣将近端的 PROLENE 缝合线与回线环连接 2 次（图 6-130a），牵拉远端的 PROLENE 缝合线。这样，便使回线环穿过孔眼，便可从远端的孔眼中出来（图 6-130b）。

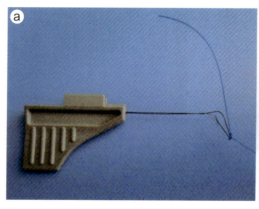
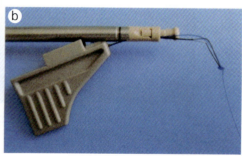

图 6-130　画出孔眼标签后再穿线的技术

a：将穿过孔眼的近端 PROLENE 缝合线以单结扣与回线环连结 2 次
b：如果牵拉远端的 PROLENE 缝合线，则会从远端的孔眼露出

## 35　将弹簧锁插入引导孔

　　一边对穿过弹簧锁孔眼的4根线施加牵拉（图6-131），一边将弹簧锁从导向套管插入肩峰下（图6-132）。夹持器前端的圆形部位至引导孔（图6-133），用手将前端插入（图6-134）。用锤子缓慢敲击（图6-135），插入骨内（图6-136）。因为前端呈圆形，不必留意引导孔的方向，只要用锤子缓慢地敲击，便自然进入引导孔内。插到激光线从皮质骨稍许接近的位置（图6-137）。此时，由于还没有牵拉线，已穿线的肩袖撕裂部位位于内侧锚钉偏内侧，可以见到内侧锚钉孔（图6-138）。

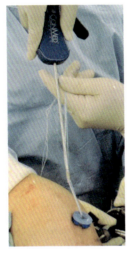

图6-131　给4根线施加牵拉

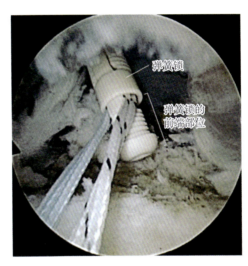

图6-132　将弹簧锁插入肩峰下

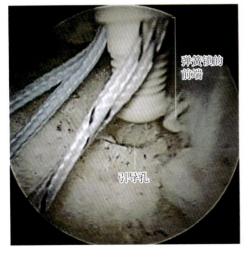

图6-133　使弹簧锁前端圆形部分处在引导孔位置

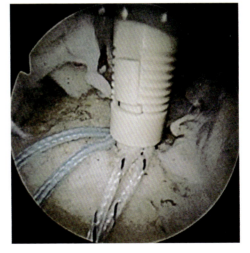

图6-134　用手将弹簧锁的前端部位插入引导孔中

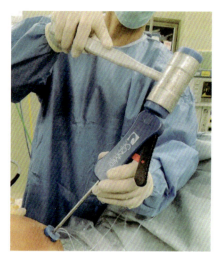

图 6-135　用锤子轻轻地敲击把持的柄

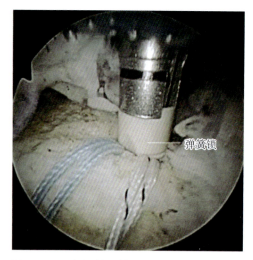

图 6-136　缓慢将弹簧锁插入骨中

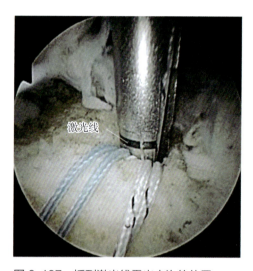

图 6-137　插到激光线露出少许的位置

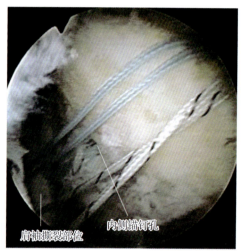

图 6-138　肩袖撕裂部分位于内侧锚钉孔的内侧

## 36 将线一根一根引出，牵拉肩袖断端靠近大结节

从肩袖前方缝着的线（蓝色线）一根一根地按着蓝色的把手牵拉（图 6-139）。牵拉的线在手柄的楔形切口部位施加拉力并缝上（图 6-140）。用同样的操作方式，将剩下的 1 根蓝色线和 2 根黑白线缝在楔状的切口部位（图 6-141）。将肩袖撕裂部位向大结节拉近（图 6-142）。如果钉上的激光线稍微浮起（图 6-142），用锤子再次轻轻敲击，使钉插到激光线刚好能看见为止（图 6-143）。

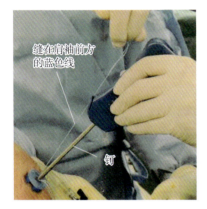

图 6-139 牵拉缝在肩袖前方的蓝色线

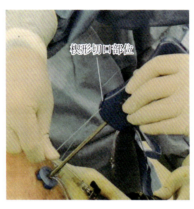

图 6-140 将蓝色线缝在刀柄楔状切口部位

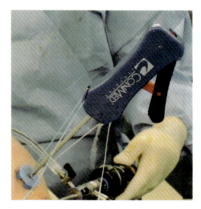

图 6-141 将剩下的 1 根蓝色线和 2 根黑白线缝在切口部位

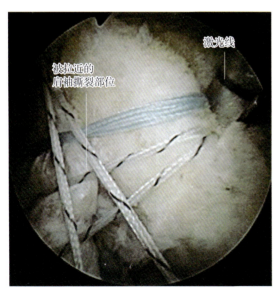

图 6-142 肩袖撕裂部位被拉近的激光线可能会稍微退出浮起

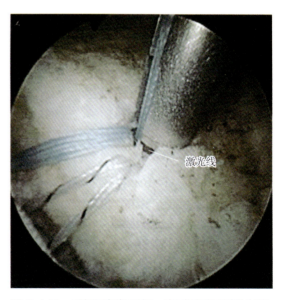

图 6-143 用锤子轻轻叩钉，直到刚刚见到激光线

## 37 在弹簧锁内线的固定和弹簧锁在骨内的固定

如果黑色手柄横向位，则旋转90°，使其向下或向上。由此，弹簧锁的翼横向打开。推止动块的橙色横杆（图6-144），然后缩回（图6-145）。当用力握紧黑色手柄时（图6-146），发出明显"咔嚓"的声响，则在锚钉内4根线已被固定，进而在横向上打开2个翼（图6-147），弹簧锁锚钉被牢牢地固定在骨内。黑色手柄埋在蓝色刀柄内（图6-148）。从刀柄的楔状切口部位取下全部线。在不转动刀柄的情况下，沿轴向缓慢地牵拉（图6-149）。无阻力地"唰——"地迅速拔出。

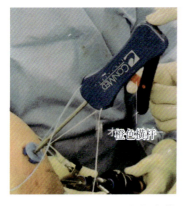

图6-144 推止动块上的橙色横杆

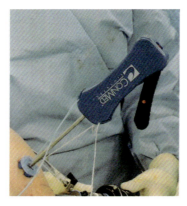

图6-145 缩回橙色横杆

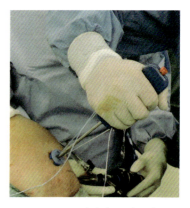

图6-146 用力紧握黑色手柄

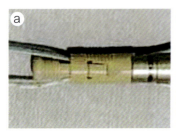

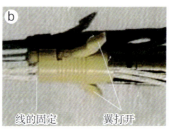

图6-147 弹簧锁的机制

a：握住黑色手柄之前的状态

b：当握住黑色手柄时，4根线被固定，两个翼打开

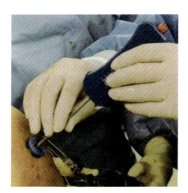

图6-148 黑色手柄埋在刀柄内

图6-149 不转动刀柄，沿轴向缓慢牵拉

## 38 切断线

　　拔去钉之后，观察弹簧锁尾部进入骨内的情况。确认从大结节外侧壁的皮质骨少许进入其中（图6-150）。在纤维线切割器中插入两根蓝色线，手持其前端到锚钉孔部（图6-151），一边轻轻地牵拉2根线使其张紧，一边切断线（图6-152）。接着，用同样的操作切断2根黑白线（图6-153）。

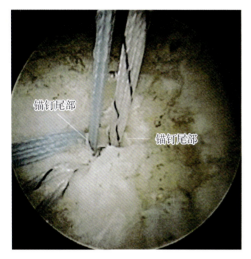

图6-150　锚钉尾部从大结节外侧的皮质骨进入其中

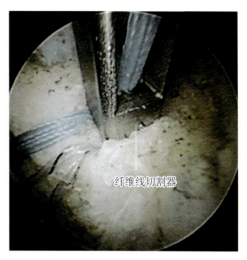

图6-151　将2根蓝色线插入纤维线切割器，使其前端位于锚钉孔部

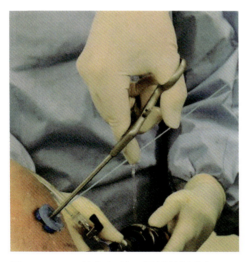

图6-152　一边轻轻拉2根线使其张紧，一边将其切断

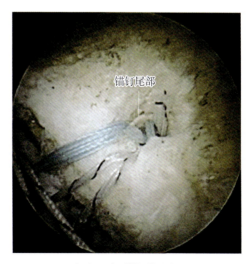

图6-153　切断4根锚钉线的状态

### 39 第2个引导孔的制作

　　从导向套管插入4.5mm弹簧锁用持钉器，与先前制作的近后方的引导孔保持足够的距离，持钉器前端置于大结节外侧壁的近前方（图6-154）。用锤子轻轻地敲击手柄，将持钉器插入骨内。插到能见到激光线为止（图6-155）。然后拔去持钉器（图6-156）。

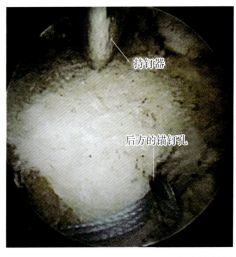

图6-154　使持钉器的前端位于大结节外侧壁的近前方

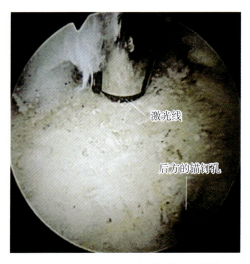

图6-155　插入骨内部到刚好能见到持钉器激光线为止

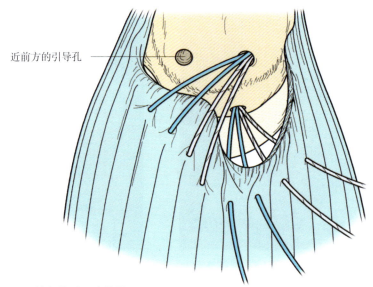

图6-156　近前方的引导孔位置

## 40 牵拉缝在肩袖后方的 4 根锚钉线

从导向套管插入夹线钳，接着夹住缝在肩袖后方的 2 根黑白线（图 6-157），将其进行牵拉。接着，夹住 2 根蓝色线（图 6-158），也将其牵拉（图 6-159）。观察朝着导向套管的4 根线（图 6-160）。然后，与前方相同，为了检查黑白线和蓝色线是否发生缠绕，在套管外用夹线钳夹住 2 根蓝色线并插入肩峰下，确认与黑白线未发生缠绕。另外，在套管外，用夹线钳夹住 2 根黑白线插入肩峰下，确认其与蓝色线未发生缠绕。

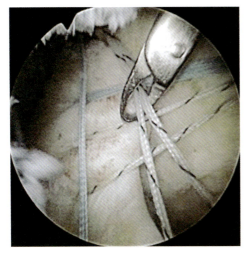

图 6-157 用夹线钳夹住缝在肩袖后方的 2根黑白线，将其进行牵拉

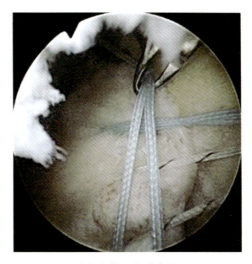

图 6-158 接着夹住 2 根蓝色线

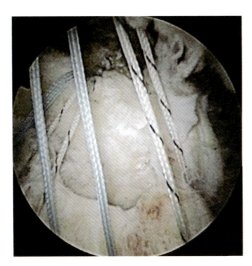

图 6-159 拽出夹住的蓝色线

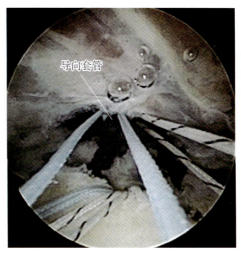

图 6-160 确认朝着导向套管的 4 根线

## 41 插入第2个弹簧锁

分别将2根黑白线和2根蓝色线穿入4.5mm弹簧锁的孔眼中。然后一边牵拉线，一边将4.5mm弹簧锁插入肩峰下腔。

将前端的圆形部位带到近前方制作的引导孔口处（图6-161），用手插入钉的前部（图6-162）。用锤子轻轻敲击连接柄，将其插到钉的激光线到骨内相接的水平（图6-163）。

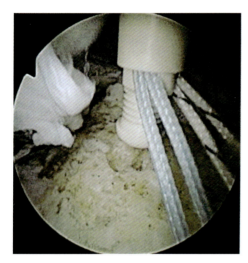

图6-161　手持弹簧锁前端至引导孔

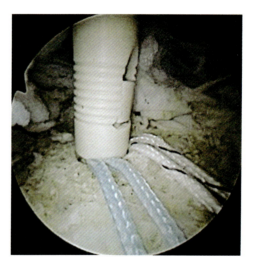

图6-162　用手将弹簧锁前端插入引导孔

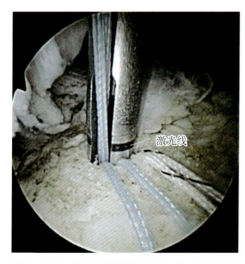

图6-163　将钉插到激光线与骨内相接的
　　　　　附近

## 42 牵拉线，进行弹簧锁的固定，切断线

确认拉线之前肩袖的位置（图 6-164）。一边按住蓝色手柄，一边从前方的蓝线到后方的黑白线按顺序一根一根地牵拉紧，然后将线缝在手柄的楔形切口部位。一边确认肩袖朝向大结节的前外侧方向牵拉，一边继续进行牵拉（图 6-165）。弹簧锁被线牵拉而稍微浮起，可以再次用锤子缓慢地打入，直至激光线与骨骼相接的位置（图 6-166）。旋转刀柄，以使黑色手柄朝下或朝上。

按下橙色杆后，用力握住黑色手柄，使劲握紧直到发出"咔嚓"的锁定声响。线被固定在弹簧锁中，并且两侧的翼被横向打开，弹簧锁被固定在骨内。取下缝在楔形部位的线后，拔去钉，确认弹簧锁插入部位（图 6-167）。用纤维切割器切断线（图 6-168）。

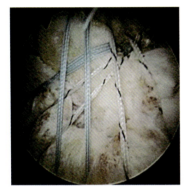

图 6-164　确认拽拉线之前的肩袖位置

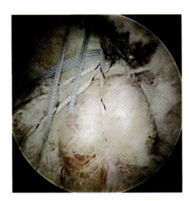

图 6-165　肩袖被牵拉靠近大结节

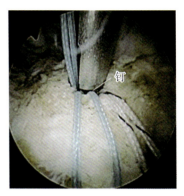

图 6-166　用锤子打入，直至激光线与骨相接

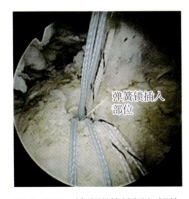

图 6-167　检查弹簧锁插入部位

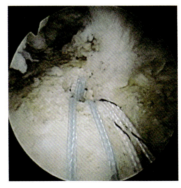

图 6-168　切断 4 根线以后的状态

## 43 形成大狗耳状，肩袖修复完成

从导向套管插入 VAPR 的侧方传热刀头和传热刀头，对形成大狗耳状的肩袖（图 6-169）进行消融（图 6-170、图 6-171）。削平突起使其变平坦。使上臂旋转，确认修复后组织与肩峰下的骨无接触，完成肩袖修复（图 6-172）。

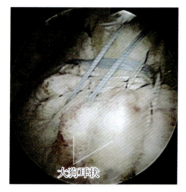 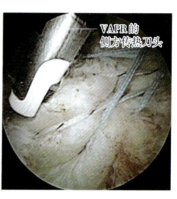 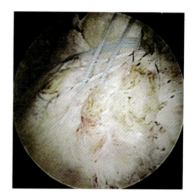

图 6-169　形成大狗耳状（突　　图 6-170　对形成大狗耳状的肩　　图 6-171　消融后
起）的肩袖　　　　　　　　　　袖进行消融

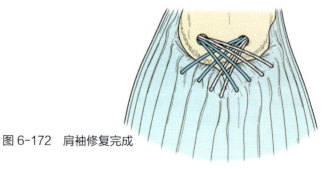

图 6-172　肩袖修复完成

## 44 关节内的观察

根据需要，对关节内进行观察。将钝棒插入外套管，朝着后方切口稍偏下方，将外套管插入关节内。用 30° 斜视内镜观察关节内，确认肩袖的修复状态（图 6-173），肩袖已与肱骨头接触，修复状态很好。

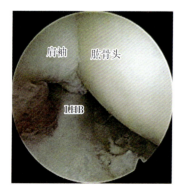

图 6-173　确认肩袖的修复状态

### 常见故障及其排除方法

　　即使用力紧握黑色手柄，也会发不出明显的"咔嚓"声响，黑色手柄不能容纳在蓝色刀柄内，在稍微浮起的状态下停止。本节将阐述应对这种情况的方法。

　　图 6-174a 的状态是，发出明显的"咔嚓"声响，黑色手柄已埋在刀柄内的状态。刀柄尾部的橙色指示器达到根部。在这种情况下，只需将锚钉轻轻地牵拉，钉就可以轻松地离开。图 6-174b 的状态是，在未发出声响且黑色手柄浮起的状态下，无论怎么强力地握紧，也不会改变该状态的情况。橙色指示器仅仅稍微露出一点儿，但是无法到达正常的根部。并且，更糟糕的是，在这种情况下，钉无法从锚钉中上拔出。

　　首先，我们从弹簧锁的构造角度进行剖析。在钉的中心有一个杆，杆的前端有螺纹（图 6-175）。该金属的外螺纹埋在锚钉内 PEEK 剂的内螺纹内。如果用力握紧黑色手柄，则以强大的力发出明显的"咔嚓"声响，随着声响，PEEK 剂内螺纹的螺纹牙破碎。这样，钉就会从锚钉中拔出。杆进入螺钉中，直到稍微可见螺钉前端为止。在螺丝上附着呈肤色的 PEEK 剂（图 6-176）。

　　如果将黑色手柄握住一半，尾部的橙色指示器就会露出一点儿（图 6-177）。我们知道，在该状态下，线被牢牢地固定在锚钉的前端，翼也充分打开着（图 6-178）。但是，杆前端的外螺纹拧入锚钉内的内螺纹而无法从锚钉中拔出钉。

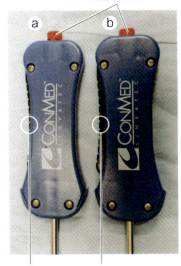

埋入中　　浮动着

图 6-174　推入黑色手柄后的状态

a：黑色手柄埋入在红色刀柄中的状态
b：黑色手柄浮起的状态

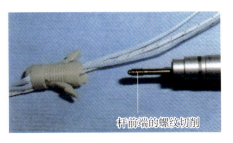

杆前端的螺纹切削

图 6-175　弹簧锁的结构

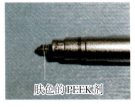

肤色的 PEEK 剂

图 6-176　在螺牙上附着的 PEEK 剂碎片

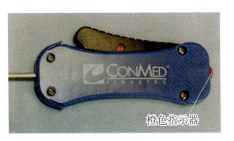

橙色指示器

图 6-177　握住黑色手柄一半左右的状态

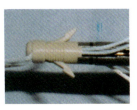

图 6-178　线被固定在锚钉上，翼也打开着

**常见故障**🎯**及其排除方法**

### 排除故障的方法

　　紧紧夹住蓝色手柄固定之。用尖嘴钳夹住稍微露出的橙色指示器，不停地逆时针旋转（图 6-179、图 6-180）。起初需要较大的力气，但会逐渐变得轻松起来。然后，用手指再逆时针旋转橙色指示器，直到不再有阻力为止（图 6-181）。橙色指示器露出根部（图 6-182）。由此，金属外螺纹完全脱离锚钉内的内螺纹。但是，由于只是将手柄向上拉无法拔出，如图 6-183 所示，用锤子从下方轻轻叩击手柄，就会从固定在骨内的锚钉中拔出钉。

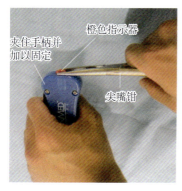

图 6-179　用尖嘴钳使其逆时针旋转

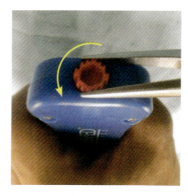

图 6-180　从上方可见之处

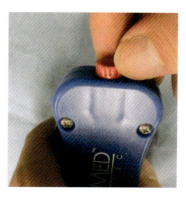

图 6-181　用手指转动到阻力消失

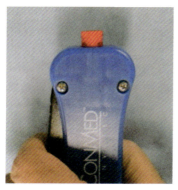

图 6-182　露出根部的橙色指示器

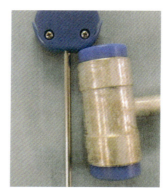

图 6-183　用锤子从下边轻轻敲击手柄

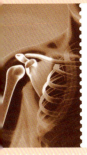

# 第 7 章 针对肩袖中小撕裂的内镜肩袖修复术（桥接缝合法）

　　本章我们阐述如何在肩袖上穿线中使用手枪钳（施乐辉公司）的方法。手枪钳是一次性使用的缝线包组件（图 7-1a）。针粗而强韧（图 7-1b），几乎无须担心其前端破损。装在针尖上凹槽中的线被钩住（图 7-1c），确实穿过夹住的肩袖断端。另外，当针在穿透后返回时，穿过肩袖的线被上颚的锯齿状部位（自抓）自动夹住（图 7-1d），因此收集线所费的工夫较少。

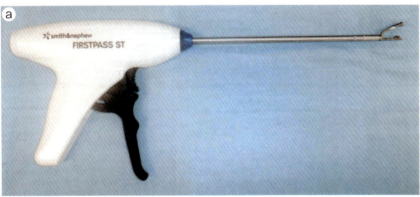

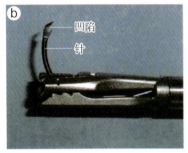
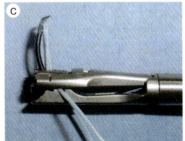
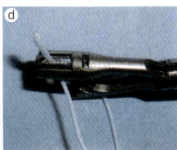

图 7-1　手枪钳

a：整体情况
b：伸出的针，粗而强韧
c：线缝在针尖的凹陷部位，穿过肩袖
d：用上钳口前端的锯齿状部位夹住线

## 手术技巧

### 1　MRI 与 X 线片

图 7-2 为表示本病例的 MRI 影像。在 MRI T2 增强斜位冠状位像（图 7-2a）中，发现长度为 8mm 的肩袖撕裂。在 T2 的矢状位像中，发现宽度为 15mm 的肩袖撕裂（图 7-2b）。在 X 线片中，发现肩峰有极轻度的骨赘（图 7-2c）。

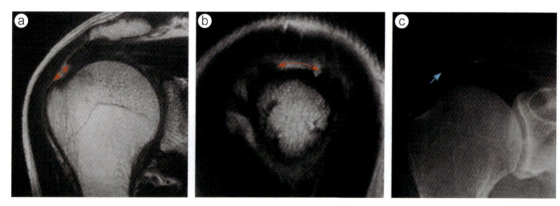

**图 7-2　本病例的磁共振成像（MRI）和 X 线片**

a：T2 增强斜位冠状位像。长度 8mm 的肩袖撕裂（两端红箭头）
b：T2 增强矢状位像。宽度 15mm 的肩袖撕裂（两端红箭头）
c：X 线片。肩峰骨赘（青箭头）

### 2　设置和切口

设置和切口与肩袖大撕裂内镜治疗的相关内容相同。

### 3　内镜所见

从后方切口将 30° 斜视内镜插入关节内。肱二头肌长头腱（(LHB) 根部被滑膜覆盖（图 7-3）。肩胛下肌腱正常（图 7-4）。在肩袖疏松部位，将 16 号留置针的内套（以下简称"16 号留置针"）从肩袖疏松部位刺入关节内（图 7-5），用 15 号圆刀在皮肤上开一切口，用作前方切口。从前方切口处将钝棒插入关节内制作通道（图 7-6）。然后，从该部位插入剥离子，进而对位于肱二头肌长头腱（LHB）根部的滑膜进行切削（图 7-7），以此显露肱二头肌长头腱（LHB）（图 7-8）。从位于肱二头肌长头腱（LHB）背面的冈上肌腱附着部位观察，确认已发生撕裂（图 7-9）。

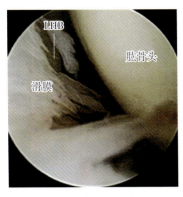

图 7-3　被滑膜覆盖着的肱二头肌长头腱（LHB）根部

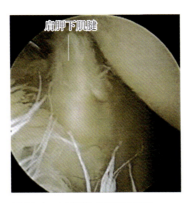

图 7-4　正常的肩胛下肌腱

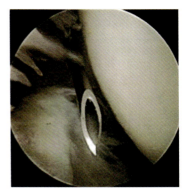

图 7-5　肩袖疏松部位刺入 16 号留置针的内套

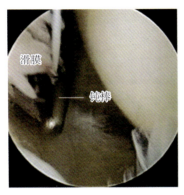

图 7-6　在关节内插入钝棒

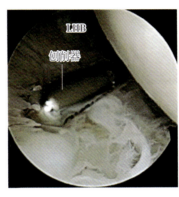

图 7-7　对肱二头肌长头腱（LHB）根部的滑膜进行切削

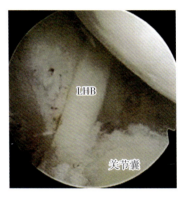

图 7-8　显露后的肱二头肌长头腱（LHB）

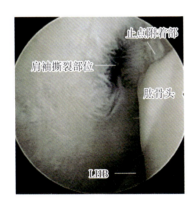

图 7-9　肩袖撕裂部位的确认

## 4 肩峰下窥视和 ASD

　　从后方切口将钝棒插入外套管，插入肩峰下后，再插入 30° 斜视内镜。制作外侧切口，插入 VAPR 的侧方传热刀头，对肩峰下的软组织进行消融（图 7-10）。接着，插入 5.5mm 刨削器（图 7-11），切除肩峰上的骨赘（图 7-12），并且稍微切削肩峰下不平的骨。

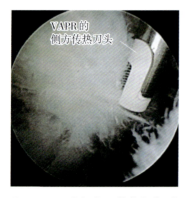 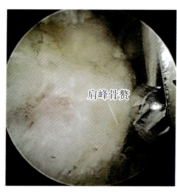 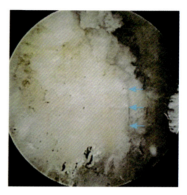

图 7-10　对肩峰下的软组织进行消融　　图 7-11　插入 5.5mm 的刨削器　　图 7-12　切除肩峰骨赘后（蓝箭头）

## 5 肩袖撕裂部位及止点附着部的显露

　　将 30° 斜视内镜改用为 70° 斜视内镜。这样，易于把握肱骨头、止点附着部以及肩袖撕裂部位的整体图像。此后，在桥接缝合结束之前，一直在 70° 斜视内镜下进行操作。确认肩袖撕裂部位之后，从外侧切口插入 VAPR 的侧方传热刀头，对大结节残留的软组织进行消融，显露止点附着部下的皮质骨（图 7-13）。之后，用 5.5mm 的刨削器将止点附着部的皮质骨做新鲜化处理（图 7-14）。

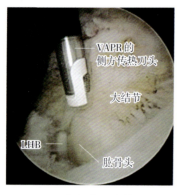 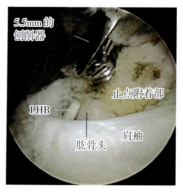

图 7-13　对大结节的软组织进行消融　　图 7-14　止点附着部的皮质骨

## 6　观察肩袖撕裂部位是否靠近止点附着部

　　用夹线钳（以下简称"夹线钳"）夹住肩袖撕裂部位（图 7-15），将其牵拉，检查是否靠近大结节的止点附着部（图 7-16）。

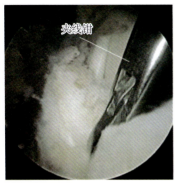

图 7-15　夹住肩袖撕裂部位

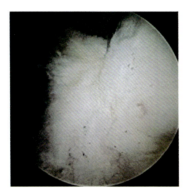

图 7-16　肩袖撕裂部位靠近止点附着部

## 7　内侧锚钉插入部位和缝线部的图像

　　在插入内侧锚钉之前，绘制内侧锚钉的插入位置以及肩袖穿线部位的图像。内侧锚钉为1个，4根线缝合部位的图像（图 7-17）。

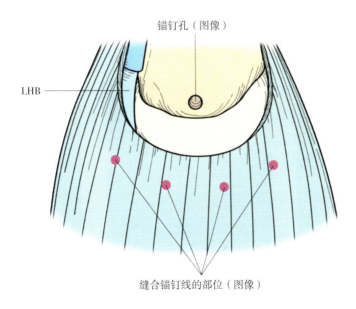

图 7-17　缝合锚钉及穿线的位置图像

## 8 锚钉通道的制作

将 16 号留置针从肩峰最外侧插入（图 7-18），确认其位置及方向是否适当（图 7-19）。如果适当的话，在针刺入部位用 15 号圆刀在皮肤上开一切口，作为锚钉通道（图 7-20）。

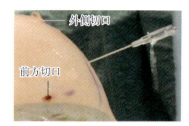

图 7-18　刺入 16 号留置针的内套

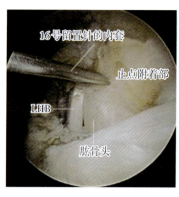

图 7-19　刺入位置的确认

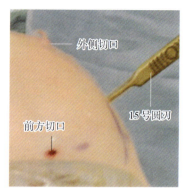

图 7-20　锚钉通道的制作

## 9 引导孔的制作

从螺纹锚钉通道，一边使用 Corkscrew PEEK 旋转持钉器，一边将其插到肩峰下腔。将其前端置于靠近骨质软骨的止点附着部（图 7-21），确认其位置及方向适当后，用锤子敲击刀柄。当激光线靠近骨骼后，开始慢慢地敲击（图 7-22），敲击到整个激光线看不到为止（图 7-23）。旋转拔去持钉器。确认引导孔，但如果因骨的碎屑阻挡观察，则从外侧切口插入篮钳，清除碎屑（图 7-24），然后显露引导孔（图 7-25）。

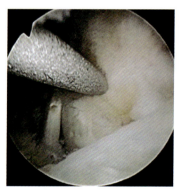

图 7-21　将持钉器的前端置于止点附着部

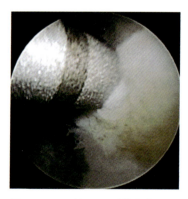

图 7-22　开始可见到激光线

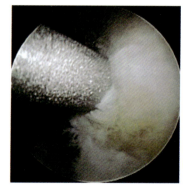

图 7-23　直到看不见激光线为止

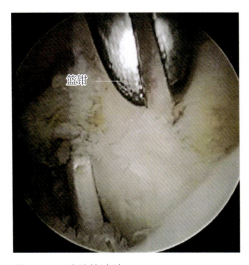

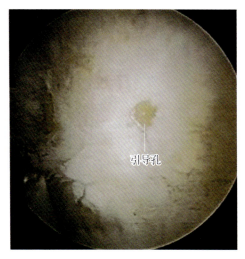

图 7-24　碎片的清除　　　　　图 7-25　引导孔的显露

## ⑩ 插入锚钉

　　从锚钉通道旋转 Corkscrew PEEK 4.5mm 的锚钉直接插入到肩峰下（图 7-26）。然后锚钉前端插入引导孔中（图 7-27），在感受骨的阻力的同时旋转并插入，激光标志环与骨接触的部位为止（图 7-28）。慢慢旋转，直到激光线完全看不到（图 7-29）。取下缠绕在杆上的锚钉线后，用锤子从尾端敲击钉的柄部，拔去钉。确认锚钉尾部已埋入骨内（图 7-30）。

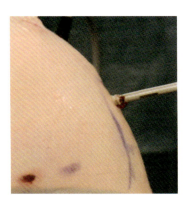

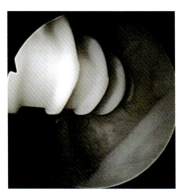

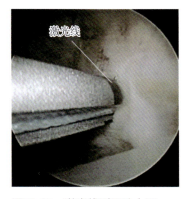

图 7-26　旋转 Corkscrew PEEK 4.5mm 的锚钉直接插入到肩峰下　　图 7-27　锚钉前端位于引导孔中　　图 7-28　激光线到骨孔水平

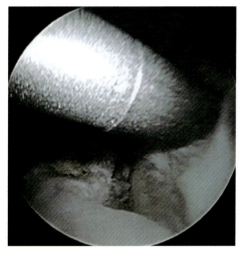

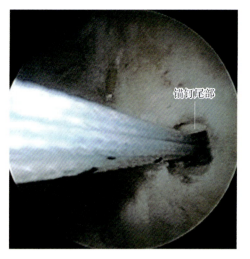

图 7-29　插到激光线看不到为止　　　　图 7-30　锚钉尾部插入到骨内

## 11　止动结扣

　　将2根黑白线中的任意1根从打结器的孔眼中穿过，做一个单结扣，然后一边牵拉线的两端，一边用打结器将单结扣送到锚钉的尾部，再一边将打结器的孔眼推向锚钉尾部，一根一根地向外牵拉线（图7-31），并将线固定在锚钉上。接着，在蓝色线上也用同样的方式制作止动结扣（图7-32）。

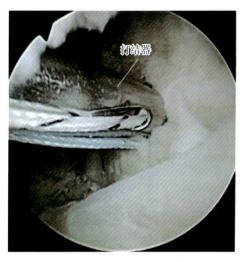

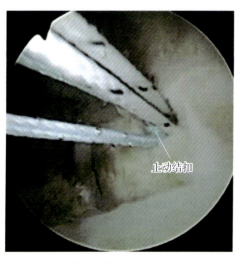

图 7-31　在将打结器的前端推向锚钉尾部的　　　图 7-32　同样，在蓝色线上也制作止动结扣
　　　　　　同时，一根一根向外拉黑白线

**12** **从前方切口将夹线钳插入肩峰下腔**

从前方切口将钝棒插入肩峰下腔以构成通道，将夹线钳插入其中（图 7-33）。也可以从前方切口插入内径 5.75mm 的透明套管。在这种情况下，前方切口的皮肤切口设置为 7mm。

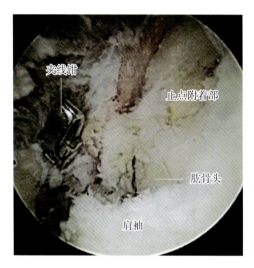

图 7-33　将夹线钳插入肩峰下腔

**13** **将导向套管插入外侧切口，牵拉一根蓝色线**

从外侧切口插入导向套管（图 7-34）。从导向套管插入夹线钳，夹住一根蓝色线（图 7-35），并将其牵拉到套管外（图 7-36）。

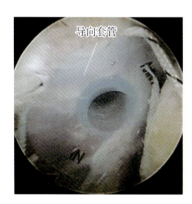 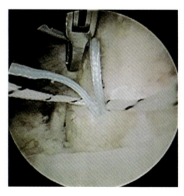 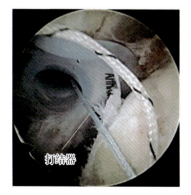

图 7-34　从外侧切口插入导向套管　　图 7-35　用夹线钳夹住一根蓝色线　　图 7-36　被牵拉到套管外的蓝色线

## 14 蓝色线安装牵拉到手枪钳

在手枪钳的上钳口关闭的情况下，如果用食指扣动扳机（图 7-37），则发出"咔嚓"的声响，打开上钳口。手持从一端回折 5cm 左右的线，将蓝色线嵌入下钳口前端的槽（细槽）内（图 7-38）。紧握手柄时（图 7-39），再次发出"咔嚓"声响，关闭并锁定上钳口。从导向套管插入已装有蓝色线的手枪钳（图 7-40）。

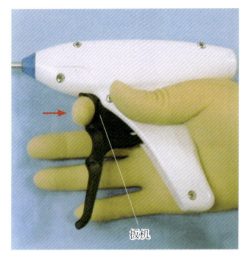

图 7-37 用手指扣手枪钳上的扳机，打开上钳口

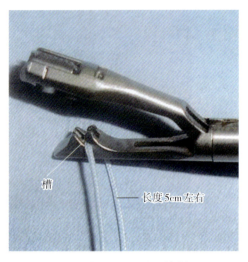

图 7-38 将蓝色线嵌入到手枪钳下钳口的槽中

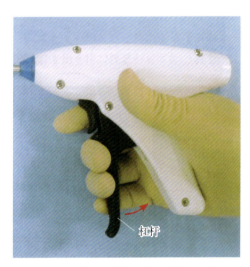

图 7-39 握住手枪钳的手柄，关闭上钳口

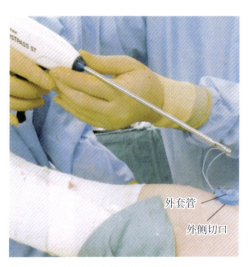

图 7-40 从导向套管插入手枪钳

## 15 将第 1 根锚钉线（蓝色线）缝在肩袖上

将手枪钳的前端送向肩袖的撕裂部位（图 7-41）。用手指扣下手枪钳的扳机，便会发出"咔嚓"的声响，锁定被解除（图 7-42），前端打开（图 7-43）。从肩袖撕裂部位向深处插入，握牢手边的手柄，直至发出"咔嚓"声为止，使近前方的肩袖锁定（图 7-44），夹住肩袖（图 7-45）。首先，用手指扣动扳机，发出"咔嚓"一声后，用中指、环指、小指使劲握紧手柄，直到触碰到白色枪柄为止（图 7-46），前端带蓝色线的针穿过肩袖露出来（图

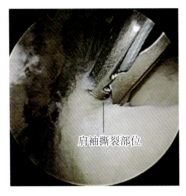

图 7-41　将手枪钳的前端送向
肩袖撕裂部位

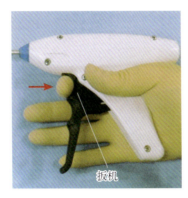

图 7-42　用手指扣下手枪钳的
扳机

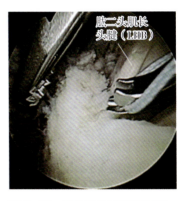

图 7-43　手枪钳的前端即打开

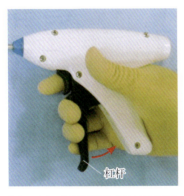

图 7-44　握住手枪钳的手柄并
锁定

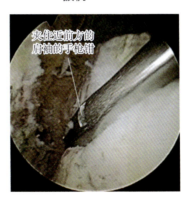

图 7-45　用手枪钳前端夹住肩
袖断裂部

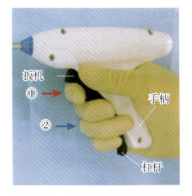

图 7-46　①用食指扣扳机，发出
　　　　　 "咔嚓"的声响（红
　　　　　 箭头）；
　　　　　②用中指、无名指和小
　　　　　 指用力紧握手柄，直
　　　　　 到触及白色枪柄为止
　　　　　（蓝箭头）

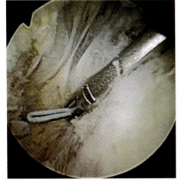

图 7-47　前端带蓝色线的针穿
过肩袖露出来

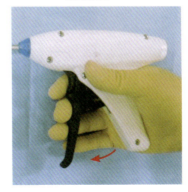

图 7-48　放开握枪柄的手

7-47）。放开握手柄的手后（图 7-48），前端就会打开，在上钳口前端的锯齿部（捕获窗口）之间穿过肩袖的蓝色线会被夹住（图 7-49），针缩进。将手枪钳稍微牵拉一点儿（图 7-50）。之后继续牵拉手枪钳时，能够确认线缝在肩袖上（图 7-51）。将手枪钳牵拉出套管外。夹住附在上钳口上较长的那根蓝色线（图 7-52），向近前牵拉（图 7-53），则很容易地从上钳口中移开线。充分牵拉拔出的蓝色线（图 7-54）。从前方切口插入夹线钳，夹住缝在肩袖上、从导向套管露出的蓝色线（图 7-55），牵拉到前方切口，在前方切口使蓝色线脱离（图 7-56）。

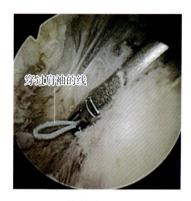

图 7-49　线被夹在上钳口锯齿部上

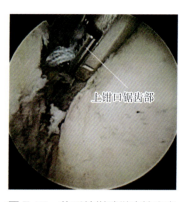

图 7-50　将手枪钳稍微牵拉出来

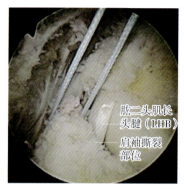

图 7-51　线缝在肩袖上

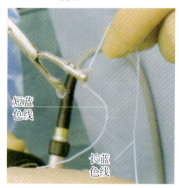

图 7-52　使手枪钳露出在套管外，夹住较长的一根蓝色线

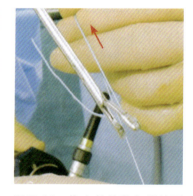

图 7-53　将夹着的蓝色线拉到近前

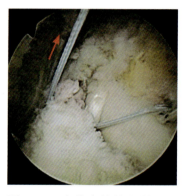

图 7-54　充分牵拉从上钳口拆下来的蓝色线

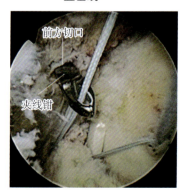

图 7-55　用从前方切口插入的夹线钳夹住蓝色线

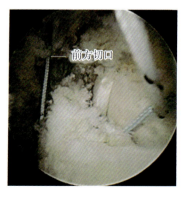

图 7-56　将蓝色线牵拉到前方切口

## 16　将第 2 根锚钉线（蓝色线）缝在肩袖上

　　从导向套管插入夹线钳，夹住并牵拉另一根蓝色线。在套管外，将蓝色线装在手枪钳上，然后插入肩峰下腔。用手枪钳夹住肩袖撕裂部位中心近前方的肩袖（图 7-57），将带蓝色线的针穿过肩袖并伸出去（图 7-58）。如果使针返回原位，则蓝色线会被夹在上钳口前端的锯齿部（图 7-59）。从导向套管牵拉手枪钳（图 7-60），取下蓝色线，充分牵拉蓝色线。上线从另一根蓝色线的下方穿过，此缠绕即可马上解除（图 7-61）。夹线钳从前方切口插入，夹住缝在肩袖上的蓝色线的上线（图 7-62），并且牵拉（图 7-63），于是该缠绕便可被解除，从而在前方切口解脱蓝色线（图 7-64）。

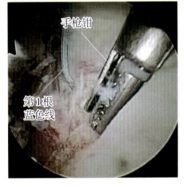

图 7-57　夹住肩袖撕裂部位中心近前方的肩袖

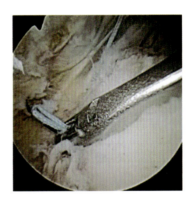

图 7-58　使装有蓝色线的针从肩袖伸出来

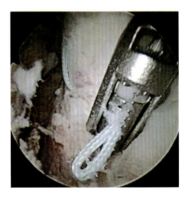

图 7-59　如果针回到原位，蓝色线便被上钳口的前端夹住

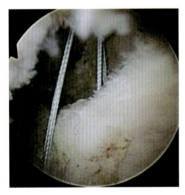

图 7-60　将手枪钳从导向套管中拽出

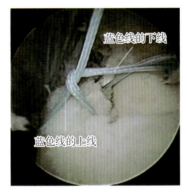

图 7-61　上线从下线的下边穿过，该缠绕即可马上解除

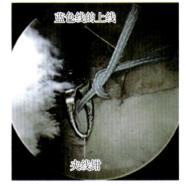

图 7-62　夹住缝在肩袖上的蓝色线的上线

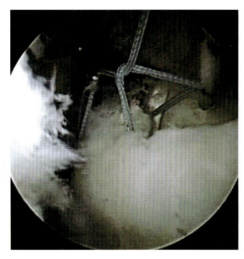
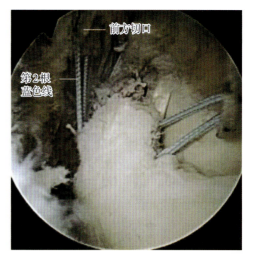

图 7-63　从前方切口内夹住并拽出上线　　图 7-64　蓝色线的缠绕即可解除

## 17　将第 3 根锚钉线（黑白线）缝在肩袖上

　　从导向套管插入夹线钳，夹住并牵拉 1 根黑白线。在套管外，将黑白线塞进手枪钳中，然后插到肩峰下腔。用手枪钳夹住肩袖撕裂部位的中心近后方的肩袖（图 7-65），将带黑白线的针穿过并伸出肩袖（图 7-66）。将手枪钳从导向套管中拽出（图 7-67），取下黑白线，并且充分地将线拽出。在黑白线上会出现皱褶（图 7-68），由于使用的线强度大，因此不必担心发生断裂。从前方切口插入夹线钳，夹住缝在肩袖的黑白线，将其拽出，由此，黑白线即可从前方切口解脱（图 7-69）。

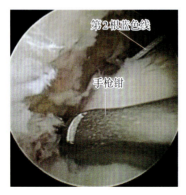
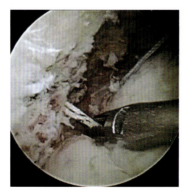
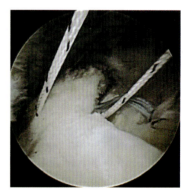

图 7-65　夹住肩袖撕裂部位的　图 7-66　使带黑白线的针从肩　图 7-67　在肩袖上缝合黑白线
　　　　　中心近后方的肩袖　　　　　　　　袖伸出来

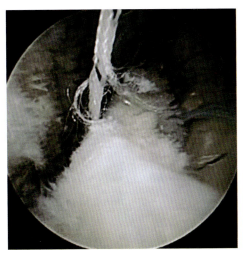

图 7-68　黑白线产生的皱褶

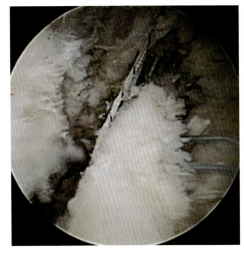

图 7-69　从前方切口牵拉黑白线

## 18　将第 4 根锚钉线（黑白线）缝在肩袖上

从导向套管插入夹线钳，夹住并牵拉另一根黑白线。在套管外，将黑白线塞进手枪钳中，然后插到肩峰下腔。用手枪钳夹住肩袖撕裂部位近后方的肩袖（图 7-70），将带有黑白线的针穿过肩袖并且使其伸出（图 7-71）。从导向套管中将手枪钳牵出，取下黑白线，然后充分将线拽出（图 7-72）。从前方切口插入夹线钳，夹住缝在肩袖上的黑白线（图 7-73），并且将其拽出（图 7-74），由此，在前方切口使黑白线解脱（图 7-75）。

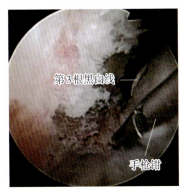

图 7-70　夹住肩袖撕裂部位近后方的肩袖

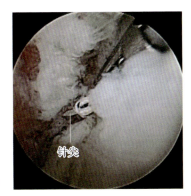

图 7-71　将带黑白线的针从肩袖中伸出

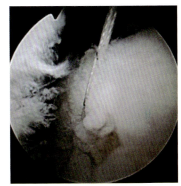

图 7-72　在肩袖上穿上黑白线

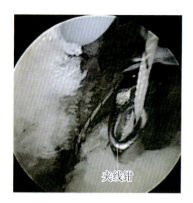

图 7-73　用从前方切口插入夹线钳夹住缝在肩袖上的黑白线

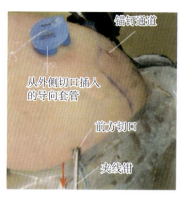

图 7-74　牵拉黑白线

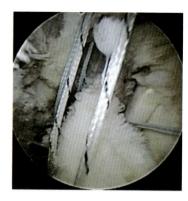

图 7-75　牵拉到前方切口的 4 根线

## 19　对大结节外侧壁软组织的消融和引导孔的制作

　　从喷口套管插入 VAPR 传热刀头，对大结节外侧壁的软组织进行消融，使皮质骨显露出来（图 7-76）。在本病例中，首先用 Corkscrew PEEK 专用持钉器，在大结节外侧壁制作了一个引导孔（图 7-77）。然后将 4.5mm 弹簧锁专用持钉器前端送达制作好的引导孔（图7-78），将前端插入少许后，确定方向，使持钉器尽可能与骨面成垂直状态，并用锤子轻轻地敲击持钉器后部，将其敲入骨内。从视野中能确认激光线后，再慢慢打入，打到激光线刚好在骨平面可见的深度（图 7-79）。一边使持钉器沿轴向稍作旋转，一边慢慢地将其拔出，该操作需用双手慎重进行。拔下时，如果上下左右摇晃，则有可能会使引导孔扩大。确认引导孔（图 7-80）。

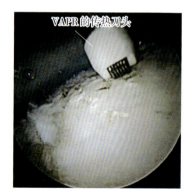

图 7-76　大结节外侧壁软组织的消融

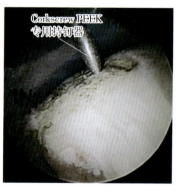

图 7-77　首先，用细的持钉器制作引导孔

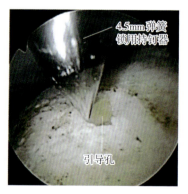

图 7-78　使持钉器的前端处于引导孔位置

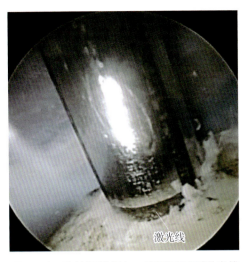

图 7-79　将持钉器打入，直到可见到激光线
　　　　的深度

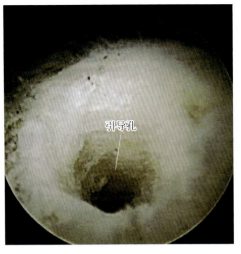

图 7-80　检查引导孔

## 20 从导向套管内牵拉缝在肩袖上的锚钉线

从导向套管插入夹线钳，将缝在肩袖上的 4 根线牵拉到套管外（图 7-81）。

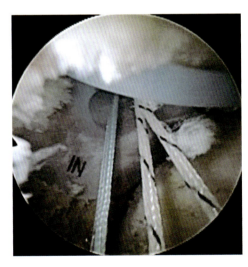

图 7-81　将 4 根锚钉线牵拉到套管外

### 21 检查蓝色线和黑白线是否缠绕在一起

在导向套管外，用夹线钳夹住2根蓝色线，并且插入套管内，观察是否与黑白线缠绕在一起，并确认蓝色线未与黑白线缠绕在一起（图7-82）。导向套管外，用夹线钳夹住2根黑白线，如果将其插入套管内，则能确认其是否与蓝色线发生缠绕（图7-83）。从导向套管插入夹线钳，在肩袖附近夹持2根黑白线（图7-84），并且将其引出。到此，线间缠绕问题就迎刃而解。

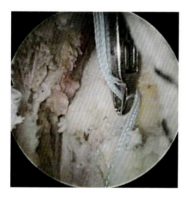 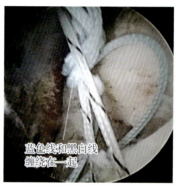 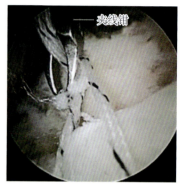

图 7-82　检查2根蓝色线与黑白线之间是否发生缠绕　　图 7-83　2根黑白线和蓝色线缠绕在一起　　图 7-84　用夹线钳在肩袖近旁夹住2根黑白线

### 22 将线穿过弹簧锁的孔眼

在导向套管外，将2根蓝色线和2根黑白线分别穿过4.5mm弹簧锁的孔眼（图7-85）。

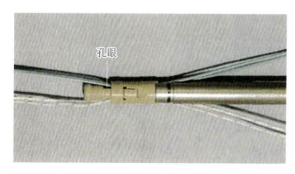

图 7-85　将蓝色线和黑白线，分别穿过弹簧锁的孔眼

## 23　将弹簧锁插入到引导孔中

在对穿过孔眼的 4 根线施加牵拉的同时，将弹簧锁从导向套管插到肩峰下腔（图 7-86）。手持前端圆的部位至引导孔（图 7-87），用手插入前端部（图 7-88）。一边用锤子慢慢地敲击，一边插入，直到激光线从皮质骨稍微露出一点儿的位置（图 7-89）。

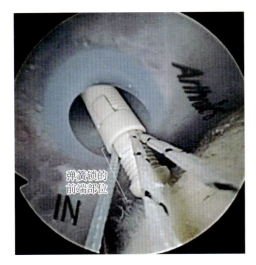

图 7-86　将弹簧锁插入肩峰下腔中

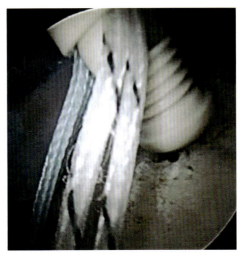

图 7-87　使弹簧锁前端置于引导孔位置

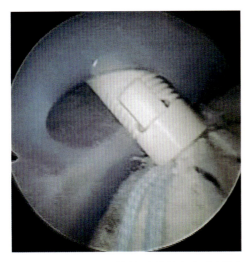

图 7-88　用手将弹簧锁的前端部插入引导孔中

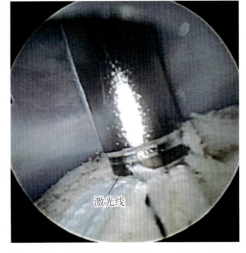

图 7-89　将其慢慢地敲击，一直敲击到激光线从皮质骨稍微显露出来一点儿的位置

## 24 将线一根一根地牵拉，牵拉肩袖端靠近大结节

　　将缝在肩袖上的线。按从前到后的顺序一边按住持钉器，一边一根一根地牵拉拉紧。首先确认拉线之前的状态（图7-90）。牵拉前方的蓝色线时，肩袖便会向止点附着部靠近，第2根蓝色线会稍微向上浮起来（图7-91）。将牵拉到刀柄楔形切口部位的线缝上去。然后，再牵拉第2根蓝色线，则肩袖会进一步靠近止点附着部，有皱褶的黑白线就会浮现出来（图7-92）。将牵拉到柄部楔形切口部位的线缝上去。如果牵拉有皱褶的黑白线，则肩袖会进一步靠近止点附着部（图7-93）。将牵拉到柄楔形切口部位的线缝上去。如果牵拉到最后方的黑白线，则肩袖后方的撕裂部位将会靠近止点附着部（图7-94）。将牵拉到刀柄楔形切口部位的线缝上去。

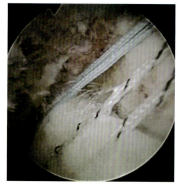

图7-90　检查牵拉线之前的状态

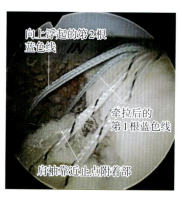

图7-91　如果牵拉第1根蓝色线，则第2根蓝色线略微向上浮起

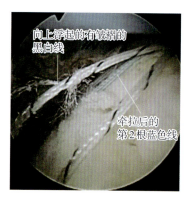

图7-92　如果牵拉第2根蓝色线，则有皱褶的黑白线将会向上浮起

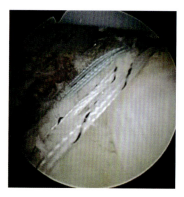

图7-93　如果牵拉黑白线，则肩袖会进一步靠近止点附着部

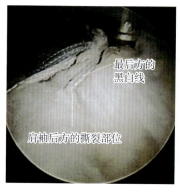

图7-94　拔出最后方的黑白线，则肩袖后方的撕裂部位会靠近止点附着部

## 25　弹簧锁的固定和修复状态的确认、线的切断

如果黑色握柄是横向的，则旋转 90°，使其向下或向上。据此，弹簧锁的翼即横向打开。用锤子谨慎地敲击，直至激光线下端与皮层骨触碰为止（图 7-95）。按止动块的橙色横杆，缩回后，如果用力紧握黑色手柄，则会发出"咔嚓"明显的声响，在锚钉内固定有 4 根线，横向 2 个翼即打开，弹簧锁锚钉被牢固地固定在骨内。将线从钉的楔形切口部位全部取下。将钉沿轴向慢慢牵拉。无阻力地"唰——"地迅速拔出。观察弹簧锁的尾部时，可确认锚钉的尾部被埋在皮质骨的内侧（图 7-96）。

肩袖撕裂前方撕裂部位很好地靠近止点附着部（图 7-97）。肩袖撕裂后方撕裂部位也充分靠近止点附着部（图 7-98）。在纤维线切割器中插入 2 根黑白线，手持切线钳到锚钉孔部，轻轻拉 2 根线，一边使其张紧，一边切断（图 7-99）。接着，同样地操作 2 根蓝色线（图 7-100）。用图解形式表示肩袖修复的状态（图 7-101）。

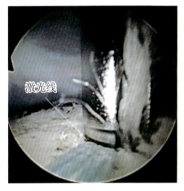

图 7-95　用锤子谨慎地敲击，直至激光线下端与骨皮层接触

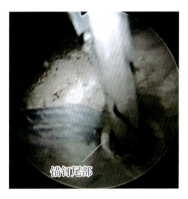

图 7-96　锚钉的尾部埋在皮质骨的内侧

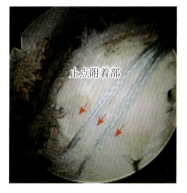

图 7-97　肩袖撕裂前方撕裂部位（红箭头）很好地靠近止点附着部

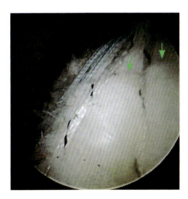

图 7-98　肩袖撕裂后方撕裂部位（绿箭头）也充分靠近止点附着部

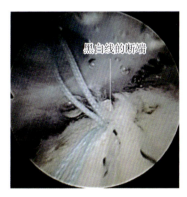

图 7-99　线切断后的黑白线断端

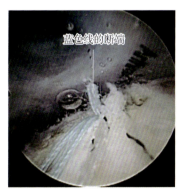

图 7-100　线切断后的蓝色线断端

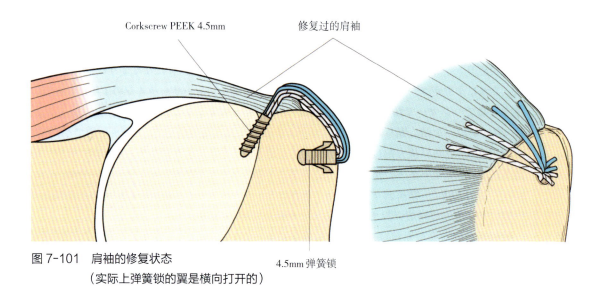

Corkscrew PEEK 4.5mm

修复过的肩袖

4.5mm 弹簧锁

图 7-101　肩袖的修复状态
（实际上弹簧锁的翼是横向打开的）

## 26　在内镜下所见

　　将钝棒插入外套管，将外套管从后方切口插入关节内。用 30° 斜视内镜观察关节内，确认肩袖的修复状态（图 7-102）。肩袖紧密附着在肱骨头上，得到完好的修复。

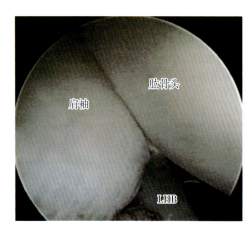

肩袖

肱骨头

LHB

图 7-102　确认肩袖的修复状态

如果不将导向套管等套管插入外侧切口，而使用手枪钳，则有时锚钉线（蓝色线）会缠绕在外侧切口部的软组织上（图 7-103）。从外侧切口插入夹线钳，将锚钉线（蓝色线）牵拉后，装有牵拉到手枪钳的线，从外侧切口插入肩峰下，如图 7-104 所示，如果夹线钳的路径和手枪钳的通道不同，此期间的软组织（纤维化的结缔组织等）就会与锚钉线缠绕一起。

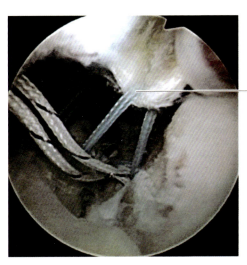

与软组织缠绕的蓝色线

图 7-103　与外侧切口部软组织缠绕的锚钉线（蓝色线）

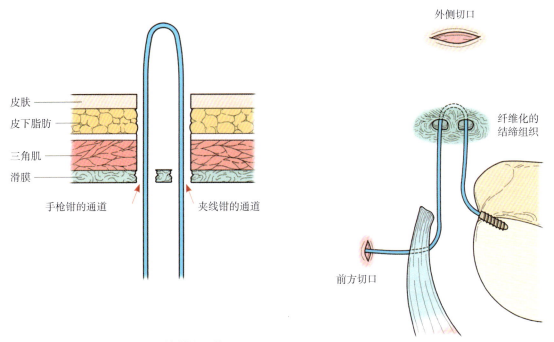

图 7-104　夹线钳的通道和手枪钳的通道

151

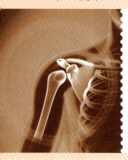

# 第 8 章　针对肩袖滑囊撕裂的内镜肩袖修复术

根据肩袖滑囊撕裂的形态，有时也会不使用锚钉，而仅仅是对肩袖浅层进行侧侧缝合。关于侧侧缝合的手段，参见慢性钙化沉着性肩袖内镜治疗的相关内容。另外，在撕裂部位大的范围内，呈扫帚状松乱的情况下，有时只对浅层部进行清理。内镜肩峰下间隙减压术（ASD）是必须实施的术式。

本章将对滑液囊撕裂部位作为全层性或接近全层性撕裂的修复方法加以说明。

## 手术技巧

 **磁共振成像（MRI）**

图 8-1 为本病例的 MRI。利用磁共振成像（MRI）T2 增强斜位冠状位像，判定肩袖滑囊撕裂（图 8-1a）。在 T2 增强矢状位像上，可以发现冈上肌腱前侧部发生关节面撕裂（图 8-1b）。图 8-1c 是放大后的图 8-1a 肩袖撕裂部位的图解。在用红线表示的面上，绘制矢状位像时，可画出如图 8-1b 所示的滑液囊撕裂部位。

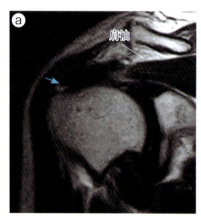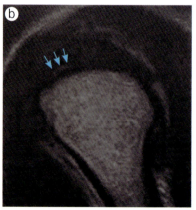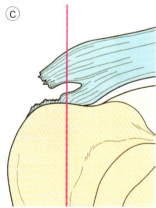

图 8-1　磁共振成像

a：T2 增强斜位冠状位像。发现肩袖滑囊撕裂（蓝箭头）
b：T2 增强矢状位像。发现在低信号的肩袖内的高信号区域（蓝箭头）
c：a 肩袖撕裂部位的图解，用红色线表示 b 的切片面

## 2 内镜所见

切口与肩袖大撕裂内镜治疗的相关内容相同。从后方切口插入 30°斜视内镜。观察肱二头肌长头腱（LHB）皱褶（图 8-2）。从前方切口插入刨削器，对肱二头肌长头腱（LHB）的皱褶进行削除（图 8-3）。肱二头肌长头腱（LHB）后方的冈上肌腱上未发现撕裂和皱褶（图 8-4）。

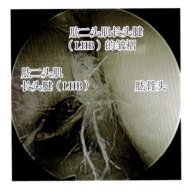
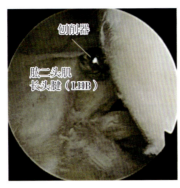
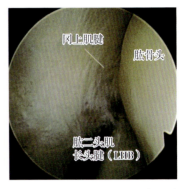

图 8-2　肱二头肌长头腱（LHB）的皱褶　　图 8-3　肱二头肌长头腱（LHB）皱褶的切除　　图 8-4　肱二头肌长头腱（LHB）后方的冈上肌腱

## 3 ASD

从后方切口移向肩峰下内镜。与关节内内镜一样，使用 30°斜视内镜。对肩峰下边及喙肩韧带加以确认（图 8-5），用从外侧切口插入的 VAPR 侧方传热刀头，对包括喙肩韧带在内的软组织进行消融（图 8-6），显露肩峰骨赘（图 8-7）。从外侧切口插入 5.5mm 刨削器，削刨肩峰骨赘（图 8-8、图 8-9）。

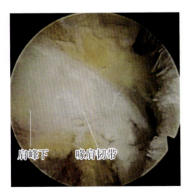
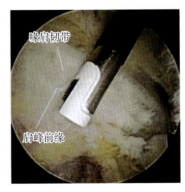
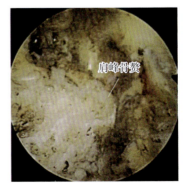

图 8-5　肩峰下间隙和喙肩韧带的确认　　图 8-6　从肩峰前缘开始对喙肩韧带进行消融　　图 8-7　肩峰骨赘的显露

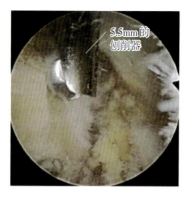
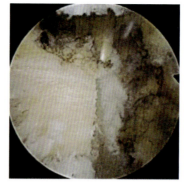

图 8-8　肩峰骨赘的削刨　　　　　图 8-9　骨赘切除后

# 4　使用 70°斜视内镜行肩峰下内镜下手术

　　将 30°斜视内镜改用为 70°斜视内镜，观察肩袖状况。之后，在 70°斜视内镜下操作，直到桥接缝合结束。对肩袖滑囊撕裂部位加以确认（图 8-10）。从外侧切口插入 VAPR 的侧方传热刀头，送至肩袖滑囊撕裂部位（图 8-11），首先对大结节止点附着部进行消融（图 8-12）。然后，对滑液囊撕裂前部进行消融（图 8-13）。之后，进行后方部位的消融（图

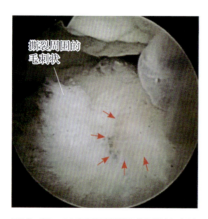
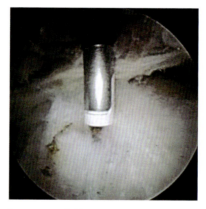

图 8-10　对肩袖滑囊撕裂部位的确认　　图 8-11　从外侧切口插入 VAPR 的
　　　　　（用红箭头表示撕裂部位）　　　　　　　　　侧方传热刀头

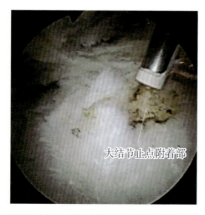
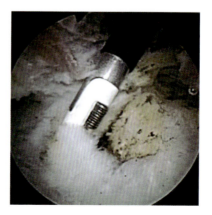

图 8-12　对大结节止点附着部的消融　图 8-13　对滑液囊撕裂前部位的消融

8-14）。侧方传热刀头插入撕裂部位的近端（图 8-15），在内镜或盲区环境下，对肩袖的关节面部加以消融（图 8-16），包括残留组织（图 8-17）。

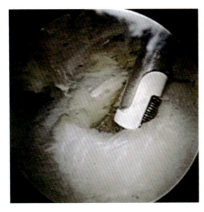

图 8-14　对滑囊撕裂后方部位的消融

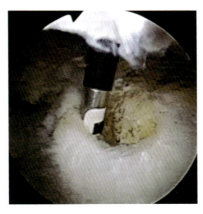

图 8-15　将侧方传热刀头插入撕裂部位的近端

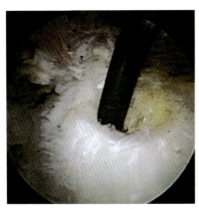

图 8-16　肩袖关节板面部位的消融

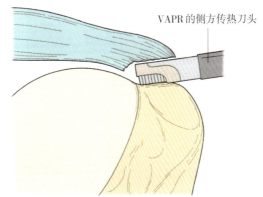

VAPR 的侧方传热刀头

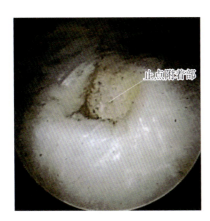

止点附着部

图 8-17　显露止点残留组织

## 5 插入缝合穿线钳，检查是否能够夹住肩袖

从外侧切口插入针长 7mm 的闭合型缝合穿线钳，夹住肩袖的前方（图 8-18）和后方（图 8-19），确认是否深深地夹牢。如果只能夹住浅层，则使用 VAPR 对肩袖的关节面部再次进行消融。

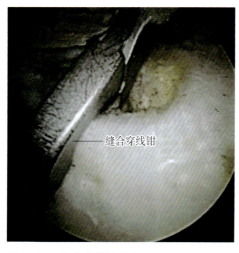

图 8-18　夹住肩袖的前方

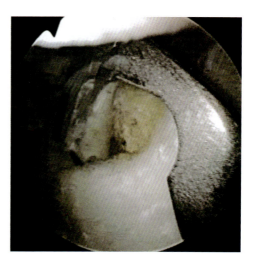

图 8-19　夹住肩袖的后方

## 6 大结节止点部的新鲜化处理

从外侧切口插入 5.5mm 刨削器，将大结节的止点部残留软组织做新鲜化处理（图 8-20）。

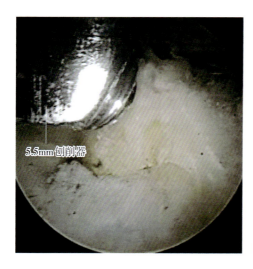

图 8-20　大结节止点部残留软组织的新鲜化处理

## 7　锚钉通道的制作

将针（16 号留置针的内套）从肩峰外侧刺入，使其位于大结节的软组织止点处上，观察角度是否合适（图 8-21）。如果适当，将锚钉插入皮肤切口置于针刺入部位。只需用 15 号圆刀切一个小口就足够了。

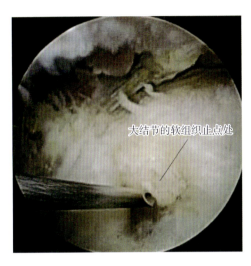

图 8-21　将针刺入大结节软组织止点

## 8　引导孔的制作

将 Corkscrew PEEK 用持钉器从螺纹锚钉插入用皮肤切口插入肩峰下，其前端应贴在大结节的软组织止点处（图 8-22），用锤子敲击并且插入，直到第 1 根激光线进入骨内完全看不见为止（图 8-23），制作引导孔（图 8-24）。

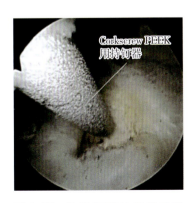 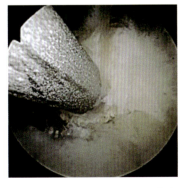 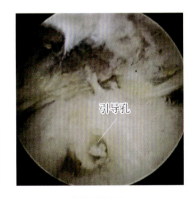

图 8-22　将持钉器的前端贴附　　图 8-23　插到看不到激光线为止　　图 8-24　确认引导孔
　　　　　　到止点附着部上

## 9 将 Corkscrew PEEK 4.5mm 插入骨内

螺纹锚钉通道中旋转 Corkscrew PEEK 4.5mm，插入肩峰下腔，并使其前端进入引导孔内（图 8-25）。一直旋转埋入到钉的激光线看不见为止（图 8-26）。用锤子从后边敲击刀柄，卸下连接杆，确认锚钉尾部已埋入在骨内（图 8-27）。

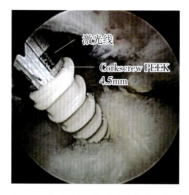 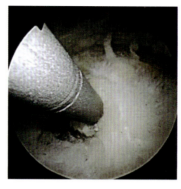 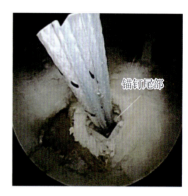

图 8-25 引导孔中插入 Cork-screw PEEK 4.5mm　　图 8-26 旋转插件，直到激光线看不到为止　　图 8-27 确认锚钉尾部已埋入在骨内

## 10 止动结扣

使其中一根蓝色线穿过打结器上的孔眼，制作一个单结扣，然后推压锚钉的尾部（图 8-28）。使打结器的前端位于锚钉的尾部，一根一根地用力拉蓝色线，据此将蓝色线固定在锚钉上（图 8-29）。黑白线也同样，将单结扣朝着锚钉尾部推压（图 8-30），并一根一根地牵拉，将其固定在锚钉上（图 8-31）。

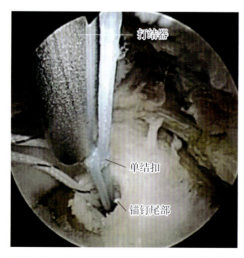 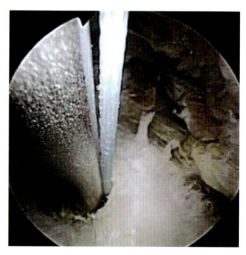

图 8-28 将蓝色线的单结扣推压到锚钉尾部　　图 8-29 使打结器前端位于锚钉尾部，然后牵拉线

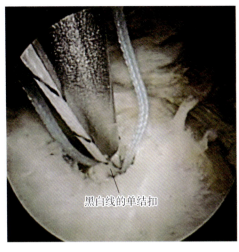

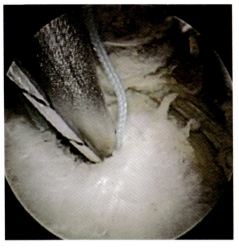

图 8-30　将黑白线的单结扣推到锚钉尾部　　图 8-31　使打结器前端位于锚钉尾部，牵拉黑白线

## 11 从前方切口中将钝棒插入到肩峰下腔

利用内镜，从先前制作的前方切口的切口部位将钝棒插到肩峰下腔中，制作一根通道（图 8-32）。接着，将缝合钳（以下简称"夹线钳"）从前方切口插到肩峰下腔（图 8-33）。

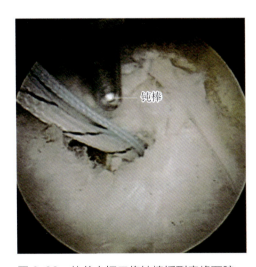

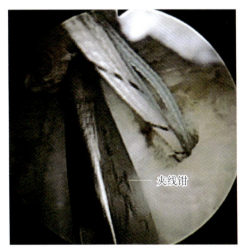

图 8-32　从前方切口将钝棒插到肩峰下腔　　图 8-33　从前方切口插入夹线钳

## 12 用缝合穿线钳在肩袖上穿线（第1根）

从外侧切口插入针长 7mm 闭合型缝合穿线钳，夹住肩袖前部位，将穿过成回线环状的 2 根 2-0 号 PROLENE 缝合线（以下简称"PROLENE 缝合线"）伸出来（图 8-34）。从肩袖上取下缝合穿线钳，就能观察到 PROLENE 缝合线的上线和呈回线环状的 PROLENE 缝合线的下线（图 8-35）。从前方切口插入夹线钳，将其穿过回线环内，夹住 1 根蓝色线（图 8-36）。将夹住的蓝色线牵拉到前方切口处（图 8-37）。牵拉从外侧切口出来的 2 根

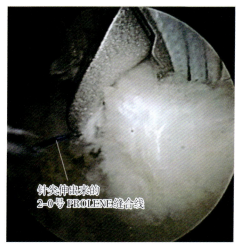

图 8-34 从缝合穿线钳中取出 2-0 号 PROLENE 缝合线

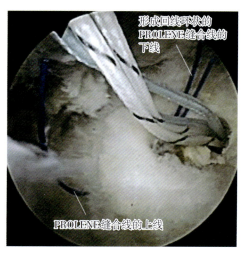

图 8-35 PROLENE 缝合线的状态

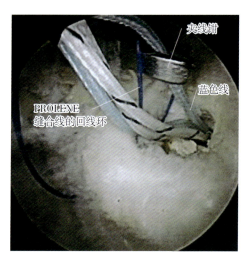

图 8-36 将从前方切口插入的夹线钳穿过回线环后，夹住 1 根蓝色线

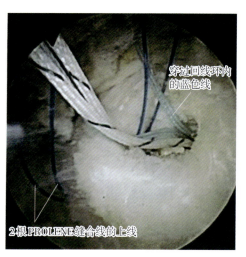

图 8-37 将夹着的蓝色线牵拉到前方切口

PROLENE 缝合线，于是蓝色线贯通肩袖（图 8-38）。将蓝色线牵拉至外侧切口（图 8-39）。从前方切口插入夹线钳，牵拉出穿过肩袖的蓝色线（图 8-40）。这一系列操作与肩袖大撕裂内镜治疗的相关内容相同，并有详细介绍。

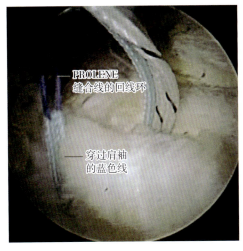

图 8-38　穿过肩袖的蓝色线

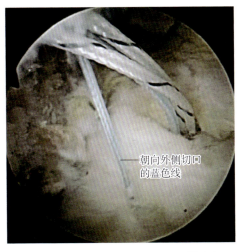

图 8-39　将穿过肩袖的蓝色线牵拉到外侧切口

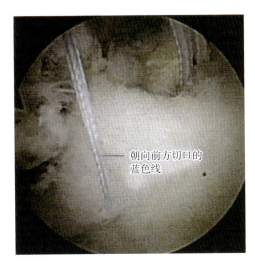

图 8-40　将穿过肩袖的蓝色线牵拉到前方切口

## 13  用缝合穿线钳在肩袖上穿线（第2根）

倾斜插入缝合穿线钳，将针插入撕裂部位的下边（图8-41）。夹住撕裂部位中心近前部位，使 PROLENE 缝合线穿出（图8-42）。进行内侧缝线接力，使第2根蓝色线穿过肩袖（图8-43）。

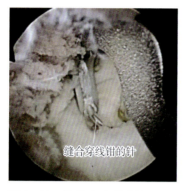
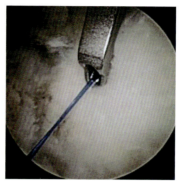
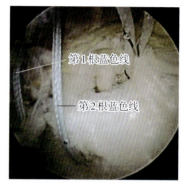

图8-41  将缝合穿线钳的针插入撕裂部位的下边

图8-42  从缝合穿线钳取出 PROLENE 缝合线

图8-43  穿过肩袖的第2根蓝色线

## 14  用缝合穿线钳在肩袖上穿线（第3根）

将缝合穿线钳的针插入肩袖撕裂部位（图8-44），一边倾斜，一边前进（图8-45）。确认第2根蓝色线，使上钳口位于适当间隔的部位（图8-46），用力夹住，穿出针尖（图8-47）。取出 PROLENE 缝合线（图8-48），与前面所介绍的一样，进行内侧缝线接力，使黑白线穿过肩袖（图8-49）。

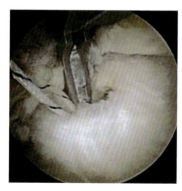
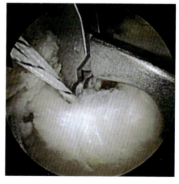
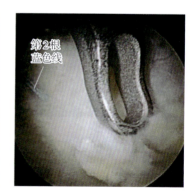

图8-44  使缝合穿线钳的针插入肩袖撕裂部位

图8-45  将缝合穿线钳一边倾斜，一边往里推进

图8-46  使缝合穿线钳的上钳口位于适当间隔的部位

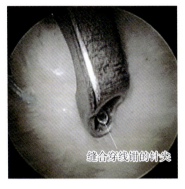

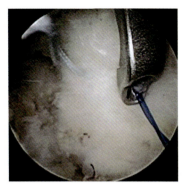

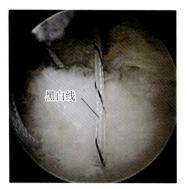

缝合穿线钳的针尖

黑白线

图 8-47　用力夹住肩袖，取出　　图 8-48　从针尖上取出 PRO-　　图 8-49　穿过肩袖的黑白线
　　　　　针尖　　　　　　　　　　　　　　　LENE 缝合线

## 15　用缝合穿线钳在肩袖上穿线（第 4 根）

　　将缝合穿线钳倾斜放倒，观察先前穿过的黑白线，手持上钳口适当间隔的部位（图 8-50）。针尖如果被膜覆盖，PROLENE 缝合线未露出来（图 8-51）。反复打开或关闭缝合穿线钳的上钳口，或者"嘎吱嘎吱"往复活动。如果仍然无济于事，一边用力紧握缝合穿线钳，一边抬起或横向扭转，取下膜来（图 8-52）。从前端取出 PROLENE 缝合线（图 8-53）。从前方切口插入夹线钳，夹住 PROLENE 缝合线上的环和黑白线（图 8-54），牵拉到前方切口外 5cm 左右（图 8-55）。进行外部缝线接力，使黑白线穿过肩袖（图 8-56）。这些一系列的操作在肩袖大撕裂内镜治疗的相关内容中有详细阐述。

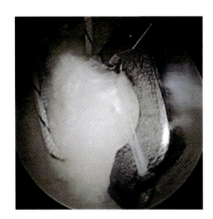

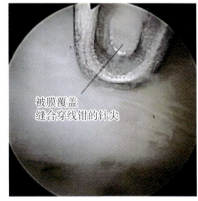

被膜覆盖
缝合穿线钳的针尖

图 8-50　用倾斜倒下的缝合穿线钳　　图 8-51　针尖被膜覆盖，所以不会
　　　　　夹住肩袖　　　　　　　　　　　　　　露出 PROLENE 缝合线

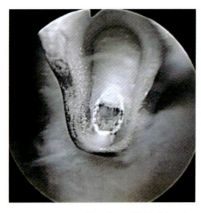

图 8-52　取下软组织，使针尖露出

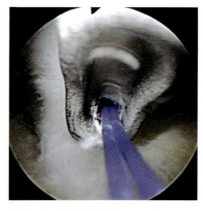

图 8-53　从针尖上取下 PROLENE 缝合线

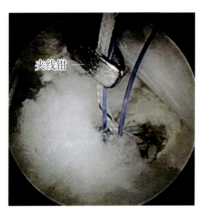

图 8-54　用夹线钳夹住 PROLENE 缝合线上的环和黑白线

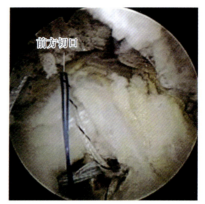

图 8-55　将 PROLENE 缝合线上的环和黑白线牵拉到前方切口

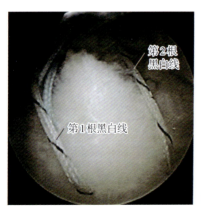

图 8-56　穿过肩袖的第 2 根黑白线

## 16　设置导向套管

从外侧切口插入导向套管（图 8-57）。

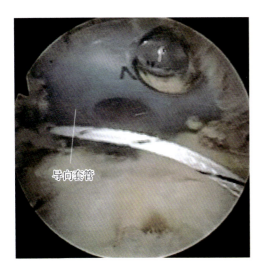

图 8-57　从外侧切口插入的导向套管

## 17　对大结节外侧壁软组织的消融

作为插入桥接用锚钉弹簧锁 4.5mm 的准备操作，用从导向套管插入的传热刀头对大结节外侧壁的软组织进行消融（图 8-58）。

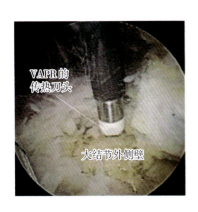
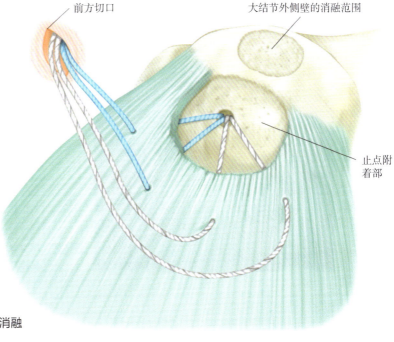

图 8-58　对大结节外侧壁软组织的消融

## 18 用 4.5mm 弹簧锁用的持钉器制作引导孔

将弹簧锁 4.5mm 用持钉器的前端贴靠在大结节的外侧壁上，使其垂直（图 8-59），一边用锤子敲击杆根部打入，直至激光线即将埋入骨骼之前（图 8-60）。之后谨慎地旋转持钉器，将其拔去，并检查引导孔（图 8-61）。

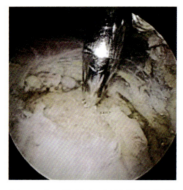 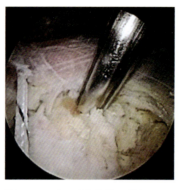 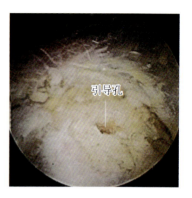

图 8-59　将持钉器的前端贴靠在大结节外侧壁上，使二者垂直　　图 8-60　打到激光线即将埋入骨之前为止　　图 8-61　引导孔的确认

## 19 从导向套管中牵拉出线

从导向套管插入夹线钳，牵拉出缝在肩袖上的 4 根锚钉线（图 8-62）。检查蓝色线和黑白线是否缠绕。请参见肩袖大撕裂内镜治疗的相关内容和肩袖中小撕裂内镜治疗的相关内容。

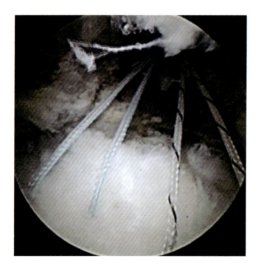

图 8-62　朝向导向套管的 4 根锚钉线

## 20 用 4.5mm 弹簧锁锚钉进行桥接缝合

从导向套管中插入装有锚钉线的 4.5mm 弹簧锁锚钉（图 8-63）。将前端置于引导孔中（图 8-64），一边用锤子轻轻敲击连接柄，插入锚钉，直到能见到钉的激光线为止（图 8-65）。一根一根地牵拉线，使肩袖接近止点部。此时，轻轻地推压连接柄，以免锚钉从引导孔中脱落。拉出的线缝在位于柄两侧的钩子（楔形切口部位）上。锚钉会稍微向上浮起，所以再次用锤子谨慎地敲击刀柄，直到能见到激光线为止（图 8-66）。按下橙色止动块，松开止动块，然后用力紧握黑色杆。发出很大的"咔嚓"声，锚钉的翼在两侧打开，固定在骨质内，同时将 4 根线牢牢地固定在锚钉上。拔出连接杆，观察锚钉尾部。可确认其位于适当的深度（图 8-67）。

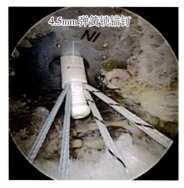

图 8-63　已插入肩峰下的 4.5mm 弹簧锁锚钉

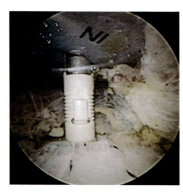

图 8-64　将锚钉前端插入引导孔内

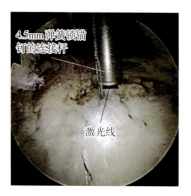

图 8-65　插入连接杆，直至能见到激光线为止

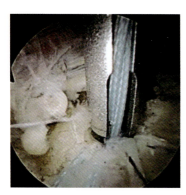

图 8-66　再次插入连接杆，直到能见到激光线为止

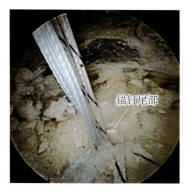

图 8-67　已设置在适当深度的 4.5mm 弹簧锁锚钉

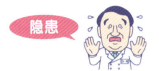

隐患

在本病例中，使用切线器切断线时，残留较长的一根蓝色线（图 8-68）。从前方切口插入强力夹持器，夹住蓝色线的边缘，并从导向套管中插入 15 号圆刀（图 8-69），切离蓝色线（图 8-70、图 8-71）。

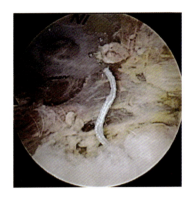

图 8-68　残留较长的蓝色线

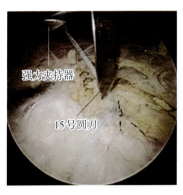

强力夹持器

15 号圆刀

图 8-69　从导向套管插入 15 号圆刀，切断蓝色线

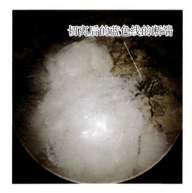

切离后的蓝色线的断端

图 8-70　将线切离后，肩袖被很好地修复

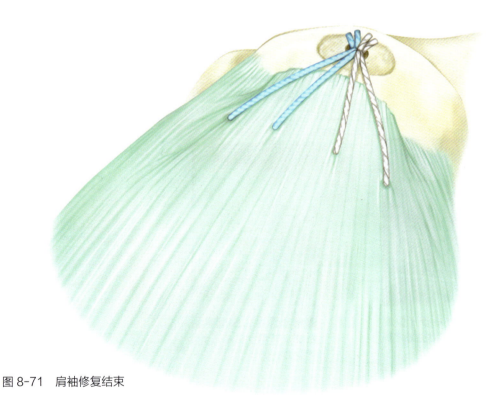

图 8-71　肩袖修复结束

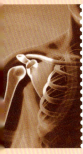

# 第 9 章 针对肩袖关节面撕裂的内镜下手术

对肩袖关节面撕裂的修复方法有 3 种。第 1 种是切除在滑囊止点附着部的残留肩袖，并用全层撕裂的方法加以修复。第 2 种是从肩袖滑囊朝向关节面撕裂部位，将锚钉插到大结节的止点附着部，修复其关节面撕裂的方法（Partial Side Tendon Avulsion，PASTA 法）。第 3 种是对关节面撕裂的毛刺加以清理。以前实施过 PASTA 法，但是发生挛缩的情况较多，现在已不再实施。在此，对第 1 种和第 3 种方法进行论述。

## 对肩袖关节面撕裂部位用全层撕裂的方法加以修复

### **1** 磁共振成像（MRI）

图 9-1 为本病例的 MRI。在磁共振成像（MRI）T2 增强斜位冠状位像中，发现肩袖关节面撕裂（图 9-1a）。在 T2 脂肪增强抑制斜位冠状位像中，能更清晰地辨认关节面的撕裂（图 9-1b）。由 T2 增强矢状位像可知，关节面撕裂部位处在冈上肌腱的前部位（图 9-1c）。

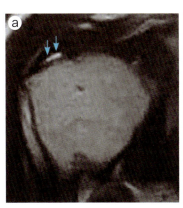
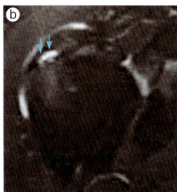
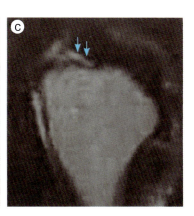

图 9-1 磁共振成像

a：T2 增强斜位冠状位像。用蓝箭头表示肩袖关节面撕裂部位
b：T2 脂肪增强抑制斜位冠状位像。用蓝箭头表示肩袖关节面撕裂部位
c：T2 增强矢状位像。用蓝箭头表示肩袖关节面撕裂部位

## 2 内镜所见

皮肤切口与肩袖大撕裂内镜治疗的相关内容相同。通过用30°斜视内镜的内镜下观察，发现肩袖关节面撕裂（图9-2）。从前方切口插入刨削器，压低刨削器的把，将刨削器送到撕裂部位上，清除撕裂部位周围的毛刺（图9-3）。在肱二头肌长头腱（LHB）近后方有撕裂部位，由此可见冈上肌腱的前部位有撕裂现象（图9-4）。

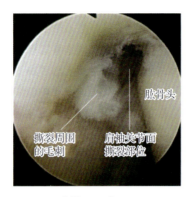
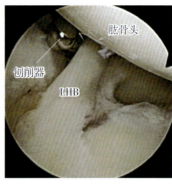
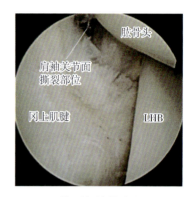

图9-2　内镜下观察　　　　图9-3　用刨削器清除撕裂部位　　图9-4　撕裂部位的确认
　　　　　　　　　　　　　　　　　周围的毛刺

## 3 ASD 与肩袖上的滑膜切除

施行内镜肩峰下间隙减压术（ASD）后，从后方切口插入70°斜视内镜。将刨削器从外侧切口插入肩峰下腔内，切除肩袖上的滑膜组织（图9-5），并显露肩袖的表面（图9-6）。

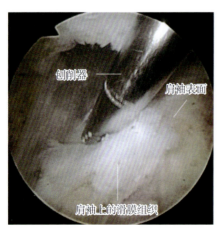
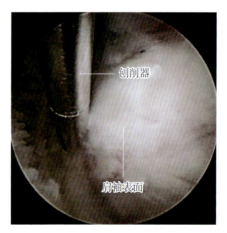

图9-5　切除肩袖上的滑膜　　　　　　图9-6　肩袖表面的显露

## 4 针从外侧切口刺入关节内

从外侧切口插入 16 号留置针的内套（以下简称"针"），刺入肩袖，针尖插入关节内（图 9-7）。将 30° 的斜视内镜从后方切口插入关节中，确定针的刺入位置。如果针贯穿关节面撕裂部位，则表明是适当的（图 9-8、图 9-9）。如果针未穿过关节面撕裂部位，则改变刺入位置，使其通过。

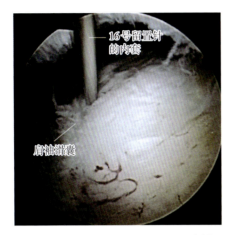

图 9-7 从外侧切口插入针，刺入肩袖

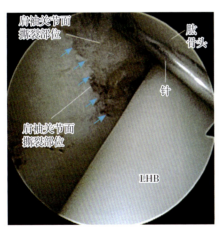

图 9-8 将针从关节面撕裂部位穿过（内镜下观察，蓝箭头为肩袖关节面撕裂部位）

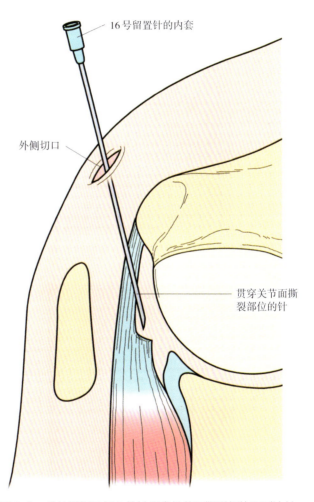

图 9-9 从外侧切口插入的针贯穿关节面撕裂部位而到达关节内

  从肩峰下窥视实施探查，以便探明关节面撕裂部位。用从外侧切口插入的探针，按压肩袖浅层，探明肩袖臃肿的部位（图 9-10）。使上臂旋转的同时，用探针按压靠近大结节部位的肩袖，瞄准关节面撕裂部位。

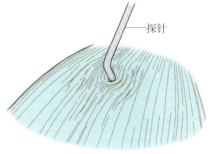

图 9-10 探查

**5** **拔出针，消融肩袖浅层**

　　恢复到在肩峰下窥视。从后方切口插入 70° 斜视内镜。之后，在 70° 斜视内镜下进行操作，直至桥接缝合结束为止。拔去刺入肩袖上的针，从外侧切口插入 VAPR 的侧方传热刀头。对针刺入部位的肩袖进行消融（图 9-11）。消融到大结节部肩袖止点附着部为止（图9-12）。然后，对肩袖近端及前后方浅层（滑囊）进行消融（图 9-13、图 9-14）。用探针确认肩袖撕裂部位的状态，判断所消融的范围是否合适（图 9-15）。

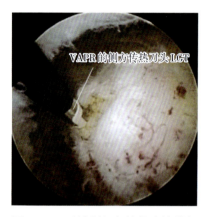

图 9-11　对针刺入部位的肩袖进行消融

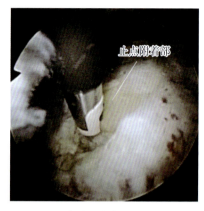

图 9-12　消融到止点附着部为止

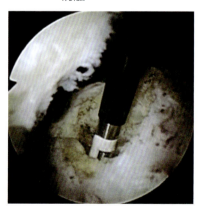

图 9-13　对肩袖浅层（滑液囊）消融

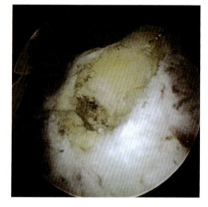

图 9-14　消融后

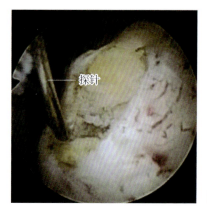

图 9-15　通过探针确认肩袖撕裂部状态

## 6 　插入缝合穿线钳，确认是否已经夹住肩袖

　　外侧切口插入针长 7mm 的闭合式缝合穿线钳，夹住肩袖的前方（图 9-16）、中心（图 9-17）及后方（图 9-18），确认是否能牢牢夹住工具。如果只能抓住浅层，则用 VAPR 进行深层肩袖的消融。

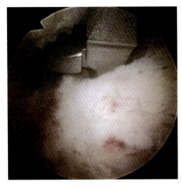　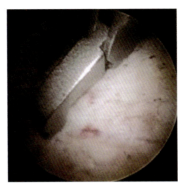　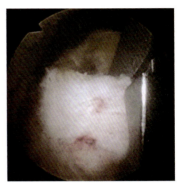

图 9-16　肩袖前方的夹持　　　　图 9-17　肩袖中心的夹持　　　　图 9-18　肩袖后方的夹持

## 7 　大结节止点附着部的新鲜化处理

　　从外侧切口插入 5.5mm 刨削器，实施大结节止点附着部新鲜化处理（图 9-19）。

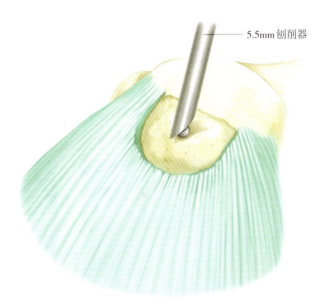

—— 5.5mm 刨削器

图 9-19　大结节止点附着部的新鲜化处理

## 8 锚钉通道的制作

从肩峰外侧插入针，使其位于大结节止点附着部上，判断针置入角度是否适当（图9-20）。如果判断为合适的话，就在针插入部分设置螺钉、锚钉插入用的切口。只需用15号圆刀切一个小口就足够了。

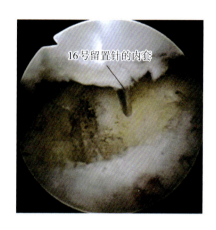

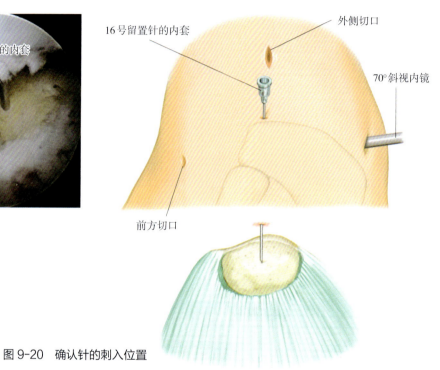

16号留置针的内套

外侧切口

70°斜视内镜

前方切口

图9-20 确认针的刺入位置

## 9 引导孔的制作

将Corkscrew PEEK 4.5mm用持钉器从螺纹锚钉通道插入肩峰下腔，然后将针尖贴附在大结节止点附着部的内侧（图9-21）。用锤子敲打，插到骨面接触水平的激光线以下（图9-22），直到完全看不见为止，制作引导孔（图9-23）。

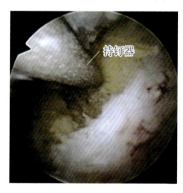

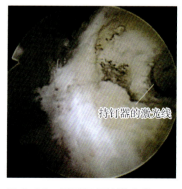

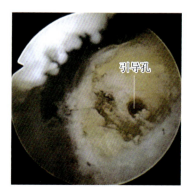

图9-21 将持钉器的前端贴附 在止点附着部的内侧

图9-22 骨面相邻的激光线

图9-23 确认引导孔

## 10　将 Corkscrew PEEK 4.5mm 锚钉插入骨内

Corkscrew PEEK 4.5mm 螺纹锚钉从锚钉小切口部位旋转插入肩峰下腔，然后插入引导孔内（图 9-24）。旋转到螺钉上的激光线看不见为止（图 9-25）。用锤子从尾部敲击钳柄，取下持钉钳，确认锚钉尾部已经埋在骨内（图 9-26）。

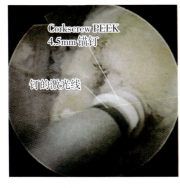
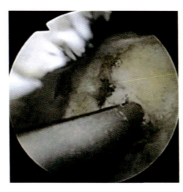
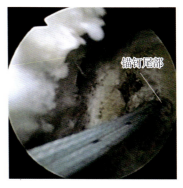

图 9-24　将 Corkscrew PEEK 4.5mm 旋入骨内　　图 9-25　旋转钉，直到激光线看不到为止　　图 9-26　锚钉尾部埋在骨内

## 11　止动结扣

将一根黑白线穿过打结器的孔眼，制作一个单结扣，然后将结朝着锚钉尾部推压，将该线固定在锚钉上（图 9-27）。蓝色线也以同样方式固定在锚钉上（图 9-28）。

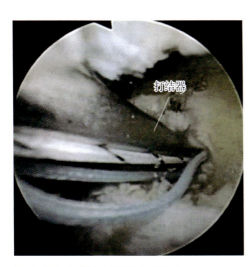
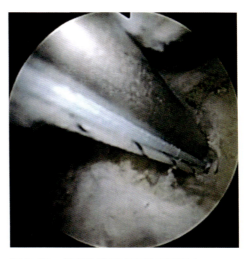

图 9-27　将黑白线固定在锚钉上　　　　图 9-28　将蓝色线固定在锚钉尾部上

## 12 用缝合穿线钳在肩袖上穿线（第1根）

从外侧切口插入针长 7mm 的缝合穿线钳，夹住肩袖前部位，使回线环状穿过的 2 根 2-0 号 PROLENE 缝合线伸出（图 9-29）。从肩袖上取下缝合穿线钳，进行内侧缝线接力（图 9-30），使蓝色线穿过肩袖。用从前方切口插入的缝合钳（以下简称"夹线钳"）夹住穿过的线（图 9-31）。

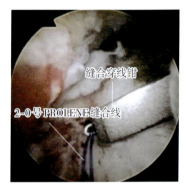
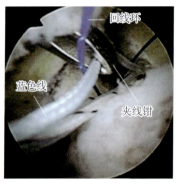
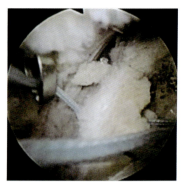

图 9-29 从缝合穿线钳的针尖伸出 2 根 PROLENE 缝合线

图 9-30 使从前方切口插入的夹线钳穿过回线环，夹住蓝色线

图 9-31 用夹线钳将蓝色线牵拉到前方切口

## 13 用缝合穿线钳在肩袖上穿线（第2根）

插入缝合穿线钳，夹住撕裂部位中心近前部位，从中引出 2-0 号 PROLENE 缝合线（图 9-32）。进行外部缝线接力（图 9-33），将第 2 根蓝色线穿过肩袖。用从前方切口插入的夹线钳夹住穿过的线并引出（图 9-34）。

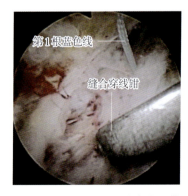
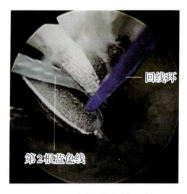
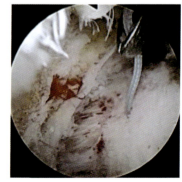

图 9-32 夹住撕裂部位中心近前部位

图 9-33 用夹线钳夹住回线环和第 2 根蓝色线

图 9-34 用夹线钳将第 2 根蓝色线牵拉到前方切口

## 14 用缝合穿线钳在肩袖上穿线（第3根）

插入缝合穿线钳，夹住撕裂部位中心近后方的部位（图9-35）。进行外部缝线接力（图9-36），使第1根黑白线穿过肩袖。用从前方切口插入的夹线钳夹住穿过的线，并且将其引出（图9-37）。

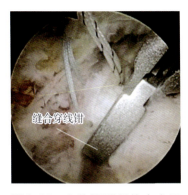
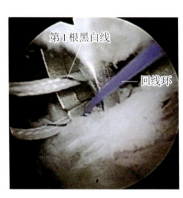
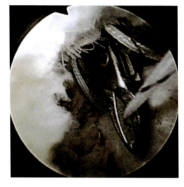

图9-35 夹住撕裂部位中心近后方的部位

图9-36 用夹线钳夹住回线环和第1根黑白线

图9-37 用夹线钳将黑白线牵拉到前方切口

## 15 用缝合穿线钳在肩袖上穿线（第4根）

插入缝合穿线钳，夹住肩袖后方部位（图9-38）。进行外部缝线接力（图9-39），使第2根黑白线通过肩袖。用从前方切口插入的夹线钳夹住穿过的线并且将其引出（图9-40）。基本上等间隔地将4根线缝在肩袖上（图9-41）。

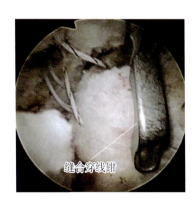
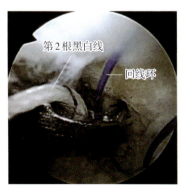
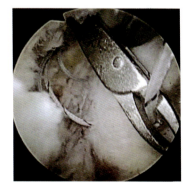

图9-38 夹住肩袖后方部位

图9-39 用夹线钳夹住回线环和第2根黑白线

图9-40 用夹线钳将第2根黑白线牵拉到前方切口

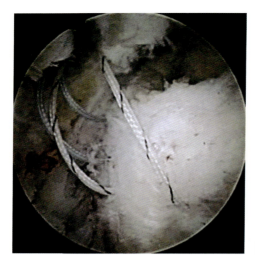

图 9-41　等间隔地在肩袖上穿过的 4 根线

### 16　设置导向套管

从外侧切口插入导向套管（图 9-42）。凸缘部被膜覆盖，用 VAPR 的侧方传热刀头对其进行消融（图 9-43）。

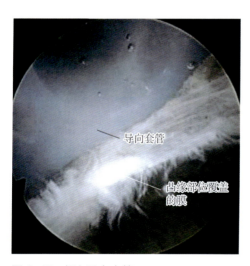

导向套管

凸缘部位覆盖的膜

图 9-42　插入导向套管

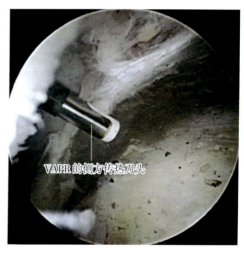

VAPR 的侧方传热刀头

图 9-43　对凸缘部覆盖的膜进行消融

## 17　大结节外侧壁软组织的消融

作为插入桥接用 4.5mm 锚钉弹簧锁的准备，从导向套管插入的凝固电极 VAPR 的传热刀头消融清理大结节外侧壁的软组织（**图 9-44**）。

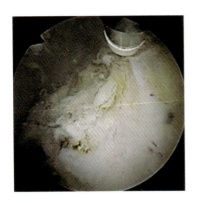
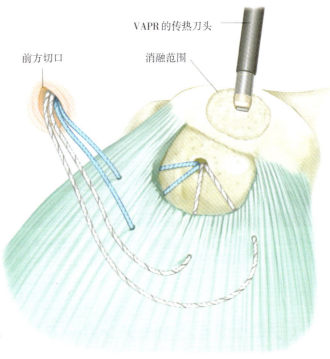

图 9-44　大结节外侧壁软组织的消融

## 18　用 4.5mm 弹簧锁用的持钉器制作引导孔

软组织被消融后，用 4.5mm 弹簧锁用持钉器前端紧贴在皮质骨显露的大结节外侧壁上（**图 9-45**），用锤子敲击冲头根部一边打入，直至激光线快要埋入骨质为止（**图 9-46**）。一边谨慎地旋转持钉器，一边将其拔出，检查引导孔（**图 9-47**）。

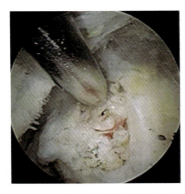
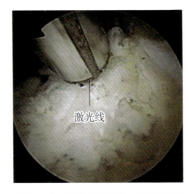
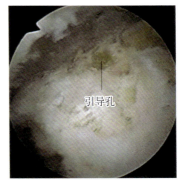

图 9-45　将持钉器的前端贴附
　　　　　在大结节外侧壁上

图 9-46　打入持钉器，到激光线
　　　　　快要埋入骨质为止

图 9-47　确认引导孔

## 19 从导向套管中牵拉出缝线

从导向套管中插入夹线钳，牵拉出缝在肩袖上的锚钉线（图 9-48）。分别牵拉出 4 根线后（图 9-49），在套管外用夹线钳夹住 2 根黑白线，插入肩峰下，确认与蓝色线之间没有缠绕（图 9-50）。对 2 根蓝色线也进行同样的操作。

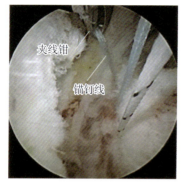
图 9-48 用夹线钳牵拉出锚钉线

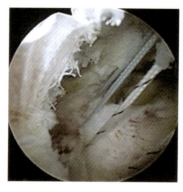
图 9-49 已被引出的 4 根锚钉线

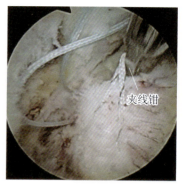
图 9-50 确认 2 根黑白线和蓝色线未发生缠绕

## 20 用 4.5mm 弹簧锁锚钉进行桥接缝合

在导向套管外，使 2 根蓝色线和 2 根黑白线分别插入 4.5mm 弹簧锁锚钉的 2 个孔眼中，一边牵拉 4 根线，一边从导向套管插入弹簧锁锚钉（图 9-51）。将前端插入引导孔（图 9-52），一边用锤子轻轻敲击根部，插入锚钉，直至观察到激光线能见到为止（图 9-53）。一根一根地牵拉缝线，将肩袖牵拉过来。同时轻轻地推压持钉柄，以免锚钉从引导孔中脱落。拉出的线缝在位于柄两侧的挂钩（楔形切口部位）上。锚钉稍微浮起，由此再次用锤

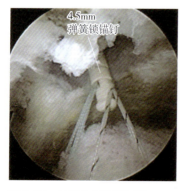
图 9-51 从导向套管插入锚钉

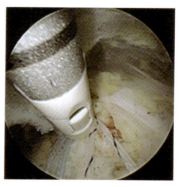
图 9-52 将锚钉的前端插入引导孔

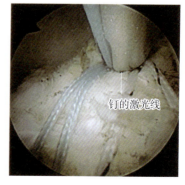
图 9-53 插入锚钉，直至激光线能被见到为止

子谨慎敲击根部，直至激光线能见到为止（图 9-54）。按下橙色止动块，并且松开止动块，然后用力紧握黑色杆。发出清晰的"咔嚓"响声，锚钉的翼即在两侧伸出，被固定在骨质内，同时将 4 根线牢固地固定在锚钉上。从挂钩上取下线来。拔出持钉杆，即可观察到锚钉尾部，能够检查是否位于适当的深度（图 9-55）。用纤维线切割器切断线（图 9-56）。

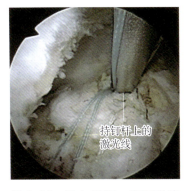

图 9-54　插入锚钉，直至激光标志线能见到为止

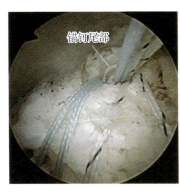

图 9-55　确认锚钉插入深度

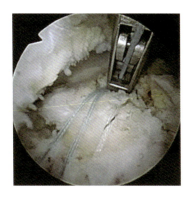

图 9-56　用纤维线切割器切断线

## 21　狗耳部突起的消融和内镜下观察

用 VAPR 的传热刀头对肩袖的狗耳部突起进行消融（图 9-57），使桥接部位的肩袖平整（图 9-58）。用 30°斜视内镜从后方通道观察关节内。肱二头肌长头腱（LHB）后方的冈上肌腱可以得到良好的修复（图 9-59）。

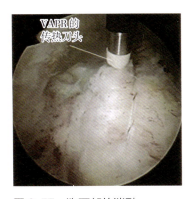

图 9-57　狗耳部的消融

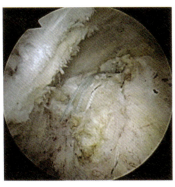

图 9-58　平整过的桥接部位的肩袖

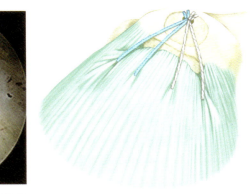

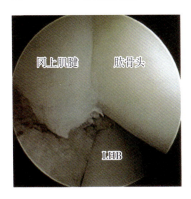

图 9-59　得到修复的冈上肌腱

## 肩袖关节面止点处撕裂的清理术

图 9-60 的病例是一名棒球选手。如果对投掷运动员（Throwing Athlete）实施肩袖修复术，则会因挛缩导致活动区域受限制，极有可能无法重返体坛，因此要考虑局限于肩袖关节面撕裂部位的清理。

### 1 关节造影磁共振成像（MRI）

图 9-60 显示本病例中关节造影磁共振成像（MRI）。通过斜位冠状位像，发现肩袖关节面撕脱，撕脱部位的深度为肩袖厚度的 1/3 左右（图 9-60a、b）。在水平图像上未发现前方及后关节盂唇发生剥离（图 9-60c）。

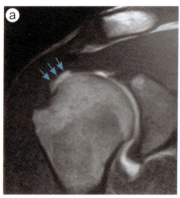
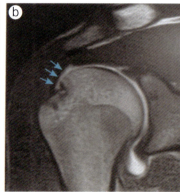
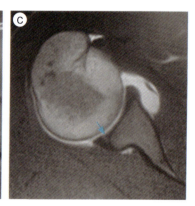

图 9-60　关节造影磁共振成像（MRI）

a、b：斜位冠状位像。连续的 2 个切面。用蓝箭头表示肩袖关节面撕裂部位
c：水平图像。未发现后关节盂唇发生剥离（蓝箭头）

### 2 对后关节盂唇毛刺的清理

从后方通道插入 30° 斜视内镜，从前方通道插入手术器材。未发现上关节盂唇发生剥离（图 9-61）。后关节盂唇也未发现剥离，但有毛刺不平整，用剥离子进行了清理（图 9-62、图 9-63）。

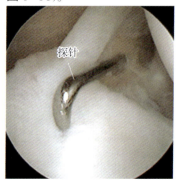
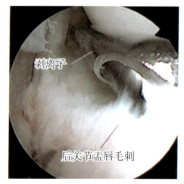
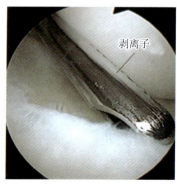

图 9-61　上关节盂唇的探查　　图 9-62　剥离子的清理　　图 9-63　清理后毛刺不平整消失

## 3 对肩袖关节面撕裂部位毛刺的清理

在肱二头肌长头腱（LHB）后方的冈上肌腱关节面，发现明显不平整的毛刺（图 9-64）。从前方通道插入剥离子，进行毛刺的清理（图 9-65、图 9-66）。同时，对大结节附着部位也加以清理（图 9-67）。至此，用剥离子进行粗略的清理处理即结束（图 9-68）。

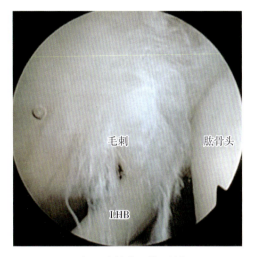

图 9-64　冈上肌腱关节面的毛刺

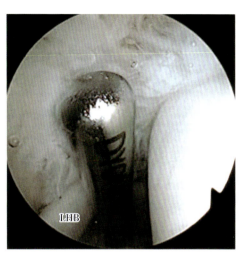

图 9-65　从前方通道插入剥离子

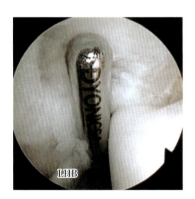

图 9-66　冈上肌腱关节面的清理

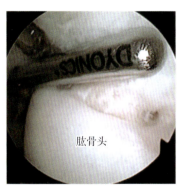

图 9-67　大结节附着部位的清理

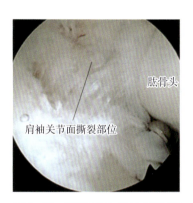

图 9-68　清理后的肩袖关节面撕裂部位

## 4 对肩袖关节面撕裂部位毛刺的消融

用 VAPR 的侧方传热刀头（图9-69）及传热刀头（图9-70）谨慎地对剩余的毛刺部位进行消融。

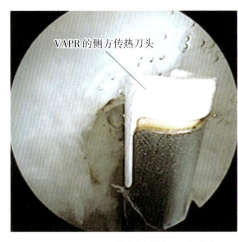 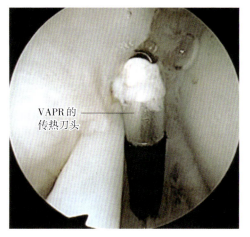

图 9-69　用 VAPR 的侧方传热刀头进行毛　　图 9-70　用 VAPR 的传热刀头进行毛刺的
　　　　　刺的消融　　　　　　　　　　　　　　　　　　消融

## 5 用探针确认关节面撕裂部位

用探针对清理后的关节面撕裂部位的厚度（深度）加以确认（图9-71、图9-72），结束手术（图9-73）。

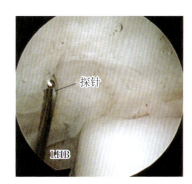 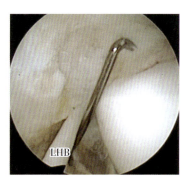 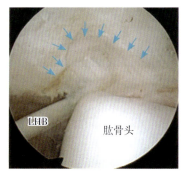

图 9-71　探查①　　　　　　　图 9-72　探查②　　　　　　　图 9-73　手术结束时，蓝箭头
　　　　　　　　　　　　　　　　　　　　　　　　　　　　　　　　　　表示肩袖关节面撕裂
　　　　　　　　　　　　　　　　　　　　　　　　　　　　　　　　　　部位

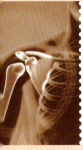

# 第 10 章 针对肩胛下肌腱撕裂的内镜肩袖修复术

　　肩胛下肌腱撕裂中，单独撕裂比较罕见，多数情况下并存冈上肌腱撕裂。同时还会与冈下肌腱一并撕裂。在肩胛下肌腱撕裂中，肩关节内旋肌力会减弱，提升试验（Lift Off Test）和腹部按压试验呈阳性。作为简单的检查方法，如果使患者做所谓休息的姿势（将双手贴紧两髂骨部位），这个动作则不能很好地完成，往往臂和肘下垂至躯干后方。

　　图 10-1 所示病例的 MRI 显示，在磁共振成像（MRI）T2 脂肪增强抑制横断位像中，可见到右肩的肩胛下肌腱发生撕裂，撕裂退缩到关节前盂唇附近。而且，可见到肱二头肌长头腱（LHB）向前脱位（图 10-1a）。在矢状位像中，发现肩胛下肌腱和冈上肌腱同时发生撕裂（图 10-1b）。在斜位冠状位像中，发现冈上肌腱发生撕裂（图 10-1c）。

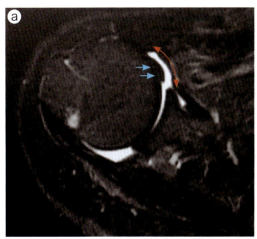
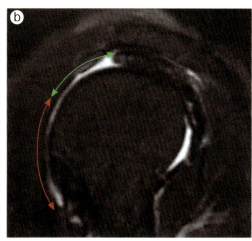
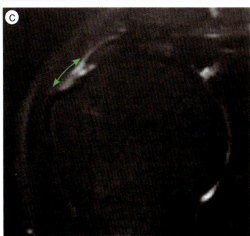

**图 10-1　磁共振成像**

a：T2 脂肪增强抑制横断位像。肩胛下肌腱撕裂部位（两端红箭头），肱二头肌长头腱（LHB）的前脱位（蓝箭头）

b：T2 脂肪增强抑制矢状位像。肩胛下肌腱撕裂部位（两端红箭头），冈上肌腱撕裂部位（两端绿箭头）

c：T2 脂肪增强抑制斜位冠状位像。冈上肌腱撕裂部位（两端绿箭头）

## 手术技巧

这里就肩胛下肌腱撕裂部位使用2号纤维线（以下简称"纤维线"）、合并使用二片水平垫片和桥接用4.5mm锚钉弹簧锁的修复术加以阐述。关于观察通道以及工作通道，设置位置是不确定的，最好根据每个病例随机应变地处理。

## 1 制作通道切口

设定5个切口（**图10-2**）。后方通道切口多为关节内的操作所用，与复发性肩关节脱位的治疗操作使用同一切口。前方通道切口选用喙突的外侧常规部位。前外侧切口取距肩峰前缘约1cm的后方，与肩袖大范围撕裂的治疗操作中的外侧切口部位相同。后外侧切口在前外侧切口和后方切口之间的中心设置。用于修复冈上肌腱的内侧锚钉用切口，设在肩峰外侧边缘。**图10-3**为肩袖修复手术后皮肤即将缝合时的照片。

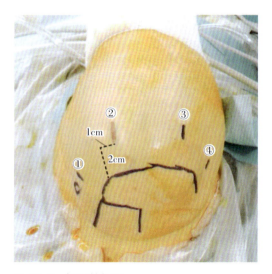

图10-2　切口的标记
①前方切口（工作）
②前外侧切口
③后外侧切口（内镜）
④后方切口［内镜、肱二头肌长头腱（LHB）的牵拉］

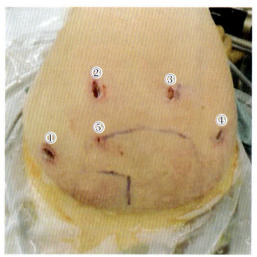

图10-3　皮肤缝合前切口的位置和长度
①前方切口（工作）
②前外侧切口（工作）
③后外侧切口（内镜）
④后方切口［内镜、肱二头肌长头腱（LHB）的牵拉］
⑤锚钉通道（冈上肌腱修复用）

## 2　内镜所见

将 30° 斜视内镜从后方切口插入，观察关节内。肱二头肌长头腱（LHB）在前方处于脱位状态（图 10-4）。确认肩胛下肌腱的撕裂部位在关节盂唇的前方（图 10-5）。同时确认冈上肌腱的撕裂部位（图 10-6）。图 10-7 为肱二头肌长头腱（LHB）前脱位和肩胛下肌腱撕裂、冈上肌腱撕裂的图示。

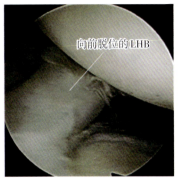

图 10-4　向前脱位的肱二头肌长头腱（LHB）

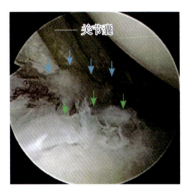

图 10-5　关节前盂唇（绿箭头），肩胛下肌腱撕裂部位（蓝箭头）

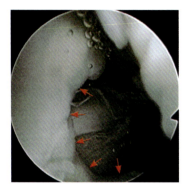

图 10-6　冈上肌腱撕裂部位（红箭头）

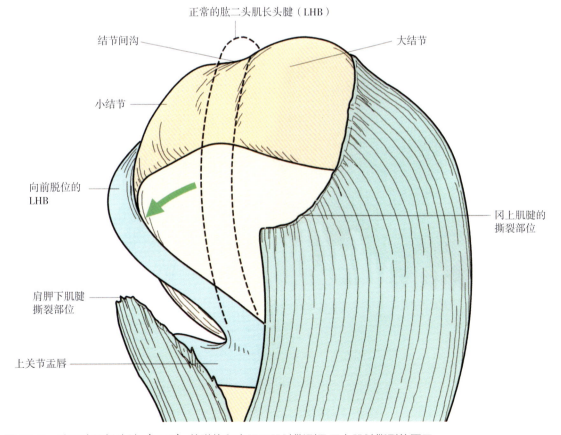

图 10-7　肱二头肌长头腱（LHB）前脱位和肩胛下肌腱撕裂及冈上肌腱撕裂的图示

## 3 从前方通道进行的操作

制作前方切口，插入剥离子，插到关节盂唇和肩胛下肌腱的之间（图 10-8）。用锤子敲剥离子根部（图 10-9），游离肩胛下肌腱的粘连，使肌腱断端可推移（图 10-10）。

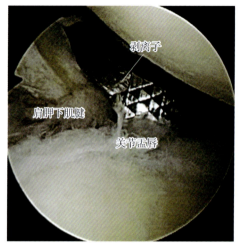

图 10-8　将剥离子插入关节盂唇和肩胛下肌腱之间

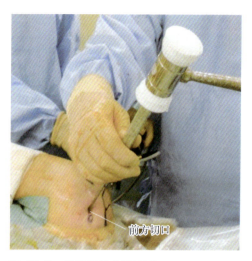

图 10-9　用锤子敲击剥离子

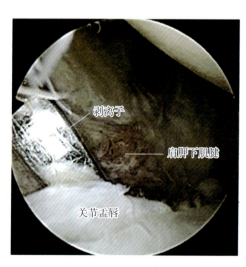

图 10-10　用剥离子剥离肩胛下肌腱的粘连

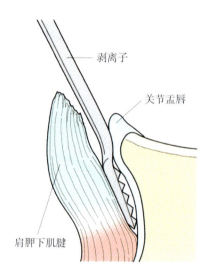

## **4** 用缝合穿线钳将线缝在肩胛下肌腱上

从前方通道插入装有 0 号 PDS 线（以下简称"PDS 线"）的、针长 7mm 的闭合型缝合穿线钳，夹住肩胛下肌腱（图 10-11），送入 PDS 线（图 10-12）。将缝合穿线钳牵拉到切口外（图 10-13a、图 10-14），在切口外用单结扣将 PDS 线与纤维线紧紧相连（图 10-13b）。牵拉 PDS 线时，纤维线即被拉入关节内（图 10-13c），并穿过肩胛下肌腱（图 10-13d、图

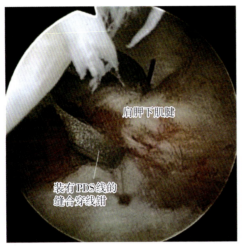
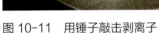
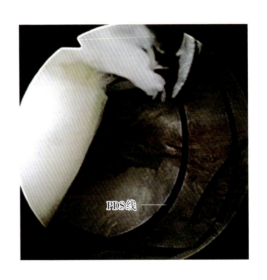

图 10-11　用锤子敲击剥离子

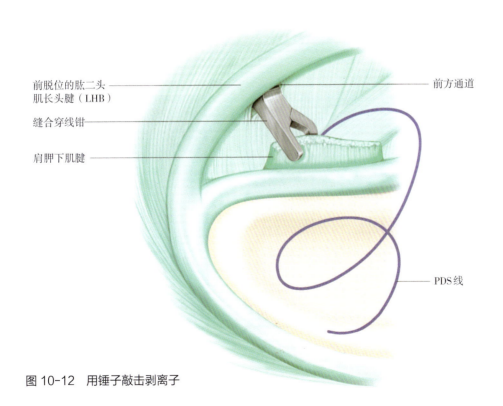

图 10-12　用锤子敲击剥离子

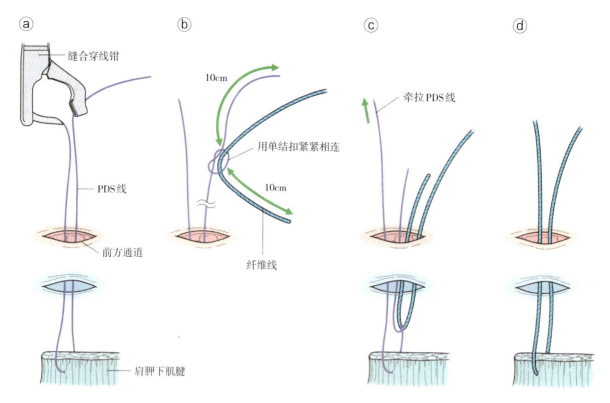

图 10-13　单结扣缝线接力

a：将缝合穿线钳牵拉到切口外
b：用单结扣将 PDS 线与纤维线紧紧相连
c：牵拉 PDS 线，将纤维线牵拉入关节内
d：在肩胛下肌腱穿过纤维线

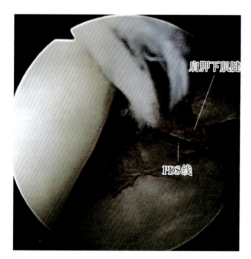

图 10-14　将 PDS 线穿过肩胛下肌腱上

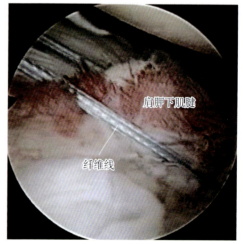

图 10-15　通过缝线接力在肩胛下肌腱上穿过纤维线

10-15）。这一连串的操作被称作单结扣缝线接力，再次进行同样的操作，将 2 根纤维线穿过肩胛下肌腱上（图 10-16）。通过牵拉纤维线可以观察到肌腱与正常肩胛下肌腱接近的立体造影（图 10-17）。

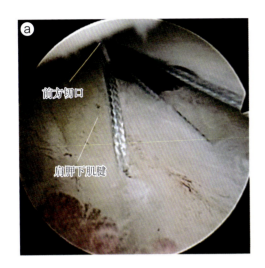

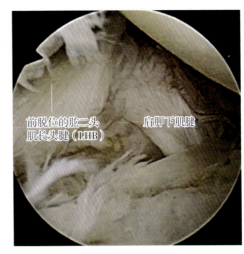

图 10-17　确认与正常肩胛下肌腱接近的立体造影

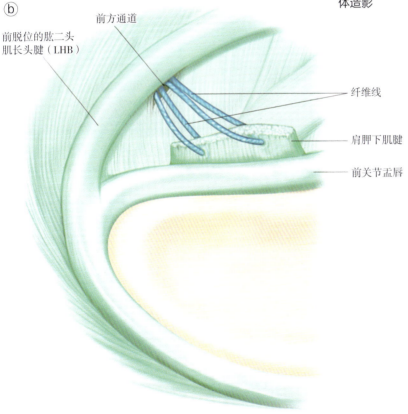

图 10-16　将 2 根纤维线缝在肩胛下肌腱上

a：缝在肩胛下肌腱上的 2 根纤维线
b：2 根纤维线缝在肩胛下肌腱状态的图示

## 5 ASD

在后方通道插入的内镜下进行常规的 ASD。

## 6 后外侧通道的内镜所见

从后外侧切口用 70° 斜视内镜实施窥视（图 10-18）。通过从前外侧切口插入的缝合穿线钳，夹住向前脱位的肱二头肌长头腱（LHB）（图 10-19），缝合 PDS 线（图 10-20），用单结扣缝线接力，将 2 号 ETHIBOND 缝合线（以下简称"ETHIBOND 缝合线"）缝在肱二头肌长头腱（LHB）上（图 10-21）。用同样的操作方法，在另一个肱二头肌长头腱（LHB）

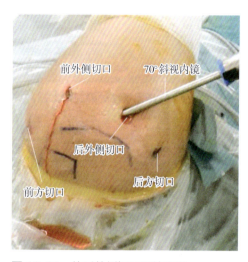

图 10-18　从后外侧切口开始窥视

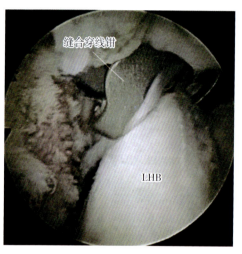

图 10-19　用缝合穿线钳夹住肱二头肌长头腱（LHB）

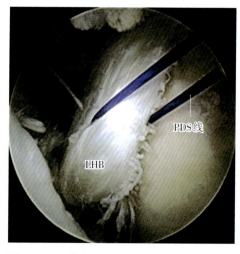

图 10-20　缝在肱二头肌长头腱（LHB）上的 PDS 线

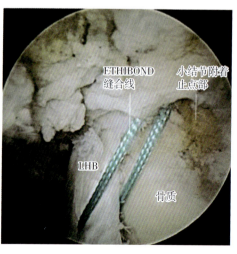

图 10-21　缝在肱二头肌长头腱（LHB）上的 ETHIBOND 缝合线

也穿上 ETHIBOND 缝合线。从后方通道插入夹线钳（以下简称"夹线钳"），夹住 ETHI-BOND 缝合线（图 10-22），将 2 根 ETHIBOND 缝合线牵拉到后方切口（图 10-23）。

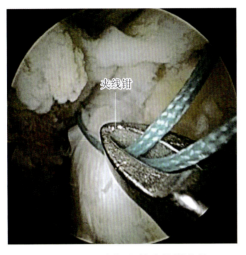

图 10-22　用从后方插入的夹线钳夹住 ETHIBOND 缝合线

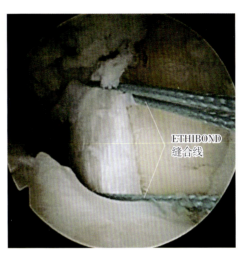

图 10-23　被牵拉到后方切口的 2 根 ETHI-BOND 缝合线

## 7　小结节止点附着部的新鲜化处理

牵拉从后方通道外伸出来的 ETHIBOND 缝合线，肱二头肌长头腱（LHB）向后方移动。确认小结节的止点附着部，用从前外侧通道插入的 VAPR 的侧方传热刀头，对此部位的残余软组织进行消融（图 10-24）。接着，插入 5.5mm 的刨削器，进行止点附着部的骨新鲜化处理（图 10-25）。

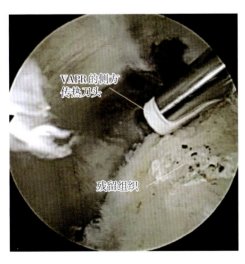

图 10-24　用 VAPR 的侧方传热刀头进行软组织的消融

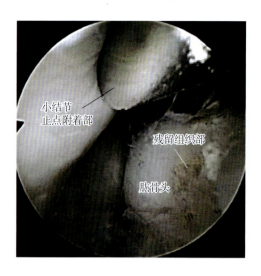

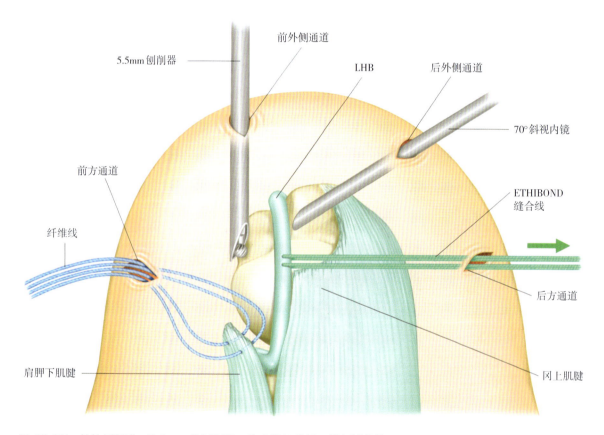

图 10-25　前外侧通道，5.5mm 的刨削器，将残留部的骨面做新鲜化处理

## 8　用剥离子进行关节囊的游离

　　首先牵拉缝在肩胛下肌腱上的纤维线（图 10-26），再用从外侧通道插入的剥离子尽可能地剥离前方的关节囊。此时，纤维线被剥离子卷入，2 根线都可能被撕裂了（图 10-27）。进一步用剥离子游离关节囊，使肩胛下肌腱的撕裂部位充分显露（图 10-28）。

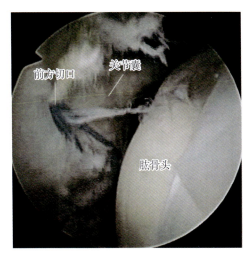

图 10-26　牵拉缝在肩胛下肌腱上的线

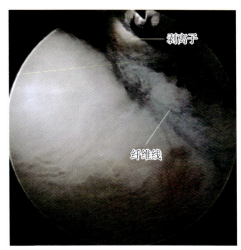

图 10-27　被剥离子卷入的 2 根线均发生撕裂

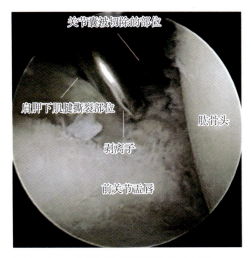

图 10-28　肩胛下肌腱撕裂部位的显露

## **9** 在内镜下手术中，将纤维线褥式缝在肩胛下肌腱上

　　从后方通道插入 30°斜视内镜，对关节内进行窥视。在内镜下手术中操作，将 2 根纤维线褥式缝合在肩胛下肌腱上。从前方通道插入装有 PDS 线的缝合穿线钳，夹住肩胛下肌腱（图 10-29），送入 PDS 线，用与前方相同的方法，用单结扣缝线接力将纤维线缝合到肩胛下肌腱上（图 10-30）。由于前关节囊刚刚被切除，可以清楚地确认肩胛下肌腱断端。从已缝合的纤维线，取适当的间隔，用以环状装填 2-0 号 PROLENE 缝合线（以下简称"PROLENE缝合线）的冲头，夹持牵拉肩胛下肌腱（图 10-31）。将缝合穿线钳拔出前方切口，取下

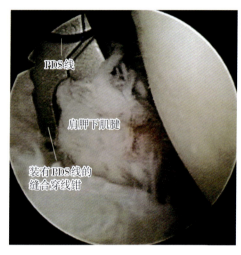

图 10-29　用缝合穿线钳夹住肩胛下肌腱，穿过 PDS 线

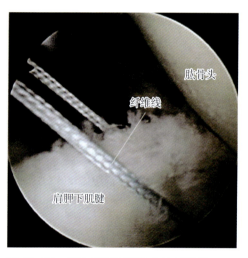

图 10-30　缝在肩胛下肌腱上的纤维线

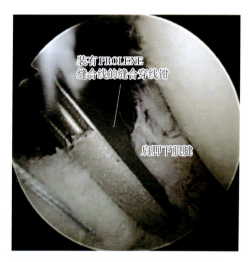

图 10-31　用以回线环形装有 PROLENE　缝合线的缝合穿线钳，夹住肩胛　　下肌腱

PROLENE 缝合线，牵拉 PROLENE 缝合线的两端，使回线环插入关节内。从前方通道插入夹线钳，夹住前一根纤维线的内线和 PROLENE 缝合线的回线环部（图 10-32a、图 10-33），再将其引出前方切口外 5cm 左右（图 10-32b）。将一起牵拉的纤维线插入 PROLENE 缝合线的回线环部 10cm 左右，一边用手指握折回部分，一边牵拉 PROLENE 缝合线的两端（图 10-32c）。纤维线褥式缝合在肩胛下肌腱上（图 10-32d、图 10-34）。上述一连串的操作称为外部缝线接力。

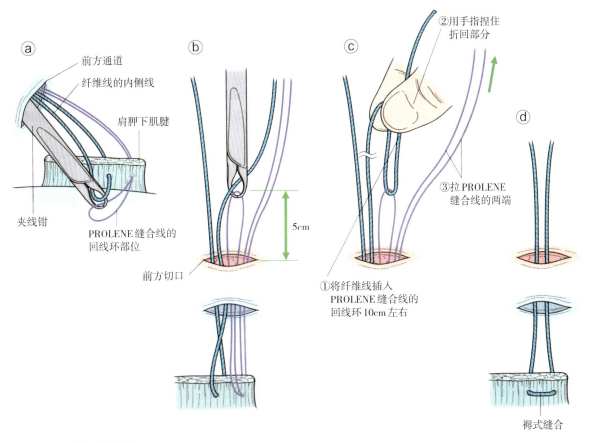

图 10-32　外部缝线接力

a：用夹线钳夹住纤维线的内线和 PROLENE 缝合线的回线环部
b：将纤维线的内线和 PROLENE 缝合线的回线环部引出前方切口外 5cm 左右
c：①将纤维线插入 PROLENE 缝合线的回线环部 10cm 左右的，②用手指捏住折回部分，③牵拉 PROLENE 缝合线的两端
d：纤维线褥式缝合在肩胛下肌腱上

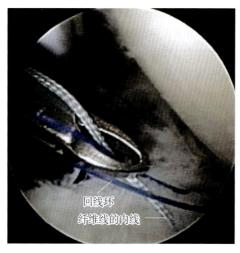

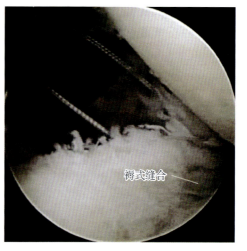

图 10-33　夹住纤维线的内线和 PROLENE
　　　　　缝合线的回线环部

图 10-34　纤维线褥式缝合在肩胛下肌腱上

## ⑩ 将第 2 根纤维线褥式缝合在肩胛下肌腱上

用装有 PDS 线的缝合穿线钳夹住同第 1 根纤维线保持足够距离的部位（图 10-35），用同样的方法，将纤维线缝在肩胛下肌腱上（图 10-36）。同缝合的纤维线保持适当的间隔，以回线环状装填 PROLENE 缝合线，用缝合穿线钳夹住肩胛下肌腱牵引（图 10-37）。进行

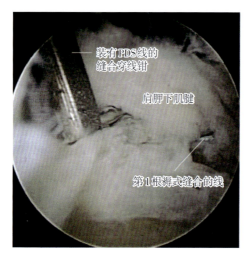

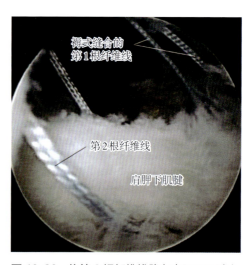

图 10-35　同第 1 根纤维线保持足够的距离，
　　　　　用缝合穿线钳夹住肩胛下肌腱

图 10-36　将第 2 根纤维线缝在肩胛下肌腱上

上述同样的操作，用夹住钳夹住纤维线的内线和 PROLENE 缝合线的回线环部（图 10-38），进行外部缝线接力，褥式缝合纤维线（图 10-39）。当牵拉褥式缝合的 2 根纤维线时，能够确认使肩胛下肌腱接近正常距离的立体造影（图 10-40）。

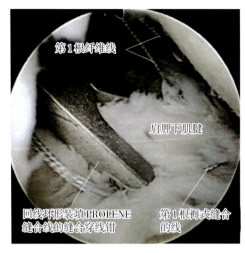

图 10-37　与第 2 根纤维线保持适度间隔，用缝合穿线钳夹住肩胛下肌腱

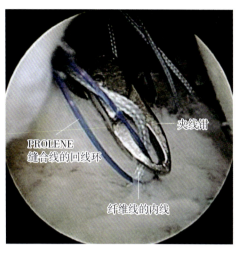

图 10-38　用夹线钳夹住纤维线的内线和 PROLENE 缝合线的回线环

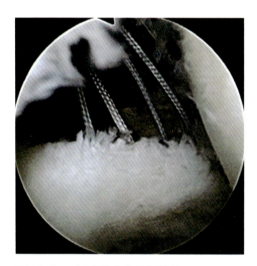

图 10-39　褥式缝合 2 根纤维线

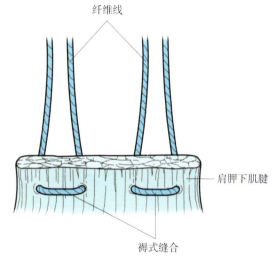

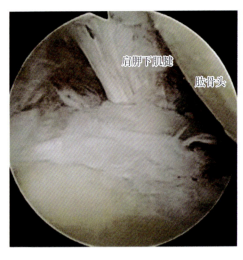

图 10-40　牵拉 2 根纤维线，就可以显示与接近正常的肩胛下肌腱的立体造影

## 11　用从后外侧通道进入的内镜施行桥接缝合的准备操作

从后外侧切口用 70° 斜视内镜进行内镜下手术（图 10-18）。从后外侧切口在内镜下进行操作，直至肩胛下肌腱的桥接缝合完成。对 2 根褥式缝合的纤维线进行确认（图 10-41），牵拉从前方切口伸出的纤维线，则肩胛下肌腱就会向小结节靠近，但张力感强，总是够不着小结节的止点附着部（图 10-42）。

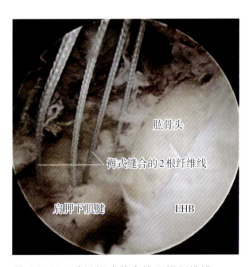

图 10-41　确认褥式缝合的 2 根纤维线

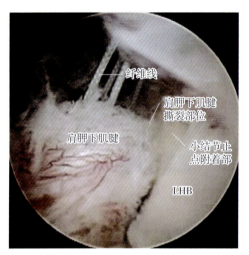

图 10-42　牵拉肩胛下肌腱，但张力强，撕裂部位总是够不着小结节的止点附着部

## 12　骨质软骨面磨削约 1cm

　　从前外侧通道插入 5.5mm 的刨削器（图 10-43），对紧接小结节部位的止点附着部之下的骨和关节软骨磨削约 1cm（图 10-44），显露软骨下骨（图 10-45）。通过此操作，便可将肩胛下肌腱撕裂部位牵引到达小结节上被扩展的止点附着部（图 10-46）。

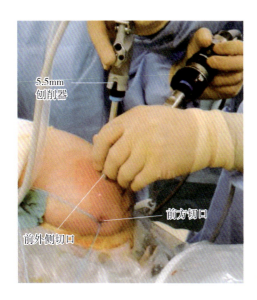

图 10-43　从前外侧通道插入 5.5mm 刨削器

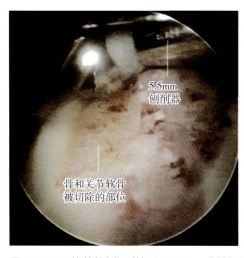

图 10-44　从前外侧通道插入 5.5mm 刨削器

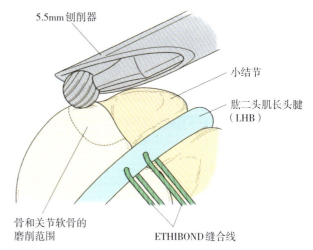

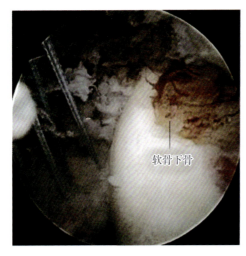

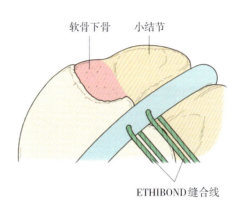

图 10-45　软骨下骨的显露

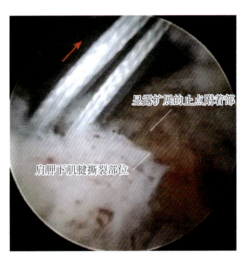

图 10-46　肩胛下肌腱止点撕裂部位可以牵
　　　　　引到达止点附着部

## 13 将导向套管插入前方通道

将导向套管插入前方切口（图 10-47）。用从前外侧通道插入的夹线钳夹住 4 根纤维线，暂且将其牵拉到前外侧切口。从导向套管插入夹线钳夹住 4 根纤维线（图 10-48），将其牵拉到导向套管外（图 10-49）。

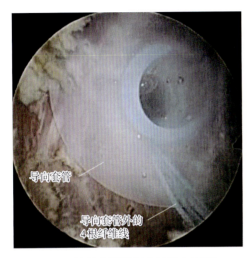

图 10-47 从前方通道插入的导向套管

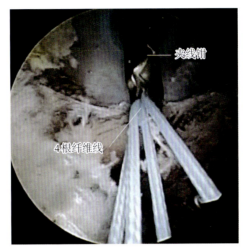

图 10-48 用夹线钳夹住 4 根纤维线

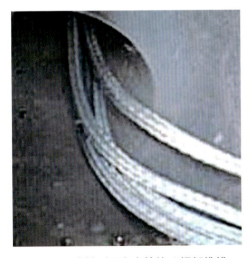

图 10-49 牵拉到导向套管的 4 根纤维线

**14** 制作引导孔

如果直接用4.5mm弹簧锁用持钉器制作引导孔，位置可能会发生微妙的偏移。因此，首先从导向套管插入Corkscrew PEEK用持钉器（图10-50），将其前端定位在小结节止点附着部中的适当部位上（图10-51），用锤子敲击造成一个小孔（图10-52）。然后从导向套管插入4.5mm弹簧锁用持钉器（图10-53），手持前端至先前打开的小孔内（图10-54），用锤子谨慎敲击，直至激光线的远端与骨的表面一致的水平（图10-55、图10-56）。拔去持钉器，确认引导孔（图10-57）。

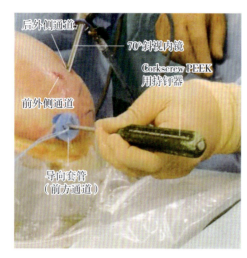

图10-50 从导向套管插入Corkscrew PEEK用持钉器

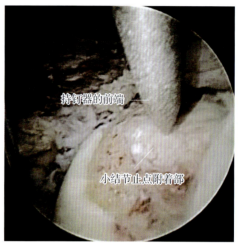

图10-51 将持钉器的前端定位在小结节止点附着部上适当的部位

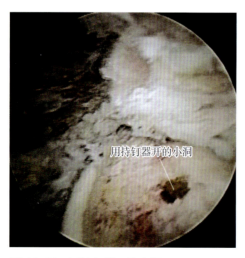

图10-52 用持钉器开的小洞

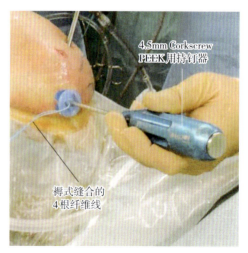

图10-53 从导向套管插入4.5mm弹簧锁的持钉器

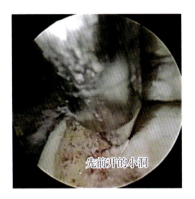

图 10-54 将持钉器的前端定位
在小洞处

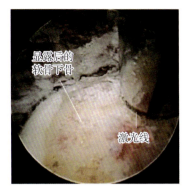

图 10-55 用锤子谨慎地敲击,
使激光线的下端与骨
质表面一致

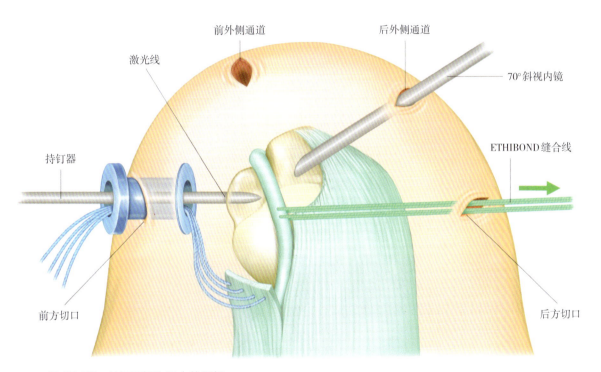

图 10-56 持钉器插入骨内的图解

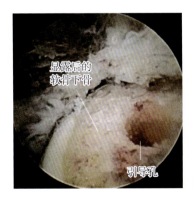

图 10-57 确认引导孔

205

## 15 使用4.5mm弹簧锁的桥接缝合

　　在导向套管外，用夹线钳夹住成对的2根纤维线，插入肩峰下，确认未与另外一对纤维线相互发生缠绕（图10-58）。对另一对2根纤维线也执行同样的操作。将成对的每2根纤维线穿入弹簧锁的孔眼后，将弹簧锁从导向套管插到肩峰下（图10-59）。将其前端置入引导孔后（图10-60），用锤子敲击，直至激光线靠近骨表面为止（图10-61）。

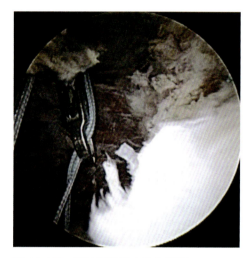

图10-58　确认纤维线未发生缠绕

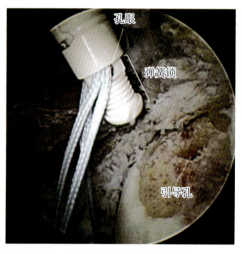

图10-59　从导向套管插入的弹簧锁

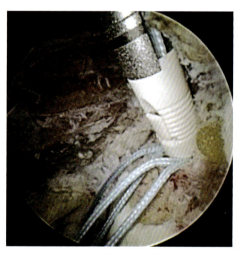

图10-60　将弹簧锁的前端手动地插到引导孔中

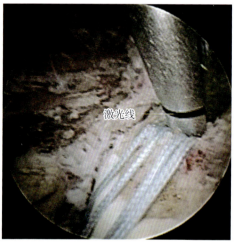

图10-61　用锤子敲击，直至激光线接近骨表面

确认用手拉纤维线之前的状态（图 10-62）。将纤维线一根一根地拉出来，牵拉肩胛下肌腱使其接近小结节止点附着部。通过已牵紧的纤维线，用筒子截断少量骨质（图 10-63）。充分确认激光线的下端位于骨的表面后，按橙色止动块，并且紧握手柄，则会发出"咔嚓"的声响，纤维线被固定在锚钉内，进而锚钉的侧翼打开，弹簧锁锚钉被固定在骨内（图 10-64）。肩胛下肌腱撕裂部位充分到达小结节止点附着部（图 10-65）。取下缝在肱二头肌长头腱（LHB）上的 2 根 ETHIBOND 缝合线（图 10-66）。

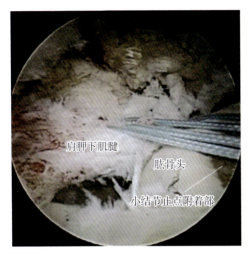

图 10-62　纤维线拉之前的状态

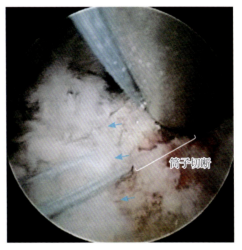

图 10-63　牵拉肩胛下肌腱，使其接近小结节止点附着部（蓝箭头为肩胛下肌腱撕裂部位）

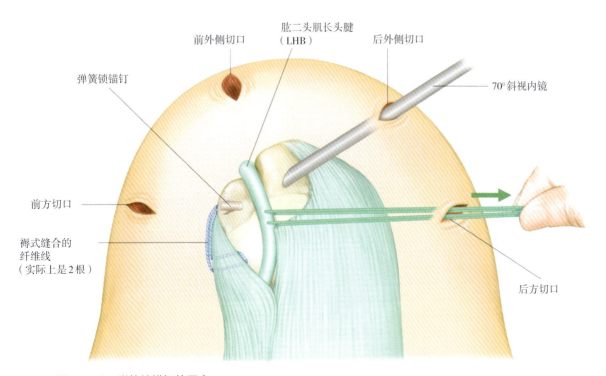

图 10-64　弹簧锁锚钉的固定

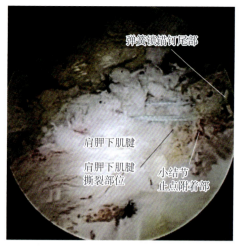

图 10-65　肩胛下肌腱撕裂部位到达小结节
　　　　　止点附着部

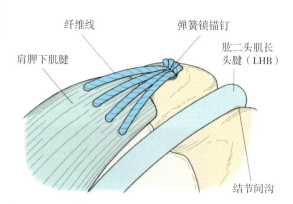

图 10-66　肩胛下肌腱修复后恢复到整复位的肱二
　　　　　头肌长头腱（LHB）

## 16　冈上肌腱的修复操作

从后方切口将 70° 斜视内镜插入肩峰下，确认冈上肌腱撕裂部位（图 10-67）。在大结节止点附着部实现新鲜化后，制作螺纹锚钉通道，插入 Corkscrew PEEK 4.5mm（图 10-68）。在锚钉线上加止动结扣后，用装上 PROLENE 缝合线的缝合穿线钳进行缝线接力，将 4 根锚钉线缝在冈上肌腱上。将导向套管置入前外侧切口，插入 4.5mm 弹簧锁（图 10-69），内装

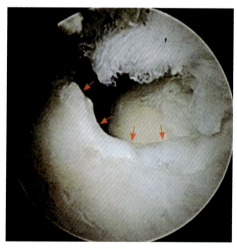

图 10-67　从后方切口将 70° 斜视内镜插入
　　　　　肩峰下，确认冈上肌腱撕裂部位
　　　　　（用红箭头表示撕裂部位）

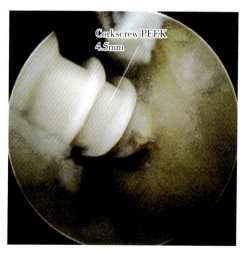

图 10-68　将 Corkscrew PEEK 4.5mm
　　　　　插入引导孔中

缝在冈上肌腱上的 4 根线。一直敲击，直至激光线与骨质接触的地方（图 10-70）。牵拉线，使冈上肌腱靠近大结节止点附着部，进行修复（图 10-71）。修复肩胛下肌腱撕裂和冈上肌腱撕裂，显露肱二头肌长头腱（LHB）处在整复位的图示为图 10-72。

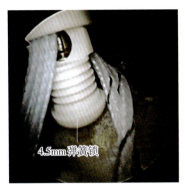

图 10-69　将导向套管置入前外侧切口，插入 4.5mm 弹簧锁

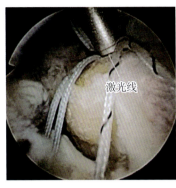

图 10-70　用锤子敲击，直至激光线与骨质接触的地方

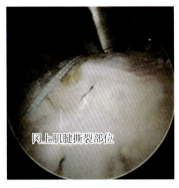

图 10-71　牵拉线，使冈上肌腱接近大结节止点附着部

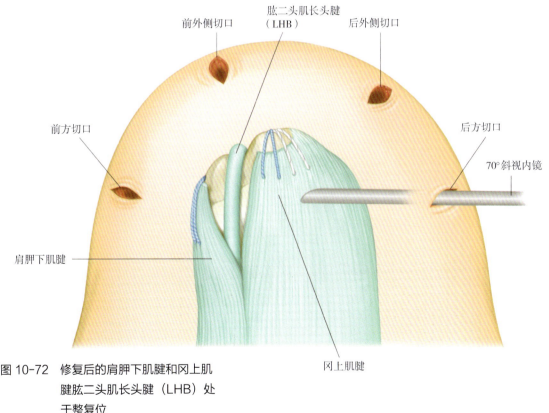

图 10-72　修复后的肩胛下肌腱和冈上肌腱肱二头肌长头腱（LHB）处于整复位

209

## 17 在内镜下所见

从后方通道内将 30° 斜视内镜插入关节内。前部脱位的 LHB 已恢复正常位置，冈下肌腱也接近正常（图 10-73）。LHB 后方的肌腱与骨骼接触，可以确认其修复良好（图 10-74）。

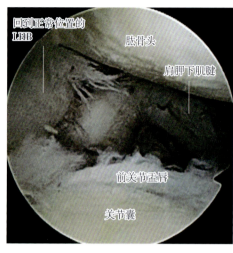

图 10-73　回到正常位置的肱二头肌长头腱（LHB）与以近似正常姿态行走的肩胛下肌腱

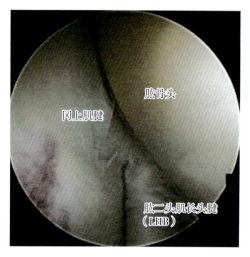

图 10-74　冈上肌腱与骨质相接

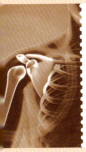

# 第11章 针对肩袖大面积撕裂并用迷你切口的内镜上关节囊重建术

　　上关节囊重建术包含肩袖大面积撕裂，肩自主上举运动障碍尤为明显，图 11-1 所示的是 1 例难以一次修复的病例。70 以上老年人，大多数适合采用反转型人工肩关节置换术（Reverse Shoulder Arthroplasty，RSA），但年龄相对年轻的病例则适合采用本手术。

　　本手术对三幡辉久先生所开发的手术方式加以改良。三幡先生的所有操作都是在内镜下进行的，而笔者则兼用迷你切口法。

　　图 11-1 为本病例的影像资料。在 X 线片图像中，可发现肱骨头向上方移动（图 11-1a）。在磁共振成像（MRI）T2 增强斜位冠状位像中，冈上肌腱的撕裂部位从关节囊退缩到近端（图 11-1b）。在矢状位像中，观察到冈上肌腱、冈下肌腱发生撕裂（图 11-1c）。通过横断位，证实肩胛下肌腱有连续性，但在冈下肌腱有明显变性的显示（图 11-1d）。

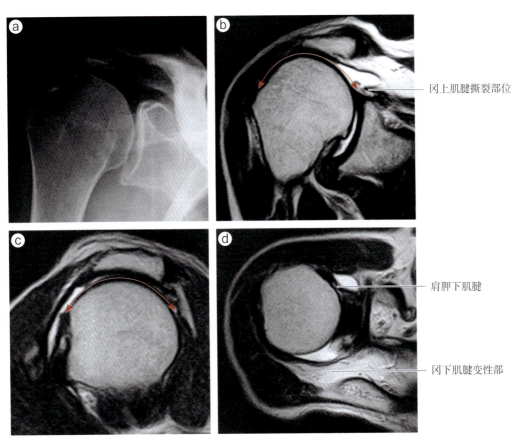

冈上肌腱撕裂部位

肩胛下肌腱

冈下肌腱变性部

图 11-1　本病例的 X 线片以及磁共振成像（MRI）

a：X 线片　b：磁共振成像（MRI），T2 增强斜位冠状位像，冈上肌腱撕裂部位（两端红箭头）　c：磁共振成像（MRI）T2 增强矢状位像，岗上肌腱 / 冈下肌腱撕裂部位（两端红箭头）　d：磁共振成像（MRI）T2 增强横断位像

# 手术技巧

## ① 大转子的标记

患者侧卧位，准备切取大腿阔筋膜，触诊大转子，标记勾勒其轮廓。将大腿阔筋膜采集用的切口线标记在大转子的后方（图11-2）。

从肩部到上肢及大转子部周围用聚乙烯吡咯酮碘®消毒后，铺中洞布，其头端正常肩的侧卧位内镜下用的敷料粘贴。取大腿阔筋膜时，从洞巾接触大转子部位，可切开布的一部分，扩大切口部位后，用粘贴纸将洞口封成四方形。

肩部牵拉后，肩的标记与肩袖大撕裂内镜治疗的相关内容相同。外侧切口部改良采用迷你切口的话，事先用虚线切口部做好标记（图11-3）。

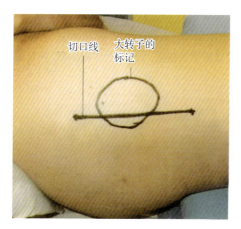
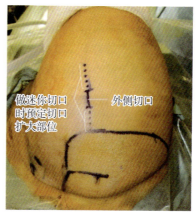

图 11-2　大转子的标记和皮肤切口线　　　图 11-3　切口

## ② 内镜所见

肱二头肌长头腱（LHB）沿着前方呈半脱位状态（图11-4）。肩胛下肌腱的位置正常（图11-5）。

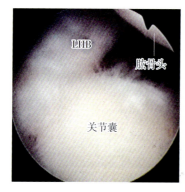
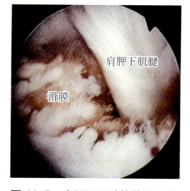

图 11-4　向前方半脱位的肱二　　图 11-5　肩胛下肌腱的位置正常
　　　　　头肌长头腱（LHB）

## ③ ASD

在肩峰部插入 30° 斜视内镜，施行 ASD（图 11-6～图 11-8）。

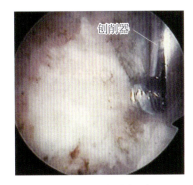

图 11-6 肩峰骨赘的切除

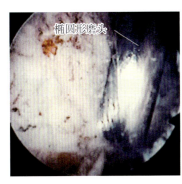

图 11-7 肩峰下骨质的切除

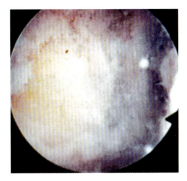

图 11-8 肩峰下平整后无凹凸不平现象

## ④ 70°斜视内镜下的肩峰下窥视

从后方通道将 70° 斜视内镜插入肩峰下。肩袖发生大范围撕裂（图 11-9），能观察到残存的冈下肌腱部肩袖（图 11-10）。

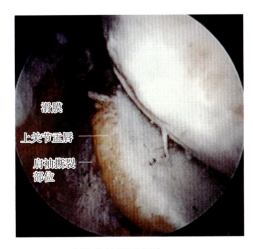

图 11-9 确认肩袖撕裂部位

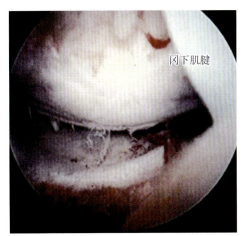

图 11-10 确认冈下肌腱

### 5 肩袖粘连的游离

将剥离子从外侧切口插入关节盂唇与冈上肌腱之间，剥离粘连（图 11-11）。接着将 15 号圆刀从外侧切口插入，将覆盖肩袖发生粘连的滑膜迅速切除（图 11-12）。

使用夹线钳（以下简称"夹线钳"）夹住冈上肌腱撕裂部位并且将其进行牵拉（图 11-13），牵拉到几乎丝毫牵不动的状态（图 11-14）。

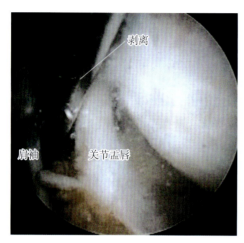

图 11-11 用剥离子将肩袖的粘连部剥离下来

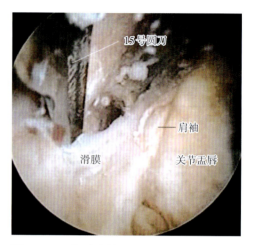

图 11-12 切除肩袖发生粘连部的滑膜

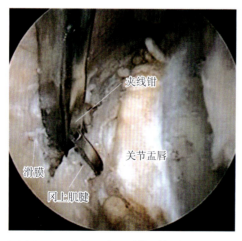

图 11-13 夹住冈上肌腱撕裂部位

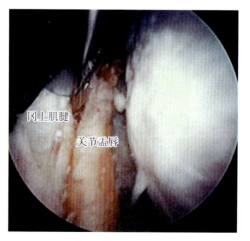

图 11-14 冈上肌腱撕裂部位几乎不能移动

## 6　上关节盂的软骨的消融、沟槽制作及骨的新鲜化处理

用从外侧切口插入的 VAPR 的传热刀头及侧方传热刀头，对从 10 点方向到 2 点方向的关节盂的软骨进行消融，制作沟槽［回环形道（Bowling Lane）的侧沟］（图 11-15）。之后改用 4mm 刨削器，进行关节盂的沟槽骨的新鲜化处理（图 11-16）。用篮钳尽可能切除上关节盂唇（图 11-17），改善关节盂的视野。用 VAPR 的侧方传热刀头进行肩胛骨肩盂部位的消融（图 11-18）。此外，用 4mm 刨削器，进行肩胛骨肩盂部位的皮质骨新鲜化（图 11-19）。

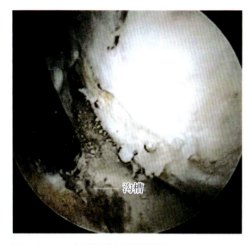

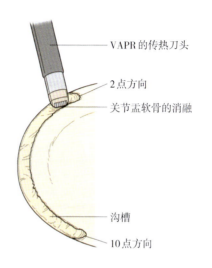

图 11-15　关节盂软骨的消融

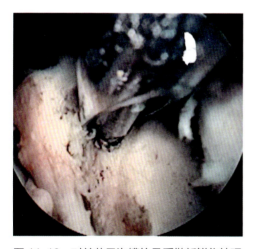

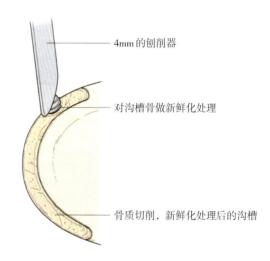

图 11-16　对关节盂沟槽的骨质做新鲜化处理

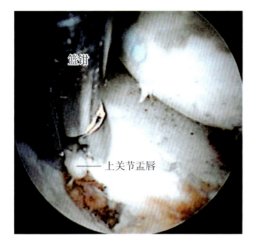
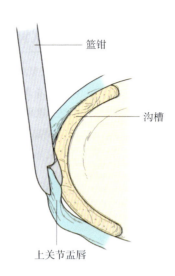

图 11-17　用骨篮钳切除上关节盂

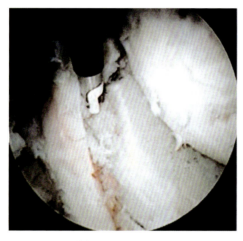
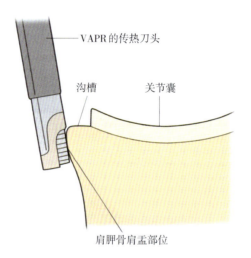

图 11-18　对肩胛骨部位做消融处理

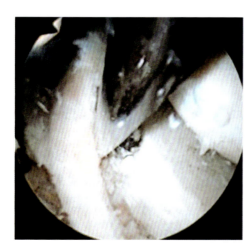
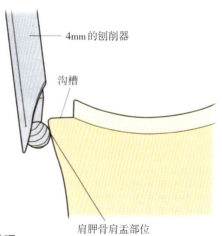

图 11-19　对肩胛骨肩盂部位的皮质骨做新鲜化处理

## 7　从前方切口插入软体锚钉

从前方切口插入捷豹结 1.4mm 软体锚钉用的钻孔导向管，固定到 2 点方向的关节盂的沟槽部（图 11-20），然后进行钻削（图 11-21）。将捷豹结 1.4mm 软体锚钉插入骨内，取下钻孔导向管（图 11-22）。

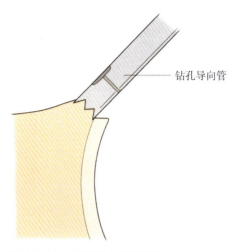

图 11-20　钻孔导向管的固定

2 点方向的关节盂的沟槽上固定捷豹结 1.4mm 软体锚钉用的钻孔导向管

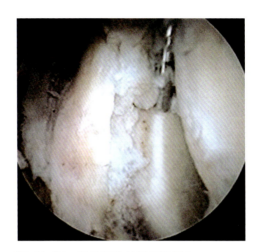

图 11-21　钻头和软体锚钉的插入

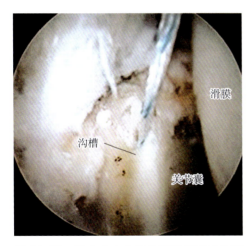

图 11-22　从 2 点方向关节盂沟槽露出的第 1 个软体锚钉

## 8 从外侧切口插入第 2 个软体锚钉

从外侧切口插入捷豹结 1.4mm 软体锚钉用的钻孔导向管，固定到 1 点方向的关节盂，进行钻孔（图 11-23）。将捷豹结 1.4mm 软体锚钉插入骨内，取下钻孔导向管（图 11-24）。用钳子在切口外夹住线。

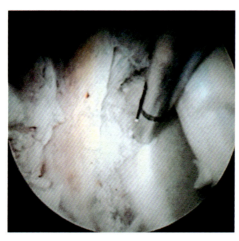 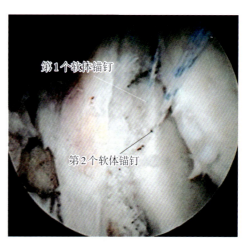

图 11-23　将钻孔导向管固定在 1 点方向的关节盂进行钻孔　　图 11-24　将第 2 个软体锚钉插入到 1 点方向的关节盂

## 9 制作后外侧切口

将 16 号留置针的内套从外侧切口后方的皮肤刺入，将针尖插到关节盂，为后外侧切口进行定位（图 11-25）。在针刺入部位的皮肤上切开一个小口。

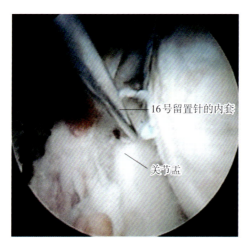

图 11-25　从外侧切口的后方刺入 16 号留置针的内套，将针尖插入至关节盂

## 10　从后外侧切口插入第 3 个软体锚钉

　　从后外侧切口插入钻孔导向管，固定在 12 点方向的关节盂沟槽部位（图 11-26），以同样的操作，将第 3 个软体锚钉插入骨内（图 11-27）。用从外侧切口插入的夹线钳夹住锚钉线（图 11-28），牵拉到外侧切口，用钳子夹住。

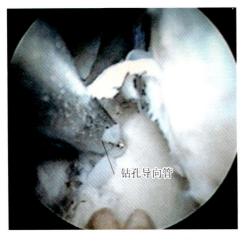

图 11-26　将钻孔导向管从后外侧切口插入，固定在 12 点方向的关节盂

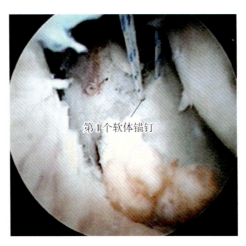

图 11-27　在 12 点方向的关节盂，插入第 3 个软体锚钉

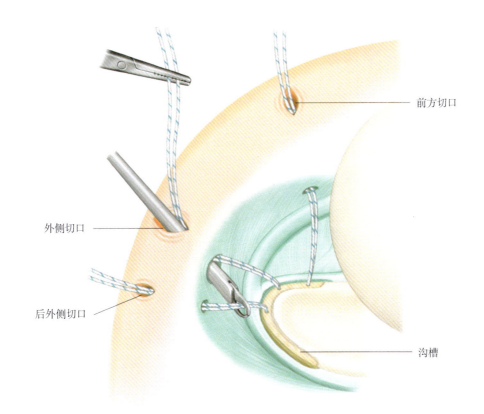

图 11-28　从外侧切口插入夹线钳，夹住锚钉线

## 11 从后外侧切口插入第 4 个软体锚钉

从后外侧切口插入钻孔导向管（图 11-29），固定在 11 点方向的关节盂沟槽，以同样的操作，将第 4 个软体锚钉插入骨内（图 11-30）。用从外侧切口插入的夹线钳夹住锚钉线，牵拉到外侧切口，用钳子夹住。

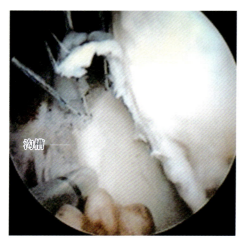

图 11-29 将钻孔导向管从后外侧切口插入，固定在 11 点方向的关节盂上

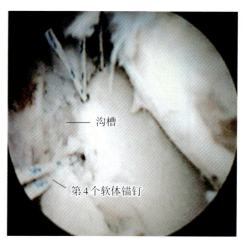

图 11-30 在 11 点方向的关节盂部位，插入第 4 个软体锚钉

## 12 从后外侧切口插入第 5 个软体锚钉

从后外侧切口插入钻孔导向管（图 11-31），固定在 10 点方向的关节盂沟槽，以同样的操作，将第 5 个软体锚钉插入骨内（图 11-32）。用从外侧切口插入的夹线钳夹住锚钉线，

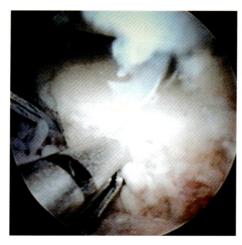

图 11-31 从后外侧切口插入钻孔导向管，固定在 10 点方向的关节盂部位

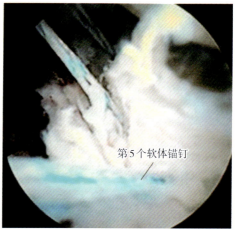

图 11-32 在 10 点方向的关节盂部位插入第 5 个软体锚钉

牵拉到外侧切口。然后，将从前方切口伸出的锚钉线也牵拉到外侧切口。确认 5 个软体锚钉基本上以等距离间隔插到上关节盂的沟槽（图 11-33）。5 组锚钉线从外侧切口露出来（图 11-34）。

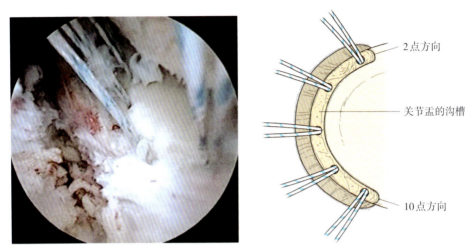

图 11-33　基本上以等距离间隔在关节盂的上方插入了 5 个软体锚钉

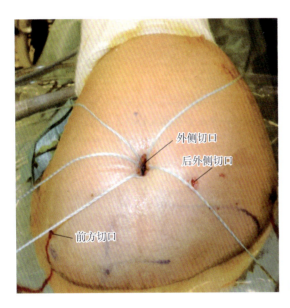

图 11-34　5 组锚钉线从外侧切口牵引出来

## 13 将锚钉线牵拉到前方切口

从前方切口插入夹线钳，将外侧切口伸出的 5 组线牵拉到前方切口（图 11-35）。通过该操作显露了大结节止点附着部（图 11-36）。

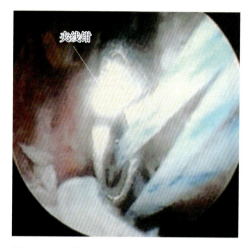
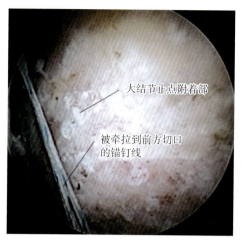

图 11-35　将 5 组锚钉线牵拉到前方切口　　图 11-36　大结节止点附着部显露

## 14 大结节止点附着部的新鲜化处理

用从外侧切口进入的 VAPR 的侧方传热刀头，对大结节止点附着部软组织进行消融（图 11-37）。用 VAPR 的传热刀头，对大结节外侧壁皮质骨上的软组织进行消融（图 11-38）。其次，用 4mm 的刨削器对大结节止点附着部骨质做新鲜化处理（图 11-39）。

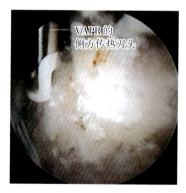
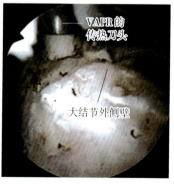
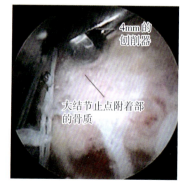

图 11-37　大结节止点附着部的　　图 11-38　大结节外侧壁皮质骨　　图 11-39　大结节止点附着部上
　　　　　　软组织消融　　　　　　　　　　上软组织的消融　　　　　　　　　骨质的新鲜化处理

## 15　大腿阔筋膜的采集

皮肤切口置于大转子后方（图 11-40）。从阔筋膜张肌膜的浅面对皮下脂肪进行剥离，显露大腿阔筋膜张肌。采集的长 13cm、宽 4cm 的大腿阔筋膜张肌（图 11-41）。用剪刀从肌膜上尽可能地切除脂肪组织，如果与肌腹有部分附着的话，肌腹处也要用剪刀分离。

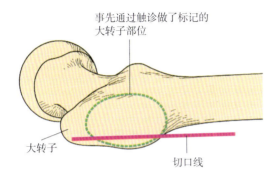

图 11-40　大转子部的皮肤切口

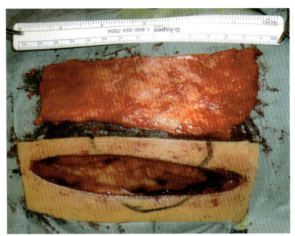

图 11-41　采集过的大腿阔筋膜

## 16　对折缝合阔筋膜之间

用 3-0 双股线将阔筋膜之间加以对折缝合（图 11-42）。厚度约为 1cm（图 11-43）。

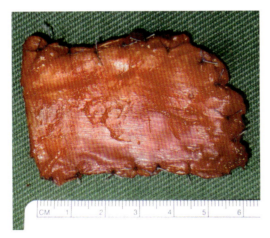

图 11-42　对折缝合的大腿阔筋膜

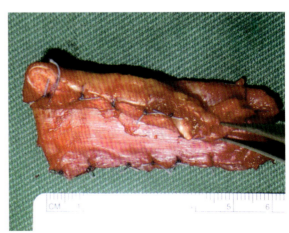

图 11-43　厚度 1cm 左右

### 17 外侧皮肤切口延长，成为迷你切口（图 11-44）

延长了外侧切口的皮肤切口，作为长 5cm 的皮肤切口。劈裂三角肌纤维，显露肩峰下，在三角肌近端置一肌肉拉钩（图 11-44）。通过牵拉直视下确认肩峰下腔。

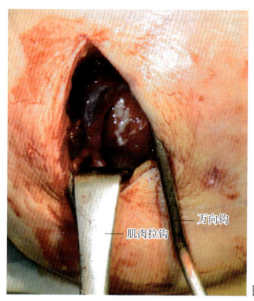

万向钩
肌肉拉钩

图 11-44　外侧切口延长成为迷你切口

### 18 从前方切口插入打结器，将锚钉线引向迷你切口部位

前方切口外，将成对的 2 根锚钉线穿过打结器前端的孔眼，然后插入肩峰下腔，直视下观察这 2 根线，并从迷你切口部位插入的夹线钳夹住该线（图 11-45），将其牵拉到迷你切口部位。以同样的操作将 5 组锚钉线牵拉到迷你切口部位。引出后即刻用钳子等夹住成对的 2 根锚钉线。更换钳子的种类，以便确认锚钉线是从哪个部位出来的。后方是花生钳，其次是蚊式止血钳，中心则是硬度高无弹性的钩针，下一个是中直止血钳，前方还可用大钩针等。在直视下，确认相邻的线之间有无缠绕。这一连串的操作可以在内镜下进行。

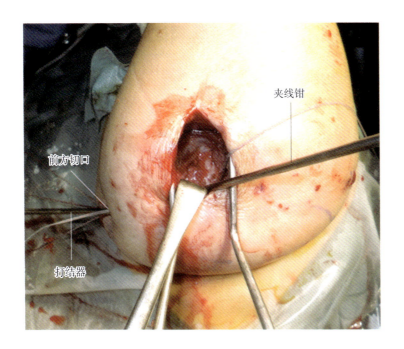

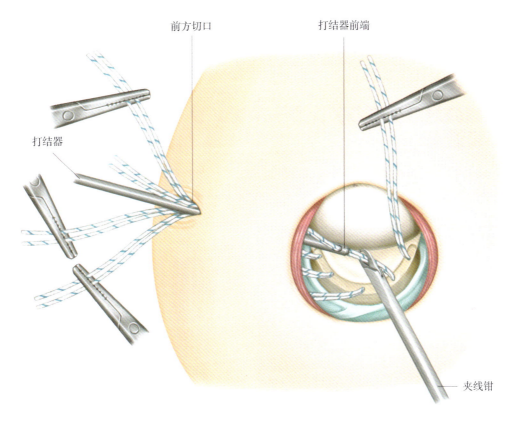

图 11-45　从前方切口插入打结器，将锚钉线牵拉至迷你切口部位

## 19 将锚钉线褥式缝在大腿阔筋膜上

充分确认从前方到后方5组锚钉线的顺序后，按顺序缝在大腿阔筋膜上，进行褥式缝合（图11-46）。

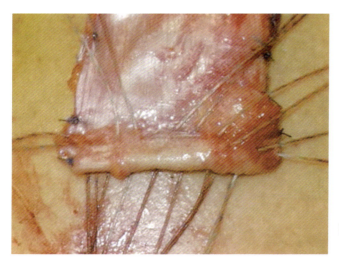

图11-46 在大腿阔筋膜游离片上褥式缝缝合5组锚钉线

## 20 使两端成对的2根锚钉线穿过打结器的孔眼

使前方成对的2根锚钉线穿过打结器前端的孔眼。然后，将后方成对的2根锚钉线穿过另一打结器的孔眼（图11-47）。

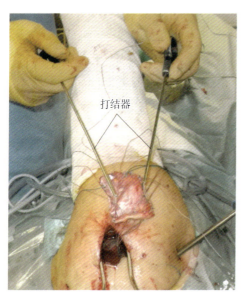
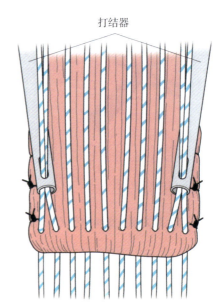

图11-47 使缝在大腿阔筋膜片两端的成对的2根锚钉线穿过打结器的孔眼

**21** **将大腿阔筋膜片插入肩峰下**

一边牵拉已经穿过两侧打结器的线，一边推进两侧的打结器，将大腿阔筋膜片插到肩峰下。在大腿阔筋膜移植片的远端上，褥式缝合 2 根 ETHIBOND 缝合线，对大腿阔筋膜片施加适当的牵张力（图 11-48）。将大腿阔筋膜片插入肩峰下后，在 70° 斜视内镜肩峰下进行手术。大腿阔筋膜片进入肩峰下腔，靠近关节盂（图 11-49）。确认后方的打结器前端（图 11-50），一边牵拉穿过打结器的线，一边将打结器推入，直至大腿阔筋膜片紧贴关节盂为止（图 11-51）。

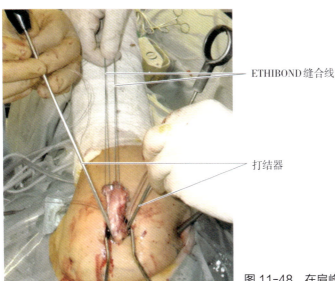

ETHIBOND缝合线

打结器

图 11-48　在肩峰下插入大腿阔筋膜片

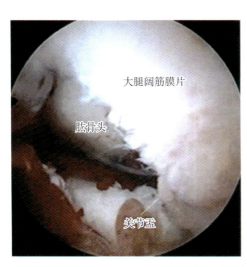

大腿阔筋膜片

肱骨头

关节盂

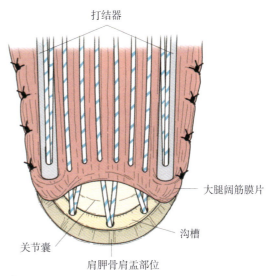

打结器

大腿阔筋膜片

沟槽

关节囊

肩胛骨肩盂部位

图 11-49　将大腿阔筋膜片插到肩峰下腔，靠近关节盂

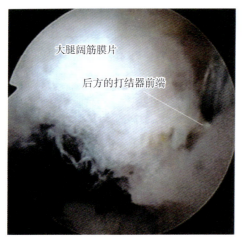

图 11-50　确认后方的打结器前端

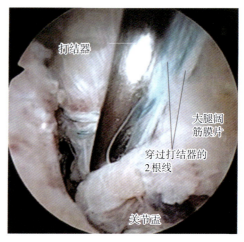

图 11-51　用打结器将大腿阔筋膜片推入，直至与关节盂紧密贴合为止

## 22　将大腿阔筋膜片缝合到关节盂上

从后方的锚钉线开始按顺序缝合。用褥式缝合的后方锚钉线以滑动结扣（Weston Knot）进行打结后（图 11-52），以正结扣进行 3 次单结扣缝合（图 11-53）。用纤维线切割器切断线（图 11-54）。确认从后方起第 2 根锚钉线（图 11-55），并同样缝合、切断线（图 11-56）。按顺序用 5 根锚钉线进行缝合（图 11-57）。

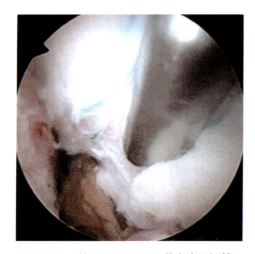

图 11-52　以 Weston Knot 缝在大腿阔筋膜片后方的锚钉线

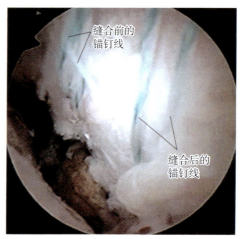

图 11-53　缝合后的锚钉线和缝合之前的锚钉线

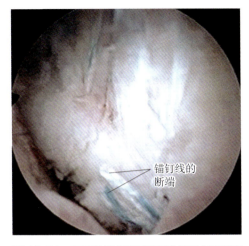

图 11-54　用纤维线切割器切断锚钉线的断端

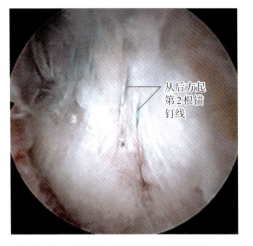

图 11-55　确认从后方起第 2 根锚钉线

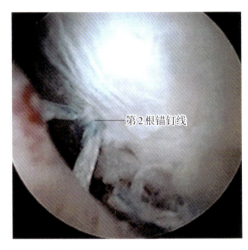

图 11-56　用同样方式缝合后切断锚钉线

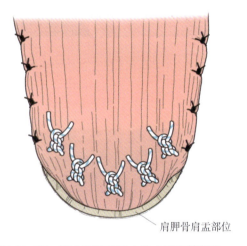

图 11-57　缝合在关节盂上的大腿阔筋膜片

### 23 在大结节的内侧插入 2 个锚钉，在大腿阔筋膜片上进行褥式缝合

在大结节的内侧插入 2 个 Corkscrew PEEK 4.5mm 锚钉（图 11-58）。将共计 8 根线褥式缝合在大腿阔筋膜片的远端侧（图 11-59）。

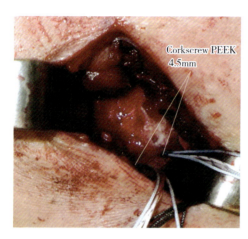

图 11-58 在大结节的内侧插入 2 个 Corkscrew PEEK 4.5mm 锚钉

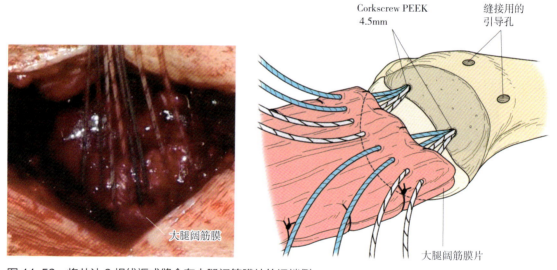

图 11-59 将共计 8 根线褥式缝合在大腿阔筋膜片的远端侧

## 24 桥接缝合

桥接使用 2 个锚钉，褥式缝合在大腿阔筋膜片远端部的 8 根线中每次 4 根穿过桥接用锚链钉的孔眼，进行桥接缝合（图 11-60）。

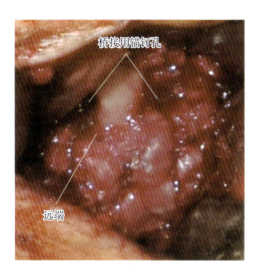

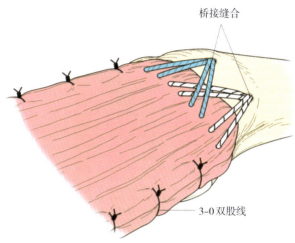

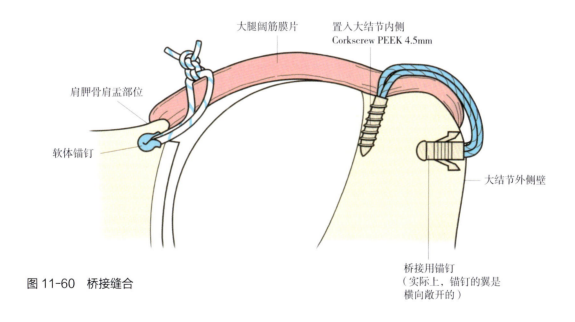

图 11-60　桥接缝合

**25** **直视下将大腿阔筋膜片与肩袖残存部侧侧缝合**

使肩关节外旋，显露残存的肩胛下肌腱，在直视下用 2 号 ETHIBOND 缝合线将大腿阔筋膜片和肩胛下肌腱侧侧缝合。然后，使肩关节内旋，确认残留的冈下肌腱，在直视下用 2 号 ETHIBOND 缝合线将大腿阔筋膜片与冈下肌腱侧侧缝合（图 11-61）。

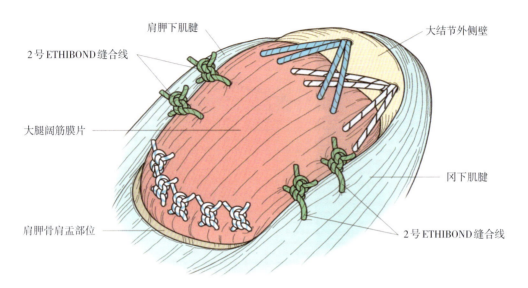

图 11-61　直视下将大腿部膜大腿阔筋膜片与残存肩袖侧侧缝合

**26** **肩峰下内镜观察**

将迷你切口部位的皮肤临时缝合后，从后方切口将 70° 斜视内镜插入肩峰下进行观察。观察大腿阔筋膜片的上关节囊侧（图 11-62），窥视大结节侧的大腿阔筋膜片（图 11-63）。观察 2 个桥接用锚钉孔和固定在大结节上的大腿阔筋膜片的远端侧（图 11-64）。

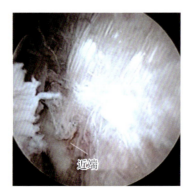 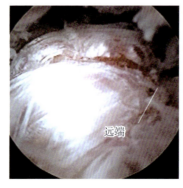 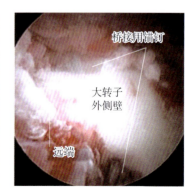

图 11-62　确认大腿阔筋膜片上　　　　图 11-63　确认大结节侧的大腿　　　　图 11-64　确认大腿阔筋膜片
　　　　　　关节囊侧近端　　　　　　　　　　　阔筋膜片远端　　　　　　　　　　　远端

## 27 内镜下观察

从后方切口用 30° 斜视内镜窥视关节内。大腿阔筋膜片紧贴关节盂（图 11-65）。

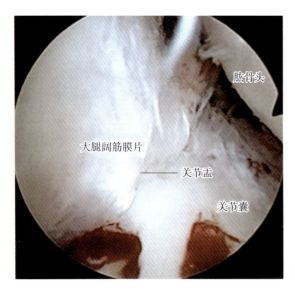

图 11-65 大腿阔筋膜片紧贴关节盂

## 28 切口缝合

将迷你切口部位劈裂的三角肌纤维间断缝合后，分层缝合皮下组织及皮肤，直接缝合其他 3 个小切口（前方切口、后方切口、后外侧切口）部的皮肤（图 11-66）。

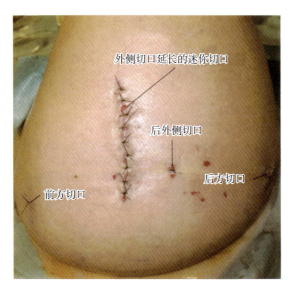

图 11-66 缝合切口

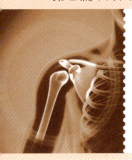

# 第12章 肱二头肌长头腱（LHB）的固定术

肱二头肌长头腱（Long Head of Biceps，LHB）随着肩胛下肌腱上部位的撕裂，有时会向前脱位。在此，针对 LHB 半脱位的病倒，介绍将 LHB 固定在结节间沟的手术方式。切口与肩袖大撕裂内镜治疗的相关内容相同。

图 12-1 为本病例的 MRI。MRI T2 加权像的斜前额撕裂像显示冈上肌腱撕裂（图 12-1a）。矢状位像显露肩胛下肌腱上部和冈上肌腱前部位的撕裂（图 12-1b）。水平位像显示 LHB 从节间沟槽向前撕裂（图 12-1c）。

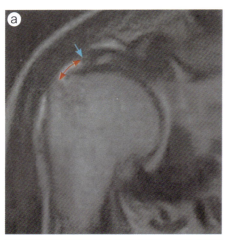

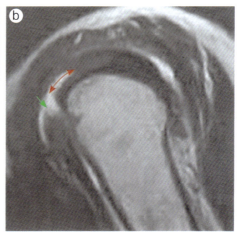

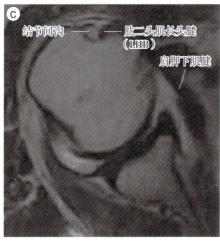

图 12-1　本例的 MRI

a：T2 增强斜位冠状位像。冈上肌腱的撕裂部位（蓝色箭头），冈上肌腱撕裂长度（两端红色箭头）

b：T2 增强矢状位像。冈上肌腱撕裂宽度（两端红色箭头），肩胛下肌腱撕裂（绿色箭头）

c：T2 增强横断位像。LHB 从结节间沟向前半脱位

## 手术技巧

### 1 内镜下观察

从后方切口将 30° 斜视内镜插入关节内。LHB 向前位移（图 12-2）。从前方切口插入刨削器，切除滑膜（图 12-3）。LHB 的止点部撕裂 1/4 左右（图 12-4）。冈上肌腱的撕裂部位可见于 LHB 的后方（图 12-5）。

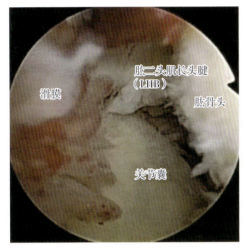

图 12-2 向前位移的 LHB

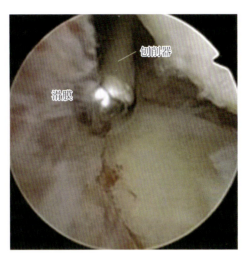

图 12-3 滑膜切除

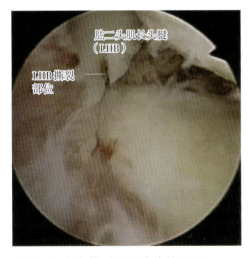

图 12-4 根部撕裂 1/4 左右的 LHB

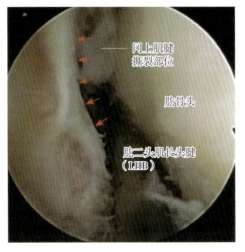

图 12-5 冈上肌腱的撕裂部位（红箭头为冈上肌腱的撕裂部位）

## 2 ASD

从后方切口内将钝棒插入外套管，插至肩峰下后，置入 30°斜视内镜。制作外侧切口，并插入 VAPR 的侧方传热刀头，对喙肩韧带等肩峰下边的软组织加以消融（图 12-6），显露肩峰骨赘（图 12-7）。插入 5.5mm 的刨削器（图 12-8），切削肩峰骨赘（图 12-9）。

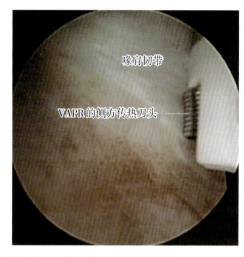

图 12-6　消融肩峰下边的软组织

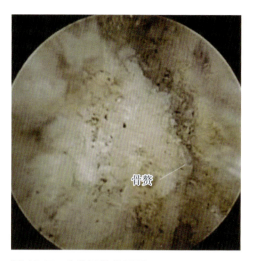

图 12-7　肩峰骨赘的显露

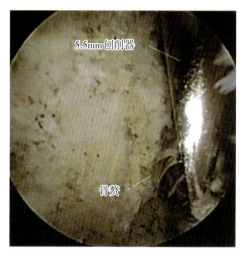

图 12-8　利用刨削器消除骨赘

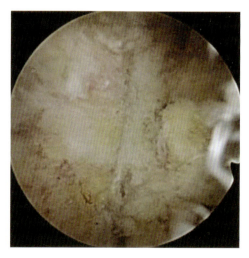

图 12-9　肩峰骨赘削除后

## 3　改用 70°斜视内镜，从肩峰下观察肱二头肌长头腱

LHB 从结节间沟向前呈半脱位状态（图 12-10）。从外侧切口插入探针，向上推移 LHB 后，LHB 容易从结节间沟向前脱位，结节间沟被显露出来（图 12-11）。用探针将撕裂的肩袖向内侧牵拉，确认肩袖撕裂范围的大小（图 12-12）。

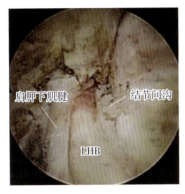

图 12-10　从结节间沟向前半脱位的肱二头肌长头腱

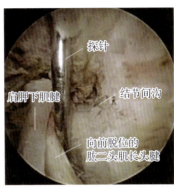

图 12-11　用探针向上推肱二头肌长头腱

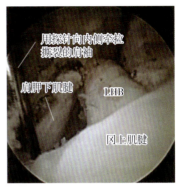

图 12-12　确认肩袖撕裂范围的大小

## 4　结节间沟软组织的消融和皮质骨的新鲜化处理

从外侧切口插入 VAPR 的侧方传热刀头，消融结节间沟的软组织（图 12-13）。用 5.5mm 的刨削器对结节间沟的皮质骨稍做新鲜化处理（图 12-14）。

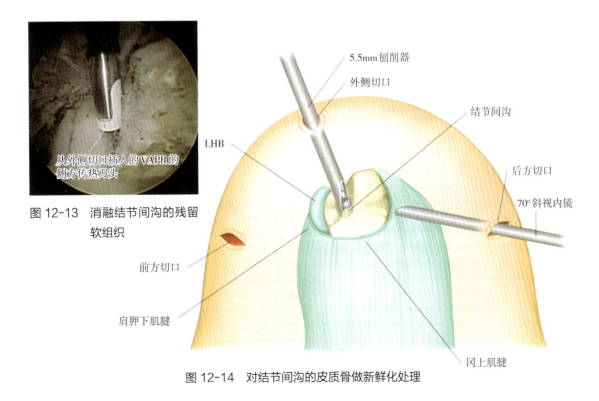

图 12-13　消融结节间沟的残留软组织

图 12-14　对结节间沟的皮质骨做新鲜化处理

## 5 在结节间沟中置入锚钉

从肩峰前外侧缘插入 16 号留置针的内套，将其前端抵于结节间沟上（图 12-15），确认其位置和方向，在插入部位设置的皮肤上做一个小切口用作锚钉通道。插入交叉 FT 持钉器，并将前端抵于结节间沟上，用锤子敲击（图 12-16）。敲击到 4.5mm 锚钉上的激光线埋入骨内，直到完全看不见为止（图 12-17）。拔出持钉器，确认引导孔（图 12-18）。一边旋转交叉 FT 4.5mm（PEEK），一边从锚钉通道插入肩峰下，将其前端带到引导孔中（图 12-19）。一边体会阻力，一边旋转，将锚钉置入骨内（图 12-20）。旋转到激光线完全看不见为止（图 12-21）。用锤子从下方敲打连接杆的把手，拔出连接杆，观察置入骨内的交叉 FT（图 12-22）。不制作止动结扣。

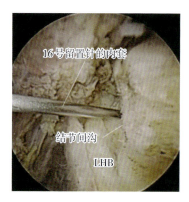

图 12-15　将 16 号留置针的内套定位在结节间沟中

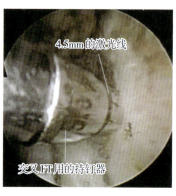

图 12-16　在结节间沟中打入持钉器

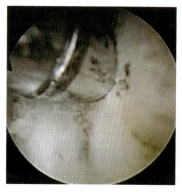

图 12-17　打入持钉器直到看不到 4.5mm 的激光线为止

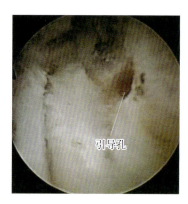

图 12-18　取下持钉器并确认引导孔

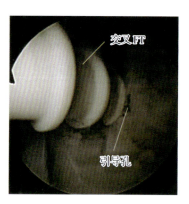

图 12-19　将交叉 FT 的前端定位在引导孔中

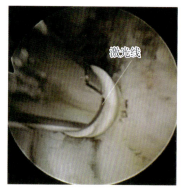

图 12-20　在体会阻力的同时旋转，将锚钉置入骨中

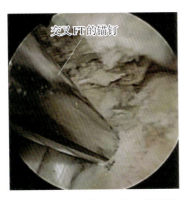

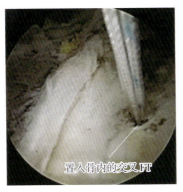

图 12-21　插到激光线完全看不见为止

图 12-22　观察置入骨内的交叉 FT

## 6　用缝合穿线钳把白线缝在 LHB 上

从外侧切口插入针长 7mm 的封闭型缝合穿线钳，夹住 LHB（图 12-23）。送入回线环的 2-0 号 PROLENE 缝合线（以下简称 "PROLENE 缝合线"）（图 12-24）。从外侧切口牵拉出缝合穿线钳，从缝合穿线钳上取下 PROLENE 缝合线后，牵拉出 PROLENE 缝合线的 2 根上线，使 PROLENE 缝合线的线圈（下线）露出视野（图 12-25）。从外侧切口插入夹线钳（以下简称 "钳子"），夹住 1 根白线和 PROLENE 缝合线的回线环（图 12-26），从外侧切口引出 5cm 左右（图 12-27a）拉成环状的白线中的任一方。窥视锚钉插入部位，白线不动就直接牵拉出，白线动的话就牵拉相反侧的白线，确认锚钉部位的白线不动，将其牵拉出（图 12-27b）。将 10cm 左右的白线插入 PROLENE 缝合线的回线环中，折回手指捏住，另一个手指捏住 2 根上线（图 12-27c）。牵拉上线的 2 根 PROLENE 缝合线（图 12-27d）。缝在 LHB 上的白线呈环状（图 12-27e）。与先前同样窥视着锚部，牵拉锚钉部位不动一方的白线（图 12-27f）。通过这些操作，白线悬缝在 LHB 上（图 12-28）。从前方切口插入钳子夹住 2 根白线（图 12-29），引出（图 12-30）。

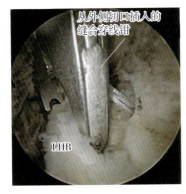

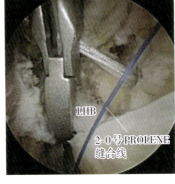

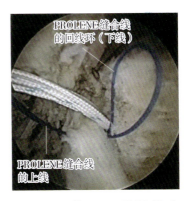

图 12-23　用缝合穿线钳夹住 LHB

图 12-24　把 2-0 号 PROLENE 缝合线送入

图 12-25　将 PROLENE 缝合线的回线环（下线）引出到视野里

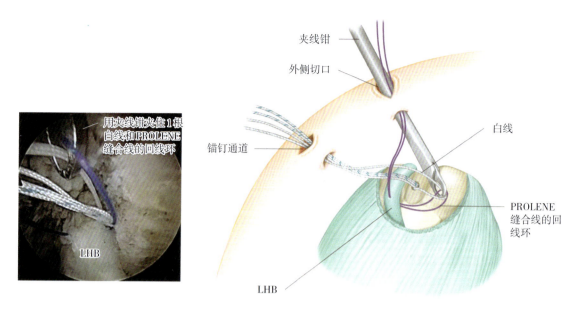

图 12-26　用夹线钳夹住 1 根白线和 PROLENE 缝合线的回线环

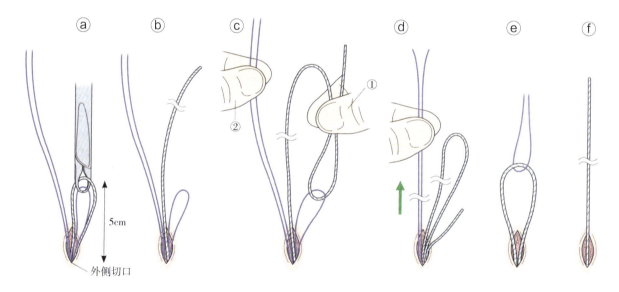

图 12-27　用缝合穿线钳将白线缝在 LHB 上（外侧缝线接力）

a：将 1 根白线和 PROLENE 缝合线的回线环引出 5cm 左右

b：引出回线环的白线中的任一根（窥视锚钉部位，牵拉锚钉部位不动的 1 根白线）

c：①将白线穿过 PROLENE 缝合线的回线环 10cm 左右，折回后用手指捏住，②用另一只手指捏住 2 根 PROLENE
　　缝合线（上线）

d：引 2 根 PROLENE 缝合线（上线）

e：缝在 LHB 上的白线呈现环状

f：窥视锚钉部位，牵拉在锚钉部位不动的那根白线

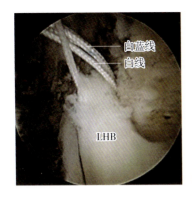

图 12-28　缝在 LHB 上的白线

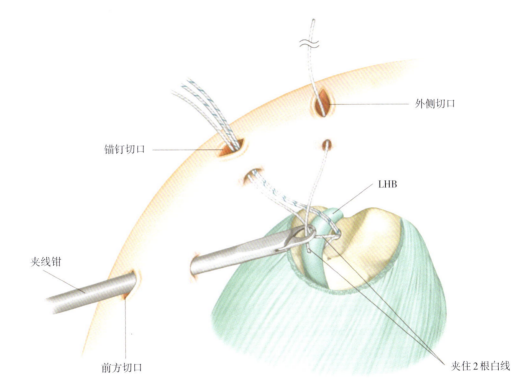

图 12-29　用夹线钳夹住 2 根白线

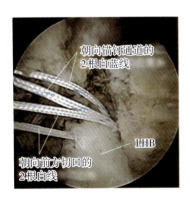

图 12-30　2 根白线从前方切口处引出

## 7 用缝合穿线钳将白蓝线缝在 LHB 上

从外侧切口插入缝合穿线钳，夹住 LHB（图 12-31），将 PROLENE 缝合线缝在 LHB 上。从外侧切口插入钳子，夹住白蓝线的 1 根和线圈（图 12-32），牵拉到外侧切口，通过与之前同样的操作在 PROLENE 缝合线的线圈中插入白蓝线，通过牵拉上线的 2 根 PROLENE 缝合线，在 LHB 上缝上白蓝线（图 12-33）。

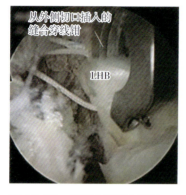
图 12-31 用缝合穿线钳夹住 LHB

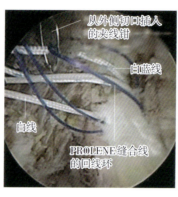
图 12-32 用夹线钳夹住白蓝线的 1 根和回线环

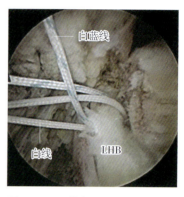
图 12-33 缝在 LHB 上的白蓝线

## 8 白蓝线的缝合

从外侧切口装入透明套管，用钳子引出 2 根白蓝线（图 12-34）。将缝在 LHB 上的线缩短（后续线），制作滑动结扣法中提示的韦斯顿结（Weston Knot，Weston 结，图 12-35），牵拉出后续线，将节结扣送到 LHB（图 12-36）。用打结器压入后续线，进一步紧固结扣（图 12-37），牵拉出另一根线并锁定。将单结扣用正结追加缝合 3 次（图 12-38）。用纤维线切割器切断线（图 12-39、图 12-40）。

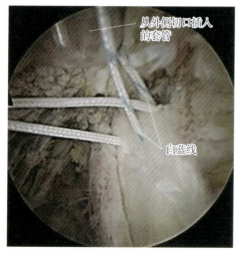
图 12-34 从套管中牵拉出 2 根白蓝线

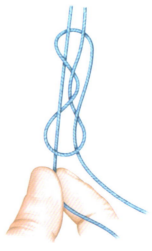
图 12-35 韦斯顿结（Weston Knot）

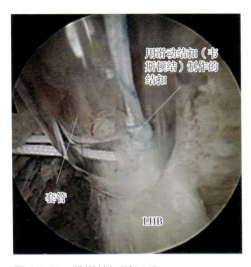

图 12-36　推送结扣到 LHB

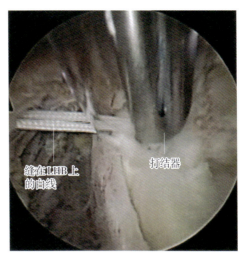

图 12-37　用打结器进一步收紧结扣

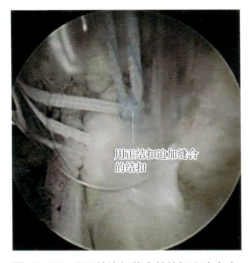

图 12-38　用正结追加缝合单结扣 3 次左右

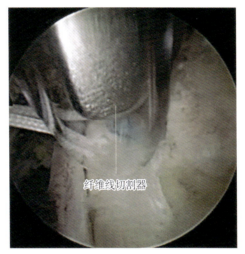

图 12-39　用纤维线切割器切断白蓝线

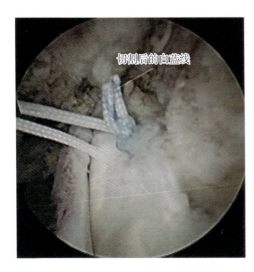

图 12-40　白蓝线切断后

## 9 白线的缝合

用和白蓝线缝合完全相同的方法缝合白线（图 12-41），用纤维线切割器切断线（图 12-42）。通过这些操作将 LHB 固定在结节间沟中。

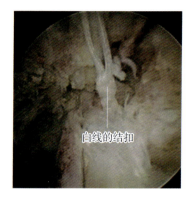

图 12-41 白线的缝合

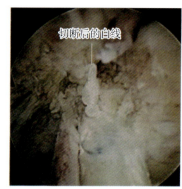

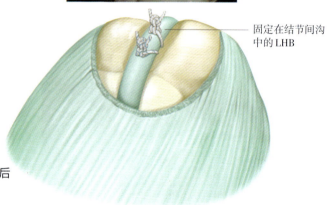

图 12-42 白线切断后

## 10 在缝合部位的近处切断 LHB

从前方切口处插入钳子，夹住肩袖并加以牵拉，充分显露 LHB（图 12-43）。从外侧切口插入成形剪刀，在肌腱缝合部位的近端切断 LHB（图 12-44、图 12-45）。腱切离也可以使用窥视用剪刀或 15 号圆刀等。

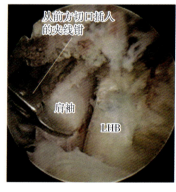

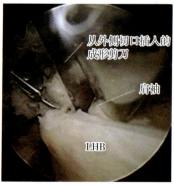

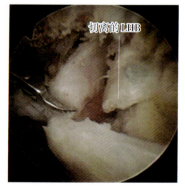

图 12-43 牵拉肩袖，充分显露 LHB

图 12-44 在腱缝合部位附近切断 LHB

图 12-45 LHB 切断后

## 11　关节内切除残留 LHB

　　将 30° 斜视内镜从后方切口插入关节内。从前方切口插入锐匙钳，抓住 LHB（图 12-46），平稳地（BiPass）切除 LHB（图 12-47、图 12-48）。将残留在关节盂部的 LHB 用从前方切口插入的 VAPR 的侧方传热刀头进行消融（图 12-49）。

　　也可以从外侧切口插入锐匙钳，夹住 LHB 的撕裂部位牵拉，同时从前侧切口插入窥视用夹剪或篮子钳，在 LHB 的根部进行切离。

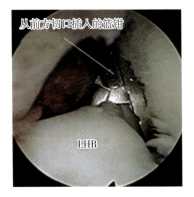

图 12-46　用篮钳夹住 LHB

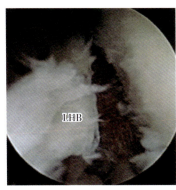

图 12-47　平稳地将 LHB 切除

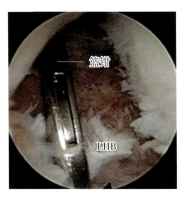

图 12-48　LHB 的切除

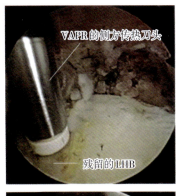

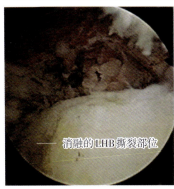

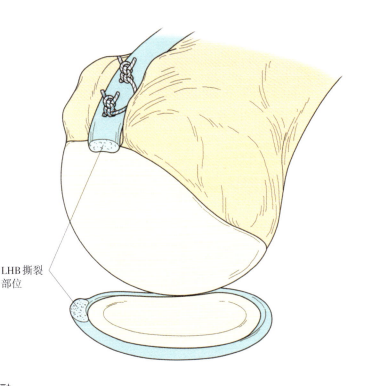

图 12-49　关节盂上残留 LHB 的消融

## 12 肩袖的修复

将大结节做新鲜化处理后（图 12-50），从锚钉通道插入交叉式 FT 锚钉（图 12-51），用止动结扣固定线后，将 4 根线缝在肩袖上（图 12-52）。在导向套管外面，将 4 根线装入 4.5mm 的锚钉（图 12-53）中，进行桥接缝合（图 12-54），并切断线（图 12-55）。

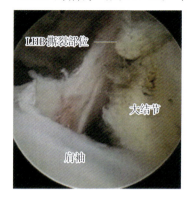

图 12-50 做新鲜化处理后的大结节

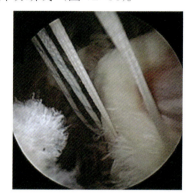

图 12-51 插入交叉 FT 锚

（图 12-52 肩袖上挂 4 根线）

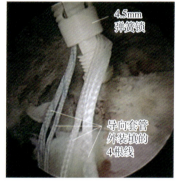

图 12-53 插入带有 4.5mm 弹簧锁的锚钉

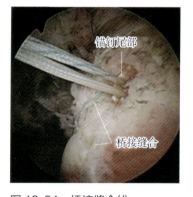

图 12-54 桥接缝合线

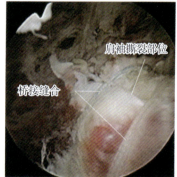

图 12-55 切断线后

## 13 内镜下观察

确认肩胛下肌腱的松弛程度（图 12-56）。冈上肌腱修复状态良好（图 12-57）。

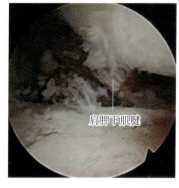

图 12-56 确认肩胛下肌腱松弛程度

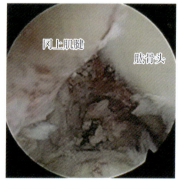

图 12-57 冈上肌腱接触骨质

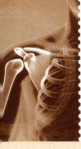

# 第13章 慢性钙化性肌腱炎的内镜下钙化切除术

图 13-1 所示的为慢性钙化性肌腱炎引起的疼痛及运动障碍的病例，可作为内镜钙化切除的对象。从理学所见来看，撞击综合征多为阳性。在进行手术时，除了 X 线片之外，还必须拍摄 3D-CT，确认钙化灶的位置和大小（图 13-1）。在钙化灶较小的情况下，在术中有时难以发现钙化灶（图 13-2）。在此详细说明图 13-2 所示病例的手术方式。

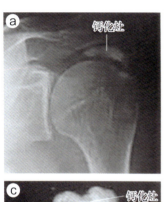
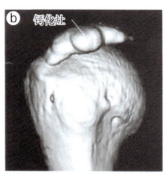
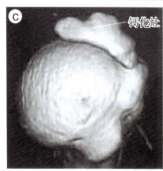
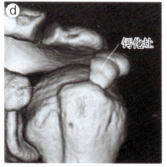

图 13-1 确认钙化灶的位置和大小
a: X 线片
b ~ d: 3D-CT

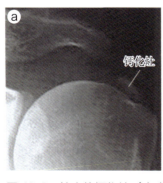
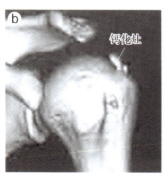
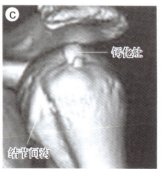

图 13-2 较小的钙化灶（本病例成像）

a: X 线片。长 10mm 的钙化灶
b: 3D-CT。长 10mm 的钙化灶
c: 3D-CT。宽 5mm 的钙化灶，距离结节间沟 15mm 的后方

247

## 手术器具

(1)内镜（30°斜视内镜、70°斜视内镜），啮合钳，刨削器（5.5mm），VAPR（侧方传热刀头）。

(2)内径 5.75mm 的 1 个透明套管（Arthrex）和啮合钳。

(3)线的操作：夹线钳。

(4)穿线器具：缝合穿线钳（针长 7mm，封闭式）。

(5)缝合与剪线：打结器，剪线器。

(6)线：2-0 号 PROLENE 缝合线（线长 90cm，两端有针，不使用针的话可在针附近剪断线），2 号 PROLENE 缝合线。

(7)其他：16 号留置针的内套。

## 手术技巧

### 1 设置

患者取侧卧位，肩外展 30° ~ 40°，以 3kg 重量进行牵拉。灌注冲洗是必需的。

### 2 切口及切口的制作

对肩峰、锁骨、喙突做标记。基本上使用 3 个切口。

(1)后方切口（关节内镜观察及肩峰下窥镜观察用切口）：在肩峰角的 2cm 尾部制作。切口长 6mm。

(2)外侧切口（主要操作口）：在肩峰前缘的 2cm 的外侧与 1cm 的后方制作。切口长 12mm。

(3)前方切口（预先避开缝线）：在喙突的外侧 1cm 处制作。切口长 3mm（用 15 号圆刀切开）。

### 3 ASD

首先用 30°斜视内镜对关节内进行窥视，但几乎看不到关节内的异常情况。接下来转到肩峰下内镜。制作外侧切口，对肩峰下滑膜做修整，使肩峰下的视野清晰。利用 VAPR 的侧方传热刀头确认肩峰的前缘，消融喙肩韧带（图 13-3），显露肩峰的前缘、外侧缘、内侧缘（图 13-4）。使用 5.5mm 的刨削器将肩峰的前缘削除 5mm 左右（图 13-5、图 13-6）。

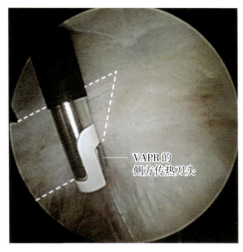

图 13-3　喙肩韧带的消融（虚线表示喙肩韧带）

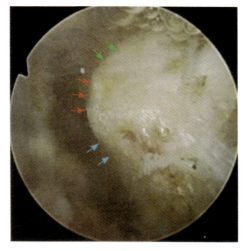

图 13-4　肩峰前缘（红箭头）、外侧缘（绿箭头）、内侧缘（蓝箭头）

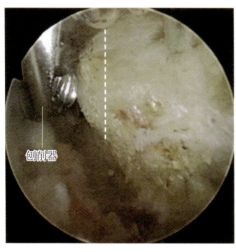

图 13-5　将5.5mm的刨削器放在肩峰前缘，削除肩峰端骨直到虚线部位

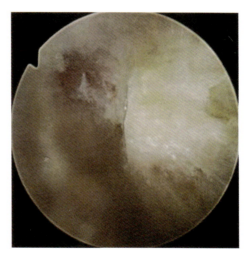

图 13-6　肩峰前缘的削除后

## 4　钙化灶的确认与钙化切除

改用 70° 斜视内镜，观察肩袖侧。用啮合钳除掉肩袖表面的毛刺。在钙化灶大的病倒中，肩袖膨胀，钙化灶的部位容易确认，从外侧切口插入 16 号留置针的内套（以下简称"针"），穿过膨胀部，在针尖可以见到钙化部，另外还有能够确认细小的钙化情况。用从外侧切口向肩袖的纤维方向插入的 15 号圆刀切开该部分。通过这个操作，钙化组织会露出来，周围也会散落细小钙化粉状，钙化也会像牙膏一样露出。在本病例中，由于从外侧切口向肩袖的穿刺未发现钙化灶（图 13-7），因此将内镜改用为 30° 斜视内镜，再次进行关节内的窥视。利用 3D-CT 确认了结节间沟后方 15mm 附近的钙化灶（图 13-2c），从外侧切口穿过肩袖，将针刺入肱二头肌长头腱（LHB）的后方，确认了针尖附着处有钙化（图 13-8）。将针

保持原样，再回到肩峰下内镜窥视，内镜也改用为 70° 斜视内镜，稳妥地确认了针刺入的肩袖部位（图 13-9）。拔出针，从外侧切口插入 15 号圆刀，并与针刺入部位的肩袖接触（图 13-10）。将肩袖向纤维方向纵切 1.5cm，确认了钙化部位（图 13-11）。使用啮合钳切除钙化（图 13-12）。此时也可以使用篮钳等铲除钙化。铲除钙化后，用 VAPR 的侧方传热刀头消融肩袖的毛刺（图 13-13、图 13-14）。

拍摄 X 线片正位片，确认有无残留钙化。本病例中在近端方发现轻度残留的钙化灶，因此用刨削器追加铲除近端肩袖内的钙化。再次拍摄 X 线片正位片判断，钙化完全消失了。

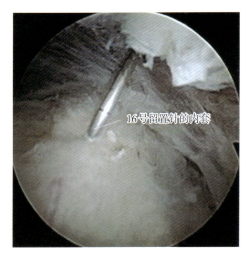

图 13-7　从外侧通道向肩袖穿刺

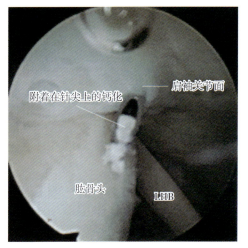

图 13-8　关节内镜穿刺 LHB 后方的肩袖

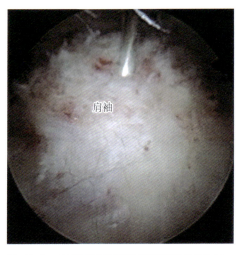

图 13-9　肩峰下窥镜确认穿透肩袖的针刺入
　　　　 部位

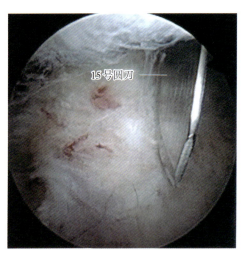

图 13-10　针刺入部位肩袖部的 15 号圆刀

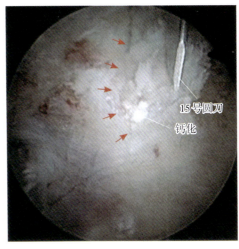

图 13-11　沿纤维方向纵切肩袖 1.5cm（纵切部位：红箭头）

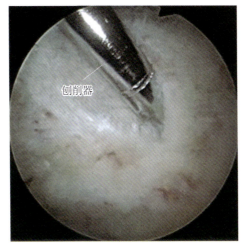

图 13-12　用刨削器清除钙化灶

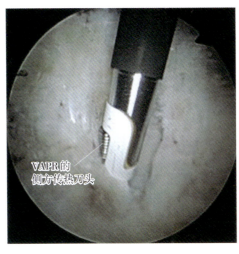

图 13-13　消融肩袖的不平整处

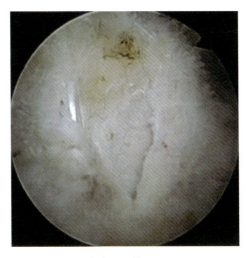

图 13-14　肩袖消融平整后

## ⑤ 肩袖的侧侧缝合

　　将 2 号 ETHIBOND 缝合线（以下简称"ETHIBOND 缝合线"）从肩袖纵切部位的近端到远端侧缝在肩袖上。将 2-0 号 PROLENE 缝合线（以下简称"PROLENE 缝合线"）的两端插入针长 7mm 的缝合穿线钳封闭型的线孔中，做好回线环接力的准备（图 13-15）。从外侧切口插入缝合穿线钳，夹持纵向切开的肩袖的近端，此时夹持的力量可以小点儿（图 13-16）。夹住肩袖，稍微转动橙色辊，PROLENE 缝合线的两端从针尖伸出（图 13-17）。一直转动 PROLENE 缝合线直到在缝合穿线钳的线孔看不见后，从肩袖上取下缝合穿线钳，把 PROLENE 缝合线穿过肩袖（图 13-18）。将缝合穿线钳从外侧切口慢慢引出。进入缝合穿线钳上下钳口形成环中的 PROLENE 缝合线从上下钳口中取下，用手指捏住（图 13-19）。

接着，把缝合穿线钳旋转 90°，使针和 PROLENE 缝合线呈直线状，然后提起缝合穿线钳，把 PROLENE 缝合线从针中拔出（图 13-20）。把 PROLENE 缝合线从 ETHIBOND 缝合线的回线环穿过 10cm 左右之后（图 13-21），通过牵拉 PROLENE 缝合线的两端，在肩袖缝上 PROLENE 缝合线（图 13-22a）。引出的 PROLENE 缝合线为上线，将其用钳子夹住之后（图 13-22b），将其拉得与 ETHIBOND 缝合线的长度等长。然后，从外侧切口插入缝合穿线钳，对侧的肩袖也用较小的工具夹住（图 13-23），穿过 PROLENE 缝合线（图 13-24），牵拉出缝合穿线钳。在外侧切口外用夹线钳（以下简称"钳子"）夹住回线环（图 13-25）。一边牵拉 PROLENE 缝合线的两端，一边从外侧切口插入钳子，使回线环以适当的大小露出视野（图 13-26）。把钳子穿过回线环，夹住 ETHIBOND 缝合线的下线（图 13-27）。将 ETHIBOND 缝合线的下线牵拉到外侧切口（图 13-28）。通过牵拉出 PROLENE 缝合线的两端，可把线缝在肩袖上（图 13-29）。用从前方切口插入的钳子夹住横跨肩袖的 2 根 ETHI-

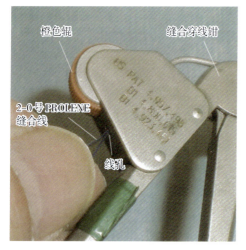

图 13-15 把 PROLENE 缝合线的两端穿入线孔

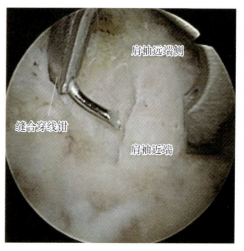

图 13-16 把缝合穿线钳的针拉到肩袖近端

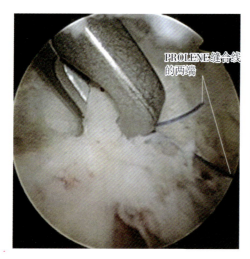

图 13-17 夹住肩袖，将 PROLENE 缝合线的两端从针尖引出

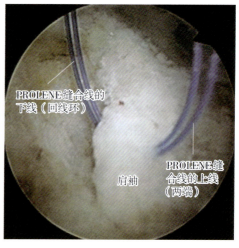

图 13-18 把 PROLENE 缝合线穿过肩袖

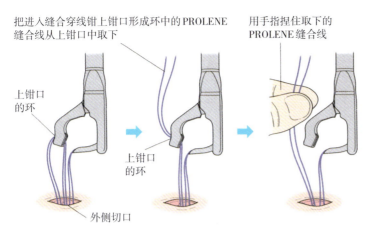

图 13-19　用手指捏住从缝合穿线钳取下的 PROLENE 缝合线

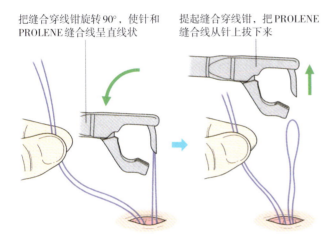

图 13-20　提起缝合穿线钳，把 PROLENE 缝合线
　　　　　从针上拔下来

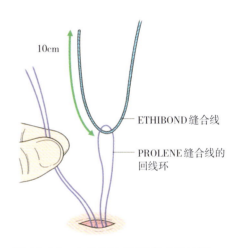

图 13-21　在 PROLENE 缝合线的回
　　　　　线环中穿过 10cm 左右的
　　　　　ETHIBOND 缝合线

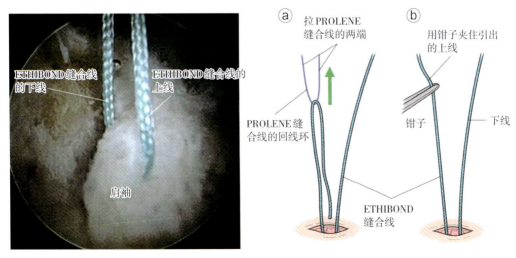

图 13-22　通过牵拉 PROLENE 缝合线的两端将 ETHIBOND 缝合线缝在肩袖上

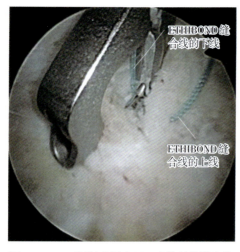

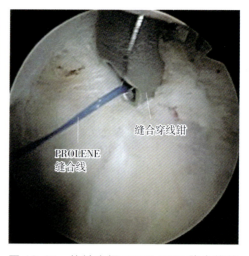

图 13-23　对侧的肩袖也要用小的持物钳夹住　图 13-24　从针尖把 PROLENE 缝合线的两端引出

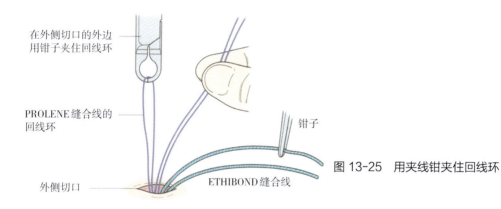

图 13-25　用夹线钳夹住回线环

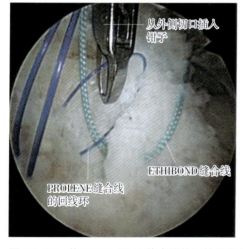

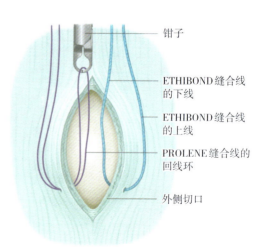

图 13-26　将 PROLENE 缝合线的回线环以适当大小引出视野

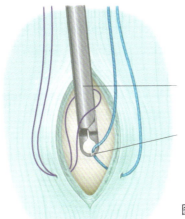

① 让钳子穿过 PROLENE 缝合线的回线环

② 夹住 ETHIBOND 缝合线的下线

图 13-27　把钳子穿过 PROLENE 缝合线的回线环后用钳子夹住 ETHIBOND 缝合线的下线

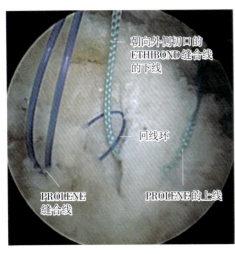

朝向外侧切口的 ETHIBOND 缝合线的下线

回线环

PROLENE 缝合线

PROLENE 的上线

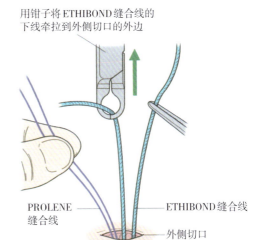

用钳子将 ETHIBOND 缝合线的下线牵拉到外侧切口的外边

PROLENE 缝合线

ETHIBOND 缝合线

外侧切口

图 13-28　将 ETHIBOND 缝合线的下线牵拉到外侧切口

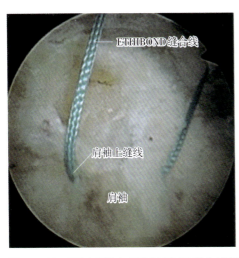

ETHIBOND 缝合线

肩袖上缝线

肩袖

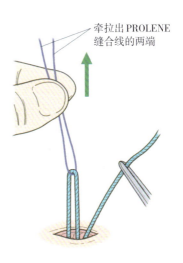

牵拉出 PROLENE 缝合线的两端

图 13-29　通过牵拉出 PROLENE 缝合线的两端将线缝在肩袖上

BOND 缝合线，将其牵拉到前方切口处（图 13-30），用钳子夹住这 2 根线。通过同样的操作，将 ETHIBOND 缝合线穿插在一起。多数情况下是在两侧各挂 3 根 ETHIBOND 缝合线（图 13-31）。

把所需的几根 ETHIBOND 缝合线穿插好之后，就转为缝合。将 5.75mm 的透明套管插入外侧切口（图 13-32），取下钳子，用从套管插入的钳子夹住缝在近端的 2 根 ETHIBOND 缝合线后（图 13-33），牵拉到套管外。首先操作滑动结扣（韦斯顿结），之后，利用该打结器追加 3 个正结结扎（图 13-34）。图 13-35 是两侧各 3 个结完成的部位。

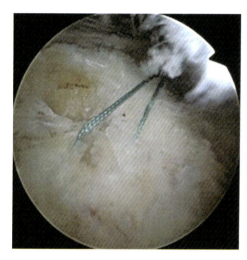

图 13-30　用钳子把 ETHIBOND 缝合线从前方切口引出

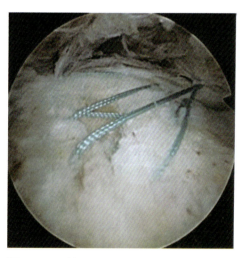

图 13-31　将 ETHIBOND 缝合线缝在两侧

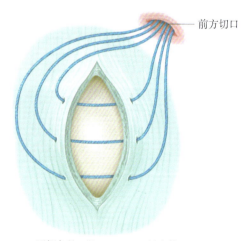

前方切口

两侧各挂 3 根 ETHIBOND 缝合线

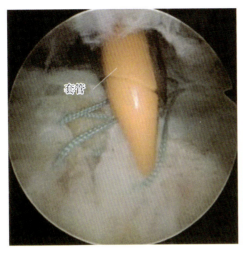

图 13-32　从外侧切口插入套管

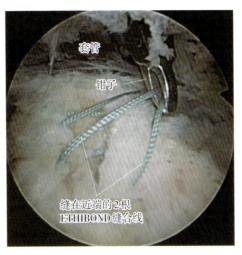

图 13-33　用从套管插入的钳子夹住缝在近端的 2 根 ETHIBOND 缝合线

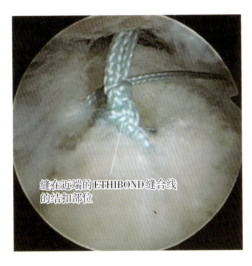

图 13-34　将滑动结扣与单结扣结合部

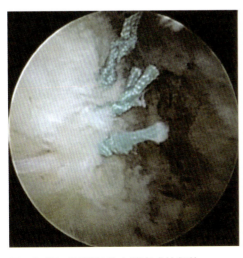

图 13-35　两侧各 3 个结完成的部位

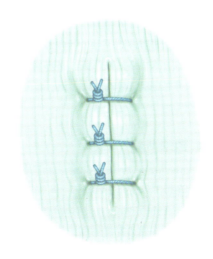

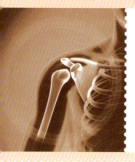

# 第 14 章 针对复发性肩关节脱位的内镜手术（总论）

本章就反复性肩关节前脱位的内镜 Bankart 损伤修复术进行详细说明。另外，本章还将对加强实施的肩袖疏松缝合术加以阐述。

## 内镜 Bankart 损伤修复术的适应证

伴随外伤性肩关节脱位，前关节盂唇骨膜多从关节盂以及肩胛骨肩盂部位剥离，这被称为 Bankart 损伤（缺损）。内镜 Bankart 损伤修复术适用于这种病变。另外，关节盂唇消失，骨膜 / 关节囊陷入肩胛骨肩盂部位内侧愈合的病例也偶有所见，即使关节盂唇消失的情况也适用。并且，还适用于带有骨性 Bankart 损伤碎片的病例。将骨碎片与附着在骨碎片上的关节盂唇一起从颈部剥离，并采用锚钉修复。骨片与肩胛骨颈完全愈合，无法剥离时，从骨片上剥离包括关节盂唇在内的软组织，使用锚钉按照常规进行修复。关节囊前下方骨缺损大的情况下（关节囊的缺损率在 25% 以上），术后再脱位的可能性很高，直视下的 Bristow 改良法和 Latarjet 法等是适用的。关节囊从肱骨颈部附着部分剥离的病例很少，被称为盂肱韧带肱骨附着部撕脱（HAGL），在内镜或直视下修复该部分。对于关节囊实质上的撕裂，要在内镜下修复该部位。

## 术前评估

### ◈ 病史和症状

首先询问初次脱位的情况（表 14-1）。

在日本，有时将可能进行自我复位的当作反复性半脱位，将需要他人进行复位的当作复发性脱位。从容易脱位和复位的反复性半脱位不稳定性的角度来看，笔者认为这是重症。但事实上，即使是同一个病例，是否可以自我复位，大多数情况下是难以区分的。

### ◈ 体格检查

前方恐惧试验（Anterior Apprehension Test）是最有用的徒手检查法。患者脱位后主诉不安的情况很多，但也有仅仅诱发疼痛症状的情况。

上肢过度外展试验（Hyperabduction Test）也很有用。用一只手从上方按压肩胛骨和锁骨，上臂被动地外展，同时用另一只手保持肩关节的旋转。当有 Bankart 损伤病变时，与健

表 14-1　首次脱位和之后发生再次脱位的状况听取项目

- 什么时候发生的
- 外伤程度
- 自我复位的，或者自然复位的，或者依靠他人（医生、接骨师、朋友等）协助复位的
- 通过医生治疗复位的话，是否使用了麻醉
- 到第 2 次再脱位为止的期间有无外伤、脱位程度及复位方法
- 之后的脱位状况
- 脱位总数
- 脱位频繁（每年几次……，每月几次……）
- 日常生活动作时是否出现脱位
- 最近一次的脱位是什么时候
- 是否进行体育活动
- 如果进行的话，是什么项目、什么运动等级等

在前方恐惧试验的操作过程中，要特别注意避免发生脱位。笔者已经遇到过大约 3 次脱位。幸好每次都是在瞬间就被复位好了，但一想到如果无法复位的状况，就感到毛骨悚然。

侧相比，肩关节的被动外展角度增加。

实际上，对于因这种操作而引起的脱位，相对于健侧，患侧外展动作受限的情况很多。关节的松弛性可以通过检查负荷的存在和程度以及两肩的移位试验（Load and Shift Test）和沟纹来评估。挺举试验（Jerk Test）还用于检查习惯性后半脱位。全身关节松弛性也通过卡特（Carter）的 5 个标志进行评估。

### ◈ 影像学检查

实施单纯 X 线片摄片和关节造影 MRI 或单纯 MRI 检查。根据需要进行 CT、3D-CT 检查。

#### 单纯 X 线片

实施正位、穿胸位及 45° 颅尾视图（Cranio-Caudal View）这 3 个方位的摄片。在 45° 颅尾视图中，Bankart 骨片、关节囊前下方的骨缺损、Hill-Sachs 病变的有无和程度可以通过一张照片进行评价（图 14-1）。在怀疑存在关节松弛性的病例中，拍摄手提 3kg 重物形成下方牵拉情况下的正位片，评估肩关节下方动摇的程度。

#### 关节造影 MRI

在生理盐水 20mL 中混入镁（钆®）0.3mL，在透视下向肩关节内注入 15mL 后进行拍摄。用 T1 增强横断位像评估前关节盂唇的剥离（图 14-2a）、向内侧的移位（图 14-2b）、缺损的情况（图 14-2c）等。图 14-2 所示的各类病例都适用内镜 Bankart 损伤修复术。

不使用镁®，将生理盐水 15 mL 注入关节，用 T2 增强横断位像和 T2 增强脂肪阻挡横断位像进行评估。

#### 单纯 MRI

关节造影 MRI 是一种针刺入关节内的侵袭性方法，最近笔者拍摄了单纯 MRI 水平撕裂的 T2 增强像、T2 增强脂肪阻挡像、T2* 像这 3 系列。关节内存在轻度水肿或血肿时，通过

T2 增强像以及 T2 增强脂肪阻挡像可以确认 Bankart 损伤病变（图 14-3a、图 14-3b）。关节内没有水肿的情况下，T2* 像是有效的，可以确认关节盂唇和骨膜的剥离所见（图 14-3c）。

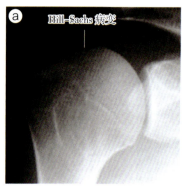
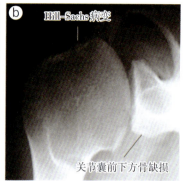

关节囊前下方骨缺损

（中川照彦．鏡視下 Bankart 修復術，臨床スポーツ医学 2006；23：200-208 より）

图 14-1　单纯 X 线片

a：正位片

b：45°Cranio-Caudal View。比正位片更容易理解 Hill-Sachs 病变。可见关节囊前下方骨缺损

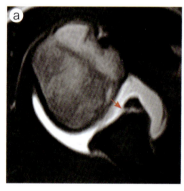
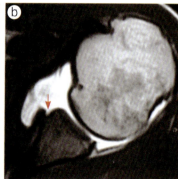
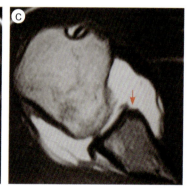

图 14-2　关节造影 MRI T1 增强横断位像

（中川照彦．鏡視下 Bankart 修復術，臨床スポーツ医学 2006；23：200-208 より）

a：前关节盂唇的剥离（箭头）

b：前关节盂唇向内侧移位（箭头）

c：前关节盂唇缺损（箭头）

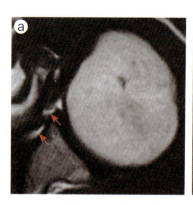
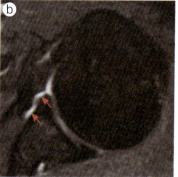
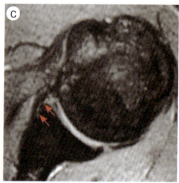

图 14-3　单纯 MRI 横断位像

（中川照彦．鏡視下 Bankart 修復術，臨床スポーツ医学 2006；23：200-208 より）

a：T2 增强像。存在轻度的水肿，可以见到关节盂唇和骨膜的剥离（红箭头）

b：T2 增强脂肪阻挡像。可见轻度水肿的积存（红箭头）

c：T2* 像。可见关节盂唇与骨膜的剥离（红箭头）

### CT、3D-CT

在较大的 Bankart 撕脱骨片和关节囊前下方的明显骨缺损的病例中，CT、3D-CT 对骨性要素的评估是有效的（图 14-4）。

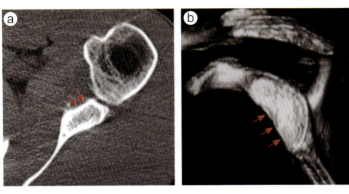

图 14-4　(a) CT 和 (b) 3D-CT 图
可见关节囊骨缺损（红箭头）

## 术后疗法

使用三角巾和胸带，在上臂下垂内旋位固定 2 周。在这期间，并没有必要严密地持续固定，有时可摘下外固定物，让肘关节放松地活动一下。之后的 1 周只进行三角巾悬吊，开始肩部摆动运动。手术后过 3 周就取下三角巾，开始全方位的自主训练与被动训练。同时，还要利用治疗带（黄色）进行肩袖的强化训练。手术后 6 周，使用哑铃等进行力量强化训练。允许在手术后 5～6 个月恢复运动。

## 手术成绩

如果用良好的技术进行，再脱位率约为 8%。

建议

由于肩袖训练等保守治疗效果不大，因此通常建议选择手术治疗，但如果患者不愿意施行手术，当然也不勉强推荐。手术可以尽早做，实在有困难的话，在工作和学业的闲暇时间去手术也是完全没有问题的。向患者解释这些情况也很重要，例如为什么容易脱位，使患者努力理解这些内容非常重要。

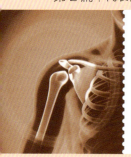

# 第15章 针对复发性肩关节脱位的内镜 Bankart 损伤修复术

发生肩关节前脱位时，前方的关节盂唇多从关节盂以及肩胛骨肩盂部位撕脱，被称为 Bankart 损伤。关节前盂唇上连接着包含下关节盂肱韧带的关节囊（关节盂唇关节囊韧带复合体），由于关节盂唇的剥离，容易产生前脱位（反复性脱位）。在此介绍内镜 Bankart 损伤修复术的手术方式，即将内镜下剥离的松弛的关节盂唇关节囊韧带复合体向近端提起并移位使之有张力。

切口只有两种：前方切口（工作通道）和后方切口（窥视用通道）。作为工作通道，以前是除了前方切口之外还要制作前上方切口，现在认为仅前方切口就足够了。锚钉使用了 2.9mm 的推锁钉。理由是由于关节囊复合体向近端的提升力比其他锚钉优越。

## 手术器具

(1) 内镜（30°斜视内镜、70°斜视内镜），折射器（4mm），VAPR（侧方传热刀头、传热刀头、钩子）。

(2) 内径 5.75mm 的 1 个透明套管（Arthrex）和刨削器。

(3) 关节盂唇的剥离：剥离子和锤子。

(4) 线的操作：夹线钳。

(5) 穿线器具：针长 7mm 的封闭式缝合穿线钳。

(6) 剪线：纤维线切割器。

(7) 锚钉：3~5 根推锁钉 2.9mm（Arthrex），推锁钉 2.9mm 用具（钻孔导向管、内套、钻头），金属螺丝刀。

(8) 线：2 号纤维线（3~5 根），两端带针的 2-0 号 PROLENE 缝合线（线长 90cm）。

(9) 其他：16 号留置针的内套。

## 手术技巧

### 1 设置

侧卧位肩外展 40° 左右，以 3kg 重量牵拉。以止血为目的，在 3L 灌流液中加入 1A 博斯明®（第一三共）。使用灌注泵。

## 2 后方窥视用通道的制作

　　从肩峰角标示出与手术室的地面平行的线（水平线），从 2cm 远端的位置开始，2cm 内侧部为插入点，向喙突前端插入 16 号留置针的内套（以下简称"16 号留置针"）（图 15-1）。此时，助手在垂直方向上举起上臂近端，插入时很方便进入。注入 60mL 左右的灌流液。以该刺入点为中心，与手术室的地面平行（水平）设置 6mm 的皮肤切口。在外套管内插入钝棒，一并插入关节内。用 30° 斜视内镜观察关节内部。让助手抬起上臂近端，使关节腔间隙充分打开。

图 15-1　16 号留置针的
　　　　　内套

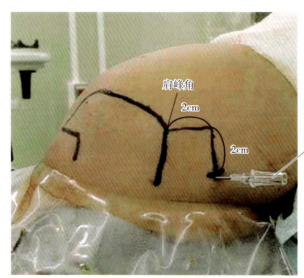

**操作 要领**

　　内镜插入部位的确认是手术能否顺利进行的关键。16 号留置针以接近水平位置的角度进入就可以。稍微抬起肱骨头，就可以顺利地将关节内肱骨头部留在前方空间，特别是通过使用 70° 斜视内镜，可以进行肩胛骨肩盂部位前方的窥视。如果在针朝下的位置插入内镜，即使抬起肱骨头，关节头部也不会移位到达前方，难以窥视到前方的视野，因此手术困难（图 15-2）。

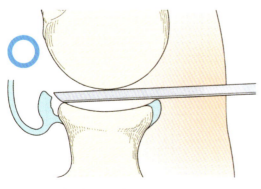
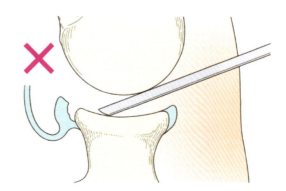

图 15-2　内镜插入部位

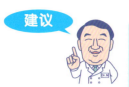

在内镜 Bankart 损伤修复术中，笔者通过后方通道内镜进行观察，使用前方通道作为工作通道进行器具和线的出入等操作。前关节盂唇和关节囊的剥离操作及关节囊前缘的沟槽制作使用 70°斜视内镜。可以完全不用从前方的镜下窥视。

## 3 关节内的观察

首先确认肱二头肌长头腱（LHB），观察肩袖疏松部位。前关节盂唇从 1 点方向开始缺损（图 15-3）。确认肩胛下肌腱。可以见到从 2 点方向到 4 点方向剥离的前关节盂唇残留的条索组织（图 15-4）。4 点方向到 5 点方向的关节盂唇发生变性，向内侧凹陷，与肩胛骨肩盂部位愈合（图 15-5）。可以见到较大的 Hill-Sachs 缺损，肱骨头后方的关节软骨与关节囊前缘相接，可以看出是容易发生前脱位的状态（图 15-6）。

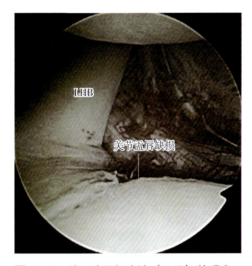

图 15-3　肱二头肌长头腱（LHB）的观察

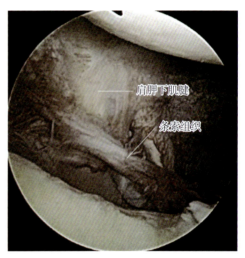

图 15-4　前方可以见到关节盂唇残留的条索组织

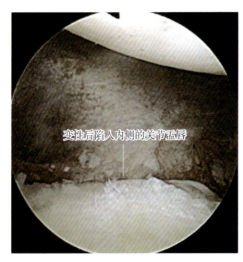

图 15-5　变性的关节盂唇向内侧凹陷，与肩胛骨肩盂部位愈合

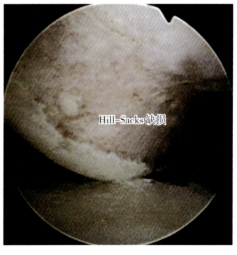

图 15-6　肱骨头后方的关节软骨与关节囊前缘相接

## 4 前方工作通道的制作

　　从喙突的外侧插入 16 号留置针（图 15-7），在 LHB 与肩胛下肌腱之间伸出针尖（图 15-8）。以针刺部为中心，设置与手术室地面平行（水平）的 12mm 长皮肤切口。将 15 号圆刀朝向肩袖疏松部位插入，贯穿肩袖疏松部位（图 15-9），上下扩大，稍微切离肩袖疏松部位的软组织。从该部位插入中直止血钳（图 15-10），将肩袖疏松部位的软组织向上下充分打开（图 15-11、图 15-12）。通过这些操作可以制作前方通道。可从前方通道插入剥离子（图 15-13）。

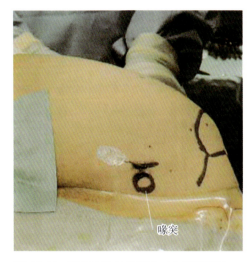

图 15-7　从喙突的外侧插入 16 号留置针

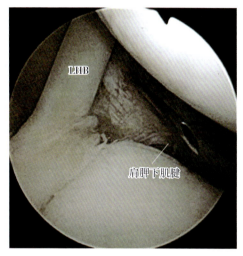

图 15-8　从 LHB 与肩胛下肌腱之间伸出针尖

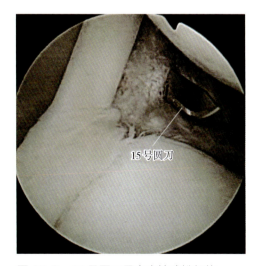

图 15-9　15 号圆刀贯穿肩袖疏松部位

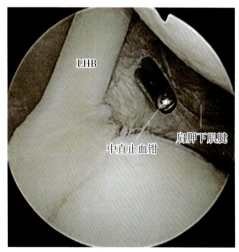

图 15-10　插入中直止血钳

265

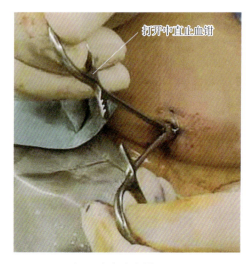

图 15-11　打开中直止血钳

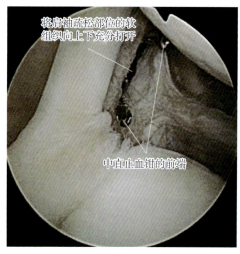

图 15-12　打开软组织，制作前方通道

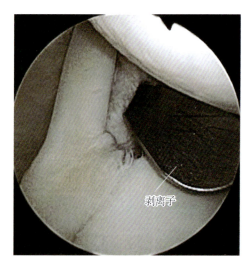

图 15-13　从前方通道插入剥离子

## 5 用射频消融汽化系统（VAPR）消融掉落到内侧与肩胛骨肩盂部位粘连的骨膜、关节盂唇及关节囊

改为 70° 斜视内镜。在 70° 斜视内镜下操作直到沟槽制作完成。把光源线朝上可观察到下方。从这里开始，把内镜的把持交给助手。从 3 点方向到 4 点方向，可观察前方的关节囊面及剥离的关节盂唇和骨膜（图 15-14）。从 4 点方向到 5 点方向，可以见到向内倾斜并粘在肩胛骨颈上的关节盂唇（图 15-15）。滑动剥离子，将 VAPR 90° 的钩子插入关节内，3 点方向前后的骨膜尽量在与肩胛骨肩盂部位的骨接触的位置处消融并切离（图 15-16）。从肩胛骨肩盂部位消融并切离朝向远端、向内侧凹陷的关节盂唇关节囊（图 15-17）。有时，用 VAPR 90° 的钩子将切开的软组织向上推，显露肩胛下肌的肌腹（图 15-18）。如果有索状纤

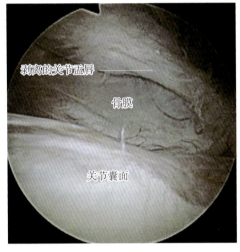

图 15-14　观察关节囊面、剥离的关节盂唇及骨膜

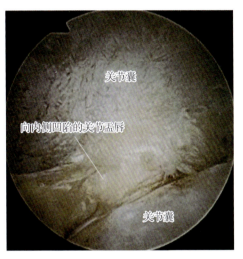

图 15-15　内侧凹陷的关节盂唇与肩胛骨肩盂部位粘连

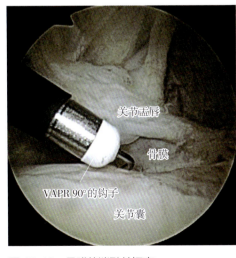

图 15-16　骨膜的消融并切离

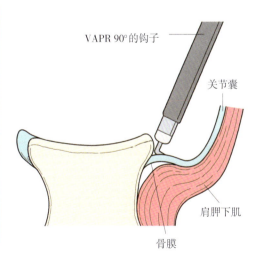

维残留，将其消融并切离。在 5 点方向左右也向内侧方向推入 VAPR 90° 的钩子，从骨质表面消融并切离关节盂唇与关节囊（图 15-19）。该项操作一直持续到 6 点方向（图 15-20）。在从 5 点方向到 6 点方向的操作中，根据需要也可以使用传热刀头和侧方传热刀头等进行操作。6 点方向后操作进行到腋部神经附近，为了不损伤神经，尽量在与骨质贴近的位置进行消融和分离。

插入剥离子，通过向上推剥离的关节盂唇和关节囊进行分离，使肩胛下肌的肌腹清晰可见（图 15-21）。

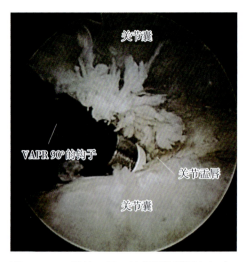

图 15-17 关节盂唇及关节囊的消融与切离

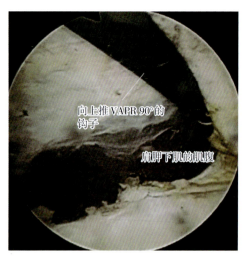

图 15-18 显露肩胛下肌的肌腹

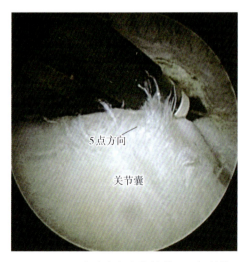

图 15-19 5 点方向左右将关节盂唇与关节囊从肩胛骨上消融并切离

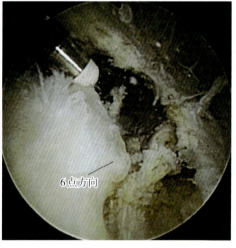

图 15-20 到 6 点方向为止，消融并切离关节盂唇及关节囊

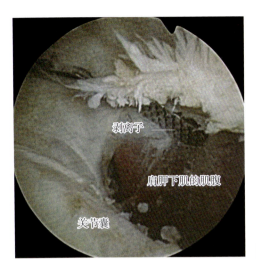

图 15-21　使用剥离子实施分离

## 6 肩胛骨颈部软组织的消融

使用 VAPR 的侧方传热刀头消融残留在肩胛骨颈部的软组织（图 15-22）。

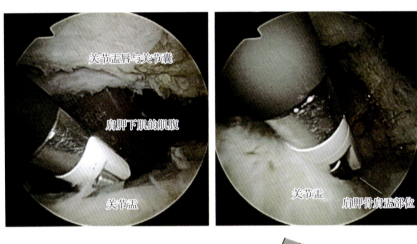

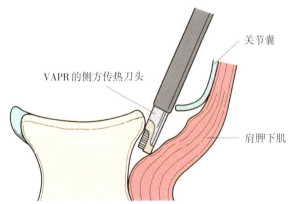

图 15-22　肩胛骨颈软组织的消融

## **7** 确认关节盂唇与关节囊能够向近端牵引到多大程度

利用夹线钳（以下简称"钳子"）夹住剥离过的关节盂唇与关节囊（图15-23），确认可以将其向头部牵引到何种程度（图15-24）。

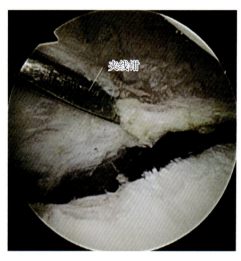
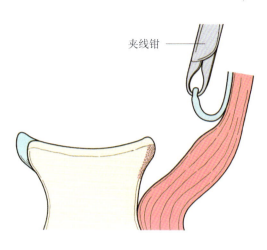

图 15-23　用夹线钳夹住剥离过的关节盂唇与关节囊

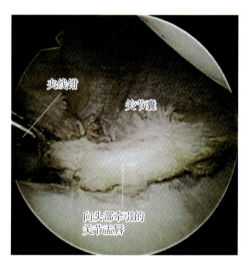

图 15-24　确认关节盂唇与关节囊可以向头部牵引到何种程度

**8** 关节囊前缘的沟槽制作（沟槽：保龄球道的侧沟）

　　在关节囊前缘制作沟槽。利用 VAPR 的侧方传热刀头，将关节囊前缘的关节软骨以宽 3mm 左右的程度从 1 点方向消融到 6 点方向，制作沟槽（图 15-25）。从 5 点方向到 6 点方向使用传热刀头（图 15-26）。接着，沿着剥离子插入直径为 4mm 的刨削器（图 15-27），对槽部的骨做新鲜化处理（图 15-28）。此时，只要对软骨下骨做轻度新鲜化处理就足够了，也可以使用反转模式。另外，注意不要滑入剥离的关节盂唇与关节囊等软组织。确认所制作的槽的状态（图 15-29）。

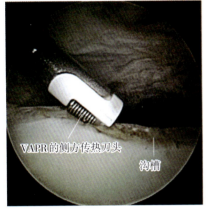

图 15-25　关节囊前缘的沟槽制作

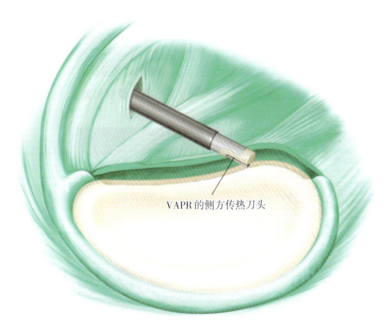

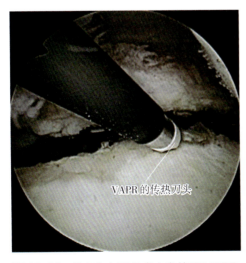

图 15-26　5 点方向至 6 点方向使用 VAPR 的传热刀头

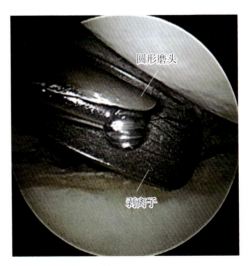

图 15-27　插入刨削器

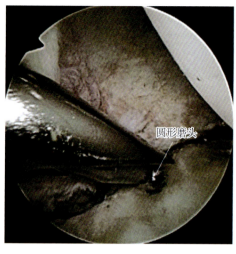

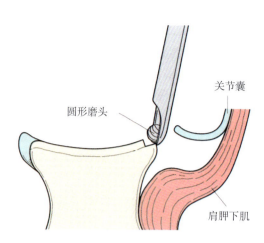

关节囊

圆形磨头

圆形磨头

肩胛下肌

图 15-28　用圆形磨头对沟槽的骨做新鲜化
　　　　　处理

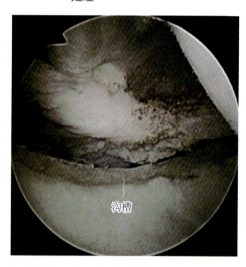

沟槽

图 15-29　确认制作的沟槽状态

## ⑨ 在缝合穿线钳上装填 2-0 号 PROLENE 缝合线

　　将带有两端针的 2-0 号 PROLENE 缝合线（线的长度 90cm）两端的线剪断（图 15-30），针落下来。将 2-0 号 PROLENE 缝合线的两端插入位于针长 7mm 的封闭式缝合穿线钳的橙色辊下方的线孔中（图 15-31），转动橙色辊，从针尖伸出 PROLENE 缝合线的两端后（图 15-32），使其反转，形成 PROLENE 缝合线即将从针尖伸出之前的状态（图 15-33）。

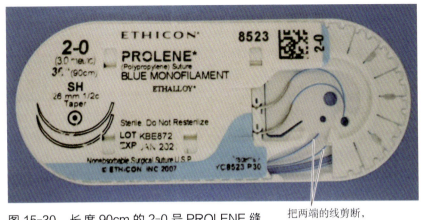

图 15-30　长度 90cm 的 2-0 号 PROLENE 缝合线

把两端的线剪断，针落下来

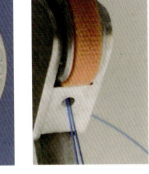

图 15-31　在缝合穿线钳的线孔中插入 2-0 号 PROLENE 缝合线的两端

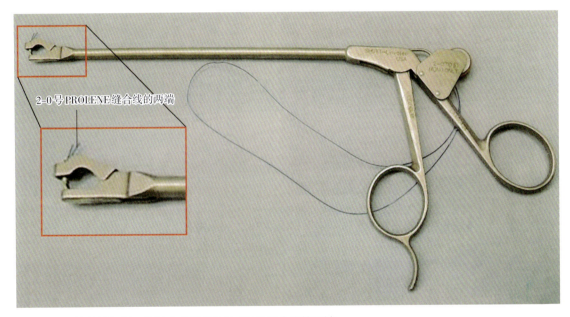

2-0 号 PROLENE 缝合线的两端

图 15-32　旋转橙色辊，从针尖伸出 PROLENE 缝合线的两端

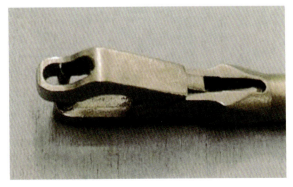

图 15-33　反转橙色辊，将 PROLENE 缝合线返回针尖内

## 10 使用缝合穿线钳在关节囊上缝线

　　改用 30° 斜视内镜。之后在 30° 斜视内镜下操作直到手术结束。将剥离子插入前方通道后，将中直止血钳沿着剥离子插入，打开钳前端，扩展软组织，使缝合穿线钳能顺利地插入关节内（图 15-3、图 15-4）。沿着剥离子插入缝合穿线钳（图 15-35）。请助手抬起肱骨头，显露关节盂唇与关节囊。将缝合穿线钳带到远端，完全打开钳口（图 15-36），并在 5 点方向前后尽可能夹住关节囊，使其与关节囊的撕裂部位保持距离。如果只夹住少量软组织，关节囊可能会被线割断。扭转缝合穿线钳，使针尖露出视野，确认针尖上没有覆盖软组织后

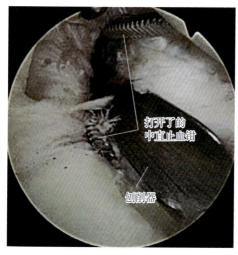

图 15-34　打开沿着剥离子插入的中直止血钳，牵拉软组织

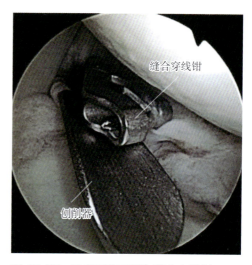

图 15-35　沿着剥离子插入缝合穿线钳

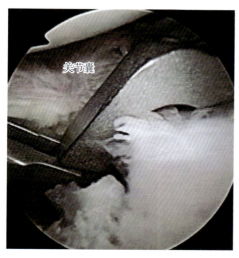

图 15-36　打开远端的缝合穿线钳的钳口

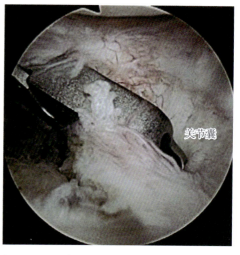

图 15-37　确认喷嘴冲头的前端上没有覆盖软组织

（图 15-37），转动手边的橙色辊，从针尖伸出 PROLENE 缝合线（图 15-38）。再继续转动橙色辊，将 PROLENE 缝合线送出关节内，转动到 PROLENE 缝合线从线孔消失为止。打开缝合穿线钳的钳口，从关节囊上取下针。

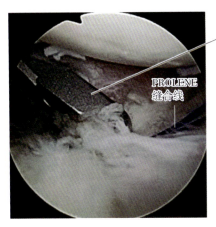

图 15-38　转动手边的橙色辊，从针尖取出 PROLENE 缝合线

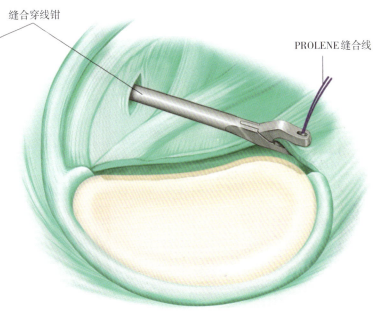

缝合穿线钳

PROLENE 缝合线

**建议**

在缝合穿线钳的针尖上有软组织遮盖而没有露出 PROLENE 缝合线的情况下，在用力握住把手的状态下左右扭转缝合穿线钳，或者向上下摆动。不行的话，把钳稍退出一点儿再进入取线。

## 11　将缝合穿线钳送到通道外之后的操作

将缝合穿线钳牵拉到前方切口的外边（图 15-39a）。牵拉出 PROLENE 缝合线的两端后（图 15-39b），取下缝在环上的 PROLENE 缝合线（图 15-39c）。用手指牢牢捏住两端的 PROLENE 缝合线，使缝合穿线钳的针朝前，使针和 PROLENE 缝合线成为一条直线，然后向前牵拉缝合穿线钳（图 15-39d）。虽然多少有点儿阻力，但是 PROLENE 缝合线会从针上脱落，出现 PROLENE 缝合线的回线环（图 15-39e）。让助手夹住 PROLENE 缝合线的两端。在 PROLENE 缝合线的回线环中穿过 2 号纤维线长 10cm 左右，钳子夹住纤维线的折回部分（图 15-39f），助手接手 PROLENE 缝合线，拉出 PROLENE 缝合线的两端，由此穿过回线环的纤维线被引导到关节囊上（图 15-40），再往下拉，关节囊上就会穿上纤维线（图 15-39g）。纤维线贯穿关节囊时会有一些阻力。如果继续牵拉 PROLENE 缝合线的两端，穿在关节囊上的纤维线从前方切口出来（图 15-39h）。用钳子夹住引出的纤维线（图 15-39i）。用钳子夹住的纤维线是上线，没有夹住的线是下线（图 15-41）。

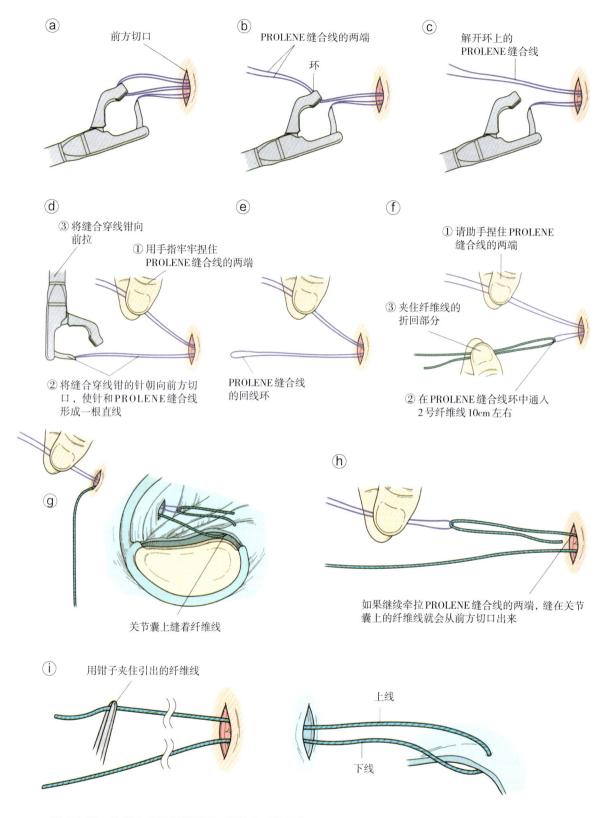

(a) 前方切口

(b) PROLENE缝合线的两端　环

(c) 解开环上的PROLENE缝合线

(d) ③将缝合穿线钳向前拉
②将缝合穿线钳的针朝向前方切口，使针和PROLENE缝合线形成一根直线

(e) ①用手指牢牢捏住PROLENE缝合线的两端
PROLENE缝合线的回线环

(f) ①请助手捏住PROLENE缝合线的两端
③夹住纤维线的折回部分
②在PROLENE缝合线环中通入2号纤维线10cm左右

(g) 关节囊上缝着纤维线

(h) 如果继续牵拉PROLENE缝合线的两端，缝在关节囊上的纤维线就会从前方切口出来

(i) 用钳子夹住引出的纤维线
上线
下线

图15-39　将缝合穿线钳送到切口外边之后的操作

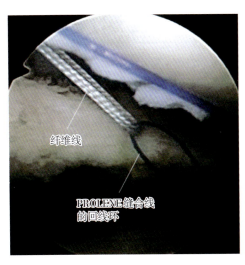

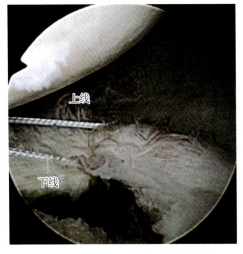

图 15-40　通过回线环的纤维线被引导到关节囊中

图 15-41　穿在关节囊上的纤维线的上线和下线

建议

在 PROLENE 缝合线的两端和 PROLENE 缝合线的回线环从前方切口露出的情况下，必须由术者用钳子夹住 PROLENE 缝合线的两端，或者让助手捏住。如果疏忽这一点，放任 PROLENE 缝合线的两端自由，则有时 PROLENE 缝合线的一端会进入 PROLENE 缝合线的环中（图 15-42）。如在这种状态下牵拉 PROLENE 缝合线的两端，两根 PROLENE 缝合线可能会缠绕在一起，不能进行缝线接力。如果用力牵拉，PROLENE 缝合线就会断掉。

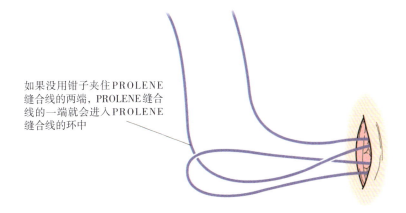

如果没用钳子夹住 PROLENE 缝合线的两端，PROLENE 缝合线的一端就会进入 PROLENE 缝合线的环中

图 15-42　PROLENE 缝合线的两端和 PROLENE 缝合线的回线环从前方切口露出时的注意点

## 12　用褥式缝纤维线

再次从前方切口插入缝合穿线钳。一边牵拉着先挂上的纤维线，一边进一步用钳子夹住远端的关节囊（图 15-43）。和前方穿线的部位保持一定的距离。将针尖伸向视野，确认针尖上没有覆盖软组织后再伸出 PROLENE 缝合线的两端（图 15-44、图 15-45）。将橙色辊从线孔旋转到 PROLENE 缝合线消失为止。打开缝合穿线钳的钳口，从关节囊上取下针。

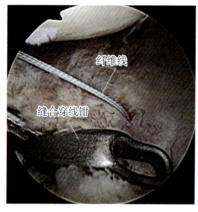

图 15-43　更靠远端的关节囊用缝合穿线钳夹住

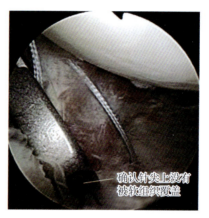

图 15-44　将针尖伸出视野，确认针尖上没有覆盖软组织之后再伸出 PROLENE 缝合线的两端

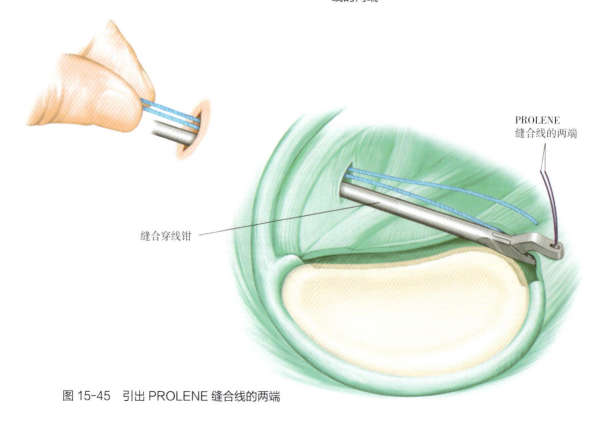

图 15-45　引出 PROLENE 缝合线的两端

## 13 外侧的缝线接力

将钳子牵拉到前方切口外，进行与之前相同的操作，用钳子夹住 PROLENE 缝合线的两端。用钩子钳夹住 PROLENE 缝合线的回线环部位后，一边牵拉 PROLENE 缝合线的两端，一边将钩子从前方切口插入关节内（图 15-46）。用钳子抓住纤维线的下线，再抓住 PROLENE 缝合线的回线环部位（图 15-47）。

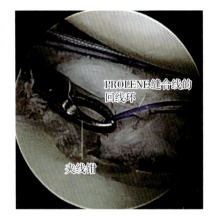

图 15-46　将夹住的 PROLENE 缝合线回线环的钳子插入关节内

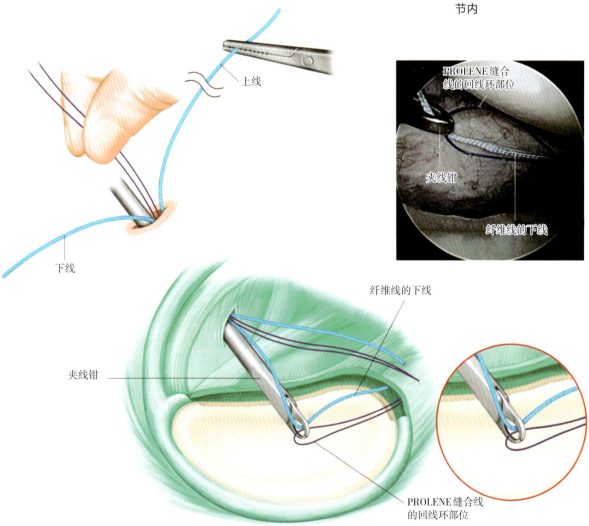

图 15-47　捏住纤维线的下线，钳子夹住 PROLENE 缝合线的回线环部位

　　将钳子从前方切口引出 5cm 左右（图 15-48a）。PROLENE 缝合线的两端请助手捏住。在 PROLENE 缝合线的环中，一起引来的纤维线的下线通过 10cm 左右，用手指捏住纤维线的折回部分（图 15-48b）。从助手手中接过 PROLENE 缝合线的两端，将其引出（图 15-48c）。纤维线穿过关节囊时会有若干阻力，要用力牵拉（图 15-49）。然后牵拉出 PROLENE 缝合线的两端，向前方切口外牵拉出纤维线。取下 PROLENE 缝合线，用手指捏住纤维线，引出纤维线的断端直到露出为止。通过这些操作，纤维线用褥式缝合缝在关节囊上（图 15-48d、图 15-50）。

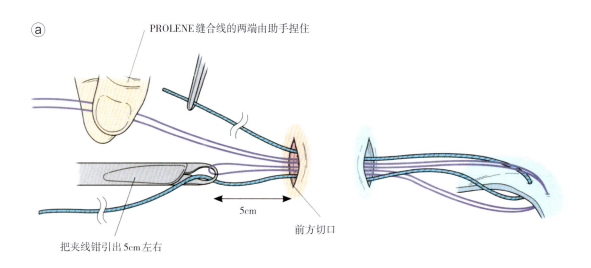

ⓐ

PROLENE缝合线的两端由助手捏住

5cm

前方切口

把夹线钳引出5cm左右

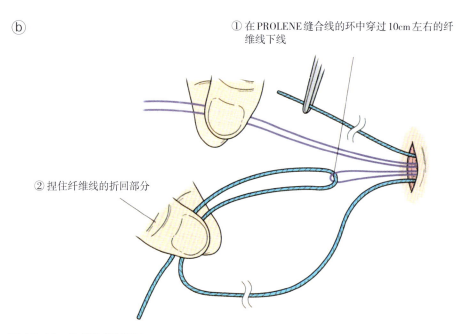

ⓑ

① 在PROLENE缝合线的环中穿过10cm左右的纤维线下线

② 捏住纤维线的折回部分

图 15-48　外侧的缝线接力

ⓒ

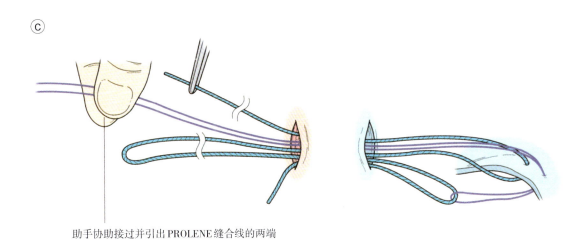

助手协助接过并引出 PROLENE 缝合线的两端

ⓓ

纤维线　　关节囊

图 15-48 （续）

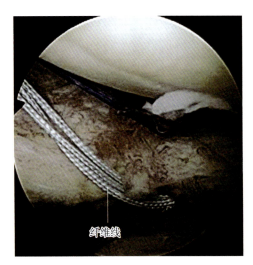

图 15-49　纤维线即将穿过关节囊之前

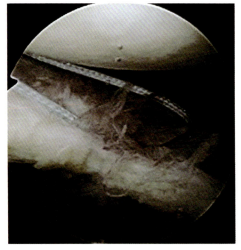

图 15-50　关节囊包裹着床垫样的纤维线

### 14 插入套管，同时牵拉 2 根线

取下缝着纤维线的钳子。将透明套管插入前方切口（图 15-51），拔掉橙色的内套。从套管插入钳子，用钳子夹住 2 根纤维线（图 15-52），穿过套管内，从套管引出，但纤维线在套管前端有 180° 的转向（图 15-53），一边用力缓慢引出（图 15-54）。滑动牵引出的 2 根纤维线，使其长度相同。只引出 1 根时，拔出套管重新再插入，线的长度相同后再进行一次。

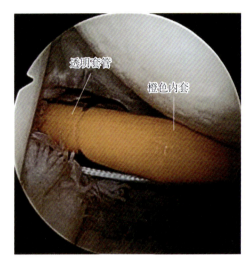

图 15-51　前方切口处插入透明套管

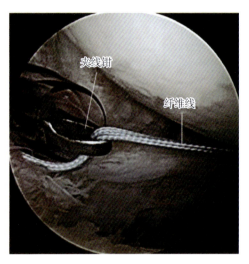

图 15-52　用从套管插入的钳子夹住 2 根纤维线

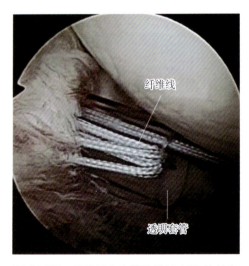

图 15-53　纤维线在套管前端呈 180° 的转向

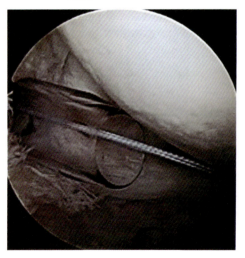

图 15-54　慢慢引出 2 根纤维线

## 15　钻孔导向管的插入和固定

从套管插入带内套的钻孔导向管，插入关节内（图 15-55）。拔除内套，将钻孔导向管置于 4 点半方向前后的槽中，尽量使其与槽的角度成锐角（图 15-56、图 15-57）。牵拉出

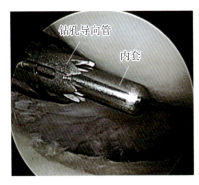
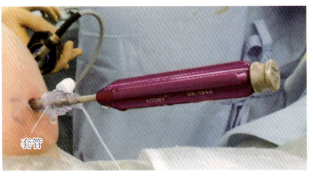

图 15-55　将带有内套的钻孔导向管从套管插入关节内

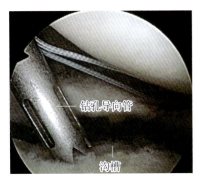
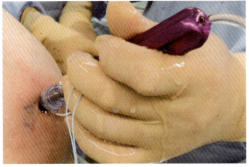

图 15-56　将钻孔导向管定位在 4 点半方向前后的槽中

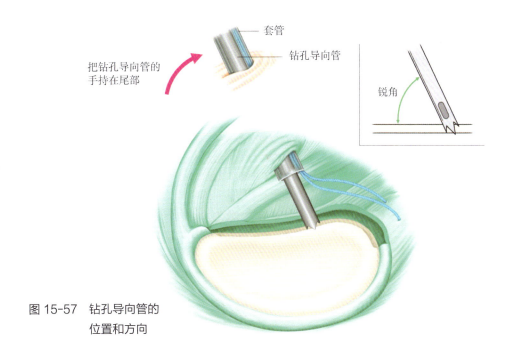

图 15-57　钻孔导向管的
　　　　　位置和方向

从套管出来的 2 根纤维线，确认牵拉到近端的程度。决定了钻孔导向管前端的位置和钻孔导向管的方向后，用锤子敲打钻孔导向管根部（图 15-58），使其前端的齿尖部与槽的骨及关节软骨进行啮合固定（图 15-59）。必须注意用双手紧紧夹住钻孔导向管，不要摇动。

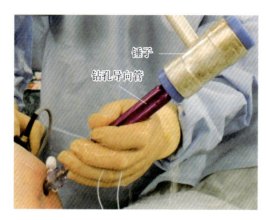

锤子
钻孔导向管

图 15-58　用锤子敲击钻孔导向管

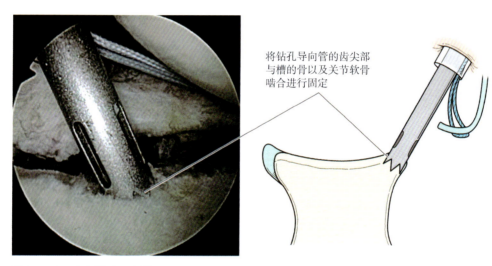

将钻孔导向管的齿尖部与槽的骨以及关节软骨啮合进行固定

图 15-59　固定钻孔导向管

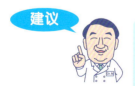

建议

推锁钉与迄今为止需要缝合操作的锚钉不同，能够以强大的力量将上线的关节囊向近端提起，这是最大的优点。因此，对于需要缝合操作的锚钉，打入最末端侧的锚钉的位置在 5 点半或 5 点方向前后，但是对于推锁钉，根据所固定的关节囊的部位不同，4 点半或 4 点方向前后更有效。

## 16 钻孔

　　将专用的钻头（2.9mm）安装在电钻上。让助手用双手紧握钻孔导向管，术者向患者的前方靠拢，将钻头插入钻孔导向管，首先将钻头的前端抵在骨上（图 15-60）。旋转钻头，一边感受着阻力，一边慢慢钻入。钻到钻头的底座触到钻孔导向管的尾部（图 15-61）。

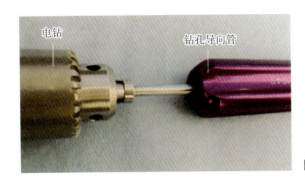

图 15-60　钻头前端接触骨的状态

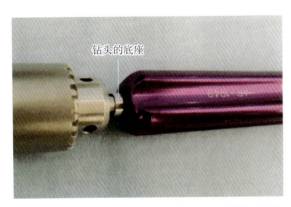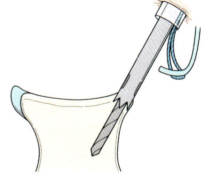

图 15-61　钻到钻头的根部触到钻孔导向管的尾部为止

## 17 将 1.6mm 的克氏针插入钻孔后，拔出钻孔导向管

　　取下钻头后，立即将 1.6mm 的克氏针（克氏针，用前端钝的一侧）插入钻孔导向管，直到克氏针前端触到钻孔前端的骨（图 15-62）。

　　助手握住套管，使套管不会脱落，术者用一只手夹住克氏针末端附近的部分，以免克氏针脱落，另一只手夹住导向管慢慢拉出（图 15-63）。当然，在夹住克氏针时不能取下钻孔导向管，如果松开握着克氏针的手并取下钻孔导向管，克氏针就会残留在钻孔中（图 15-64）。

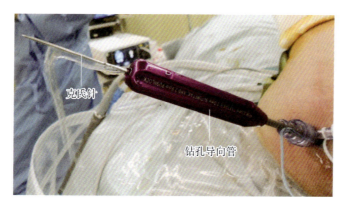
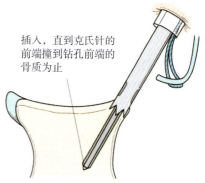

插入，直到克氏针的前端撞到钻孔前端的骨质为止

克氏针

钻孔导向管

图 15-62　从钻孔导向管插入克氏针

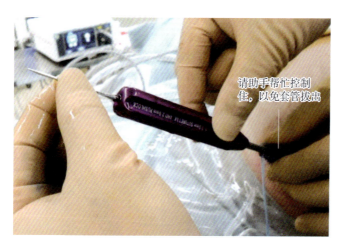

请助手帮忙控制住，以免套管拔出

图 15-63　慢慢拉出钻孔导板，以免套管拔出

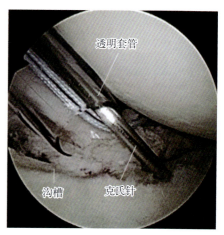

透明套管

沟槽　　克氏针

图 15-64　插入钻孔中的克氏针仍有遗留

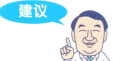

建议

如果克氏针没有骨阻力并深入到背部，则意味着对侧的骨皮质已被钻孔刺穿（图 15-65）。因此，最远端的钻孔应当由术者操作，要把握在钻孔过程中产生了多少骨阻力。如果在最后 2～3mm 处存在骨阻力，则说明钻孔足够长，可以用作锚钉孔。如果在此之前阻力消失，就要创建一个新的钻孔，钻孔导向管设置部位靠近头部。如果钻孔的长度较短，则锚钉的一部分从骨突出，并且不仅线不能固定，而且还存在锚钉将偏离骨的风险。

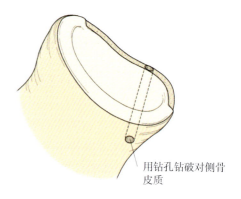

用钻孔钻破对侧骨皮质

图 15-65　没有骨阻感且克氏针插到里边的状态

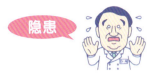

**隐患**　在拔出钻孔导向管时克氏针也一起拔出的情况下，请冷静下来，借助克氏针寻找钻孔。如果无法找到的话，就稍微在头上重新开一个钻孔。为了避免发生这种情况，在拔出钻孔导向管时要特别细心。

## 18　将线的两端插入锚钉前端的孔眼中

将线两端插入带蓝色标签的回线环中约 8cm（图 15-66），牵拉出标签，将 2 根线穿过锚钉（推锁）尖上的孔眼（图 15-67）。

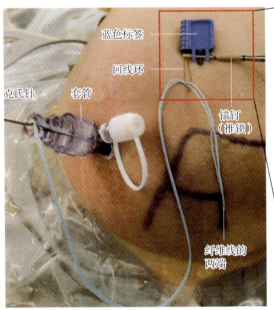

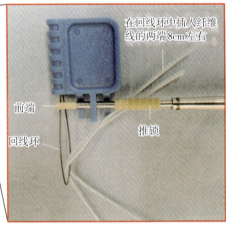

图 15-66　将线的两端穿过回线环

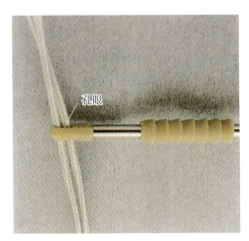

图 15-67　牵拉标签，并将线穿过孔眼

287

## 19 把推锁从套管放进去，带到克氏针的入口处

牵拉2根线施加牵引力，同时将推锁插入套管内（图15-68）。将前端推送至克氏针入口处的近端，将缝在关节囊上的线放入前端上孔眼接缝的部分，朝向远端（图15-69）。

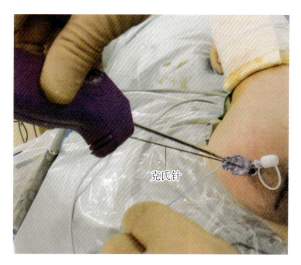 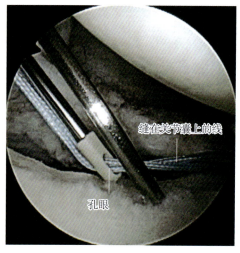

图 15-68　牵拉 2 根线的同时将推锁钉插入套管内　　图 15-69　将前端送至克氏针入口处的近端，调整方向

## 20 将前端插入钻孔中，将线牵拉近关节囊（张力）

仔细确认克氏针的入口处之后，拔出克氏针（图15-70），将前端送至钻孔中（图15-71），用手插入（图15-72）。

牵拉出2根线，把关节囊牵拉向钻孔（图15-73）。此时，前端可能浮起（图15-74）。再次用手推入，在紧紧拉住关节囊的状态下，用锤子敲打橙色的止动部位（图15-75），插到锚钉的锯齿部的前端与骨接触之处（图15-76）。

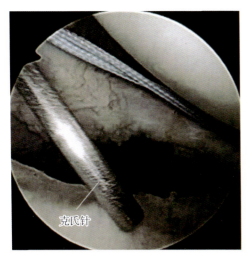

图 15-70　拔出克氏针

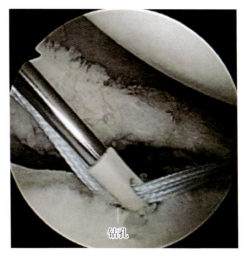

图 15-71　将前端推进到钻孔中

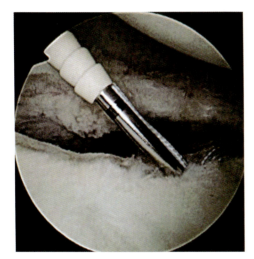

图 15-72　手动插到钻孔的前端

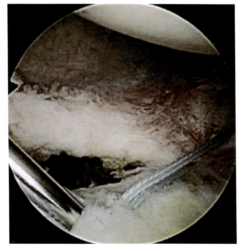

图 15-73　拉 2 根线，把关节囊拉向钻孔

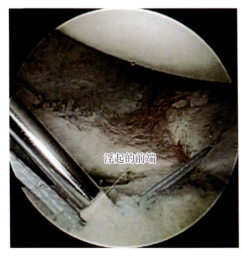

图 15-74　前端可能浮起

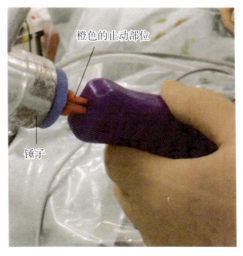

图 15-75　重新插入前端，用锤子敲橙色的
止动部位

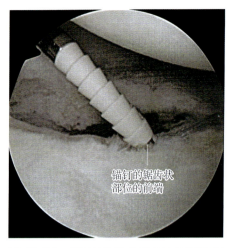

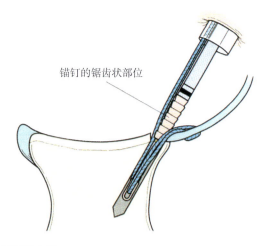

锚钉的锯齿状部位

锚钉的锯齿状
部位的前端

图 15-76　锚钉的锯齿状部位的前端插到与骨接触之处

### 21　在绷紧线的状态下，将线固定在手柄的楔状切口部位

将线一根一根地拉开，一边拉紧，一边将线固定在手柄的楔形切口部位（图 15-77）。

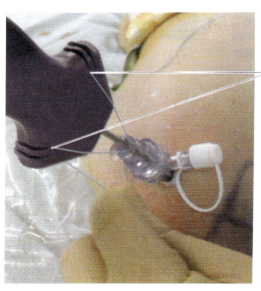

在楔形的切口处系
好线，固定住

图 15-77　把线固定在手柄上

**22** **取下橙色止动块，放出推杆，用锤子打进去**

取下橙色止动块，并显露出推锁钉的推杆（图 15-78）。当用锤子敲击推杆尾部时（图 15-79），推锁钉的锯齿状部螺牙进入钻孔（图 15-80）。轻敲，直到推杆的扁平部分接触手柄的尾部（图 15-81）。在这种状态下，推锁钉的尾部和钉的激光线仍然可见（图 15-82）。

推杆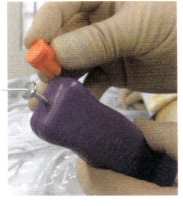

图 15-78 取下橙色止动块并露出推杆

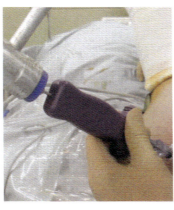

图 15-79 用锤子敲击推杆尾部

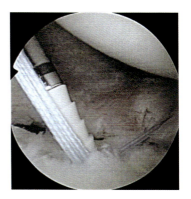

图 15-80 锚钉的锯齿状部位进入钻孔

推杆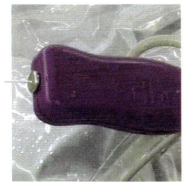

图 15-81 轻轻敲击，直到推杆的平坦部分接触手柄的尾部锚钉尾

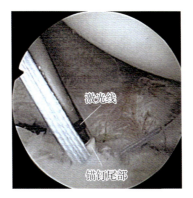

图 15-82 镜下可以见到锚钉的锯齿状尾部和钉的激光线

## 23 钉的激光线被敲打埋入至完全看不见为止

用锤子敲打手柄（图 15-83），直到插入钉上的激光线标志完全看不到为止。关节盂唇和关节囊被充分地牵拉到关节盂（图 15-84）。

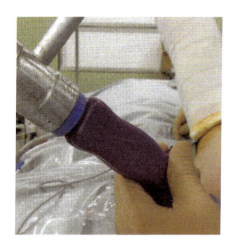

图 15-83　用锤子进一步敲打手柄

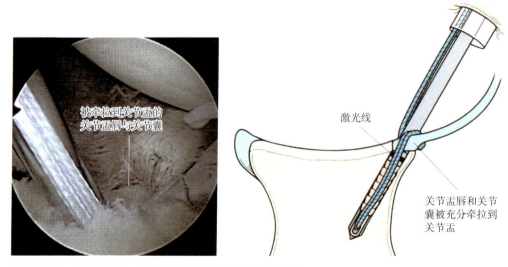

图 15-84　插入固定器，直到钉的激光线完全看不到为止

**24　从楔形凹口中取出线，逆时针转动手柄以取下推杆**

从楔形凹口中摘掉线（图 15-85），逆时针旋转手柄（图 15-86），将螺旋式推杆从锚钉上取下并拔出。

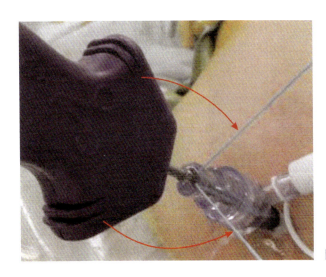

图 15-85　从楔状切口部位取下线

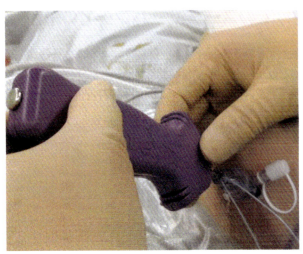
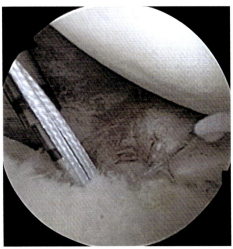

图 15-86　逆时针旋转手柄，将推杆从锚钉上拆下拔出

## 25 切断线

将纤维线切割器从套管插入（图 15-87），将前端按压在关节盂上（图 15-88），拉紧 2 根线并切断（图 15-89）。

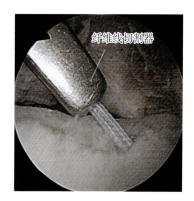

图 15-87　插入纤维线切割器

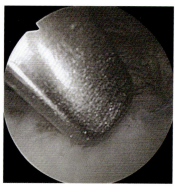

图 15-88　将纤维线切割器的前端按压在关节盂上

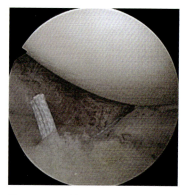

图 15-89　拉紧 2 根线并切断

## 26 在准备插入第 2 个锚钉的缝合穿线钳上置线

拔出套管，插入剥离子和缝合穿线钳，夹住 4 点方向前后的关节囊（图 15-90），引出纤维线（图 15-91）。进行与之前相同的缝线接力，将纤维线缝在关节囊上（图 15-92）。

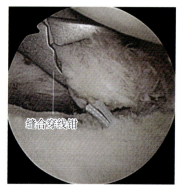

图 15-90　插入缝合穿线钳夹住关节囊

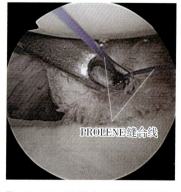

图 15-91　从缝合穿线钳的针端上取出 PROLENE 缝合线

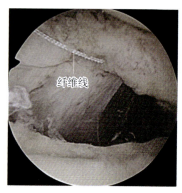

图 15-92　将纤维线缝在关节囊上

## 27　用内部缝线接力器把线褥式缝合在关节囊上

　　再次插入缝合穿线钳，并且在牵拉先前施加的纤维线的同时，在关节囊上保持适当距离间隔并送入 PROLENE 缝合线（图 15-93）。将缝合穿线钳引出切口外，用钳子夹住 PROLENE 缝合线的回线环部位，插入关节内。用钳子将纤维线的下线送至关节囊的近中心（图 15-94）。把钳子穿过 PROLENE 缝合线的回线环后，夹住纤维线的下线（图 15-95）。将下线牵拉到切口外（图 15-96a）。通过引出切口外的 PROLENE 缝合线的两端，纤维线穿透

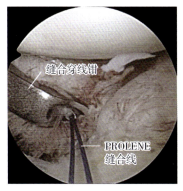

图 15-93　再次插入缝合穿线钳，送入 PRO-LENE 缝合线

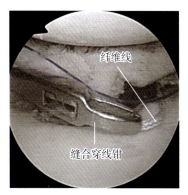

图 15-94　把纤维线的下线运到关节囊的近中心

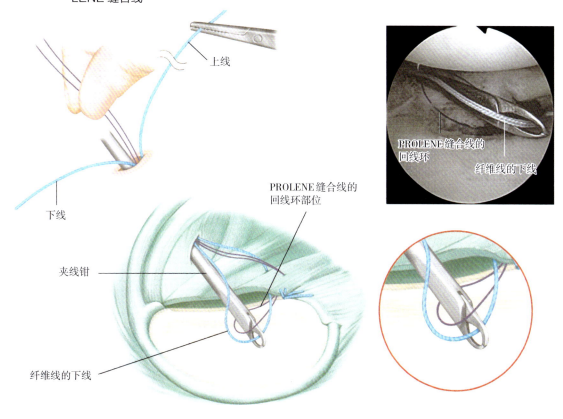

图 15-95　在 PROLENE 缝合线的环中穿过钳子，夹住纤维线的下线

关节囊（图 15-96b）。然后牵拉出 PROLENE 缝合线的两端，向切口外牵拉出纤维线（图 15-96c）。取下 PROLENE 缝合线，用手指捏住纤维线引出。在有阻力的情况下，用钳子夹住并引出相反侧的纤维线（图 15-96d）。关节囊上呈褥垫状地缝上线（图 15-96e、图 15-97）。

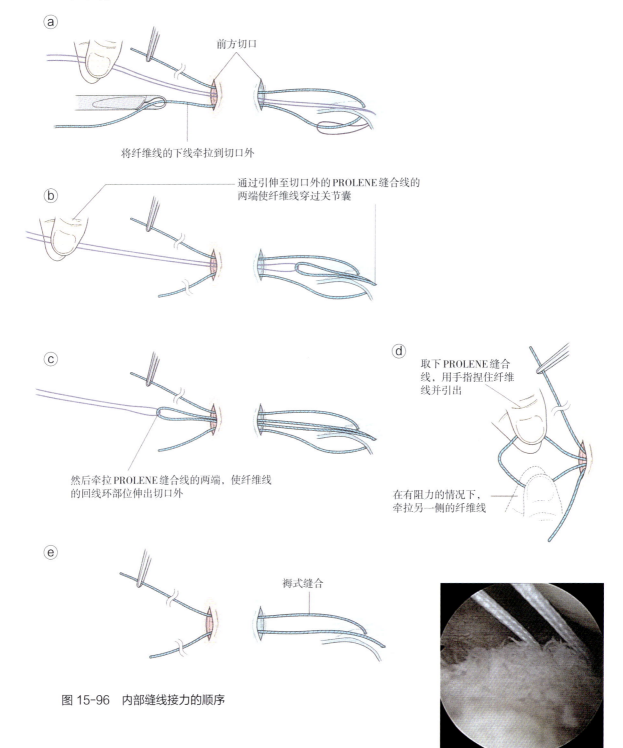

图 15-96 内部缝线接力的顺序

图 15-97 在关节囊上进行褥式缝合

**28** 钻孔导向管的设置和锚钉的打入

设置距第 1 个钻孔 1cm（3 点半方向的位置）左右的间隔，在沟槽上设置钻孔导向管（图 15-98）。第 2 个以后的钻孔留给助手完成，并且术者牢固地夹住并打入钻孔导向管锚钉后，线的牵张力增加，缝线部分的关节囊向近端提起，靠近锚钉孔（图 15-99、图 15-100）。在打入结束的状态下，关节囊被拉向锚钉孔直到能够稍微见到线的位置为止（图 15-101）。取下推杆并切断线（图 15-102）。

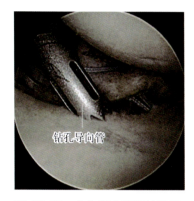

图 15-98　在沟槽上设置钻孔导向管

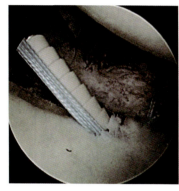

图 15-99　打入锚钉

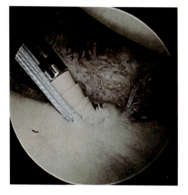

图 15-100　让缝线部分的关节囊靠近锚钉孔

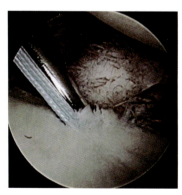

图 15-101　将关节囊牵拉到锚钉孔

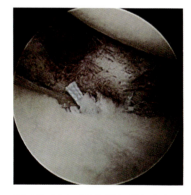

图 15-102　取下推杆并切断纤维线

**建议**

无论是外侧缝线接力还是内侧缝线接力都能方便地进行。笔者经常用外部缝线接力器操作。理由是，把钳子插入 PROLENE 缝合线的回线环夹住下线的操作要花费诸多工夫。

## 29 第3个锚钉

使用缝合穿线钳，将PROLENE缝合线穿过关节囊（图15-103），并将纤维线褥式缝合在关节囊上（图15-104）。将钻孔导向管设置在距离第2个锚钉孔约1cm（大约2点半方向的位置）的沟槽上（图15-105）。当打入锚钉时，关节囊紧密接触关节盂（图15-106、图15-107）。切断线（图15-108）。

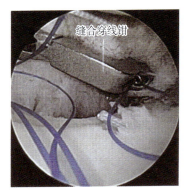

图15-103 用缝合穿线钳将PROLENE缝合线穿过关节囊

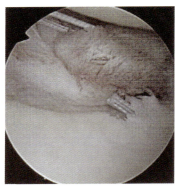

图15-104 将纤维线褥式缝合在关节囊上

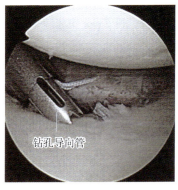

图15-105 将钻孔导向管设置在近端的沟槽上

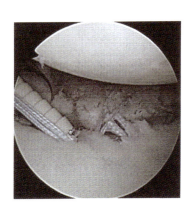

图15-106 打入锚钉

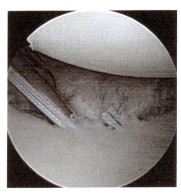

图15-107 关节囊紧贴关节盂

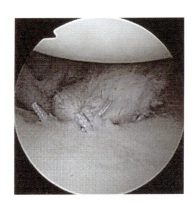

图15-108 切断纤维线

**30　第 4 个锚钉**

使用缝合穿线钳使 PROLENE 缝合线穿过关节囊（图 15-109），并将纤维线褥式缝合在关节囊上（图 15-110）。这个关节囊是中盂肱韧带（Middle Glenohumeral Ligament，MGHL），注意不要将线缝在位于其前方的肩胛下肌腱上。将钻孔导向管设置在距第 3 个锚钉孔的近端（约 1 点半方向的位置）的沟槽中（图 15-111）。打入锚钉，切断线。缝在关节囊上的线被牵拉到关节盂，无法确认（图 15-112）。关节囊被抬高到近端并与关节盂紧密接触，在前方形成关节囊的壁（图 15-113）。

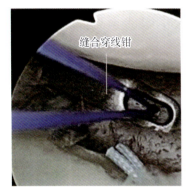

图 15-109　将 PROLENE 缝合线穿过关节囊

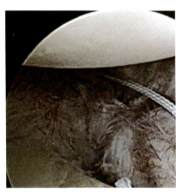

图 15-110　将纤维线缝在关节囊上

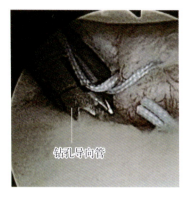

图 15-111　将钻孔导向管设置在沟槽

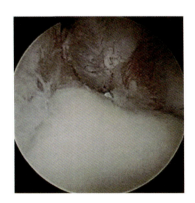

图 15-112　关节囊上的线被引入关节盂，无法确认

**操作要领**

在关节囊薄的情况下，应注意牵张力不能太强。当摘下橙色止动块并且锚钉锯齿状部被打入骨孔中时，线被自动地引入锚钉中。如果判断存在关节囊被割断的风险，则在打入锯齿状部位的中途摘下固定在楔形凹口部位的两根线，以释放线的张力。

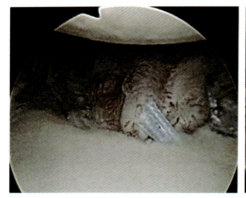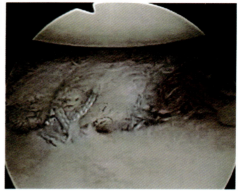

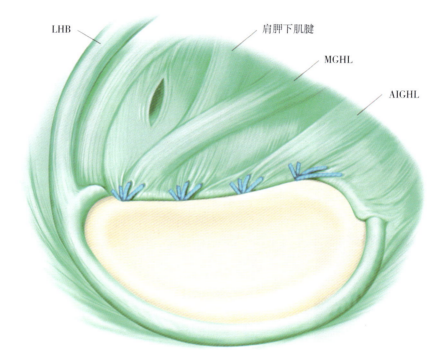

图 15-113　打入锚钉

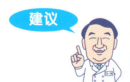

建议

本文详细叙述了关节囊上的褥式缝合，以推锁钉将关节囊固定在关节盂上的方法，但是，在缝线操作困难的病例中，也可以做简单拼接状态（图 15-41），将纤维线的上线和下线插入孔眼，进行同样的操作。褥式缝合的缺点是，如果线之间非常接近，关节囊就会被推锁钉的强大牵拉力割断。相比之下，啮合较长且简单拼接具有较小的切口，割断的危险性较小。

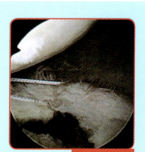

图 15-41

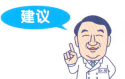
建议

在牢固残存的关节盂唇而且与关节囊分离的病例（图 15-114）中，不能用 VAPR 钩子切开，而是用剥离子进行剥离操作。将剥离子插入关节盂唇和关节囊之间（图 15-115），用锤子敲打，将关节盂唇和与其相接的骨膜从肩胛骨肩盂部位剥离（图 15-116）。有时将插到深处的剥离子的前端甚至触到肩胛骨肩盂部位，剥离子的轴要向前方倾倒，用杠杆作用剥离关节盂唇与骨膜是有效的（图 15-117）。

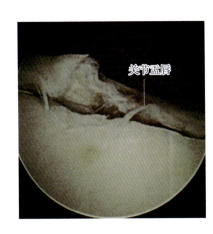

图 15-114　牢固残存的关节盂唇从关节囊剥离的状态

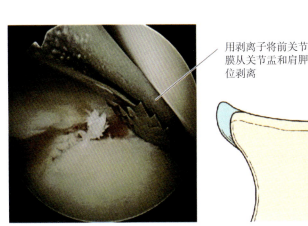

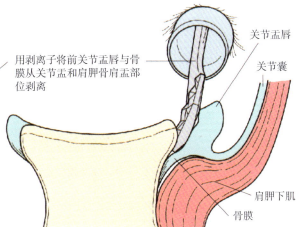

用剥离子将前关节盂唇与骨膜从关节盂和肩胛骨肩盂部位剥离

关节盂唇
关节囊
肩胛下肌
骨膜

图 15-115　使用剥离子的剥离操作①

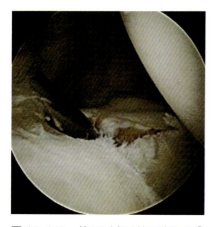

图 15-116　使用剥离子的剥离操作②

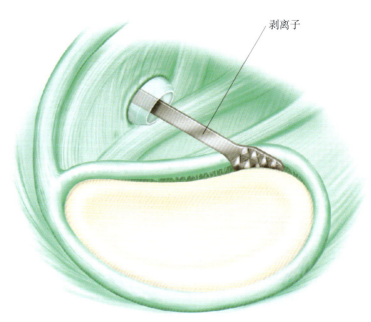

剥离子

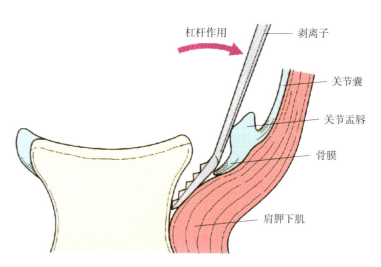

杠杆作用　剥离子

关节囊

关节盂唇

骨膜

肩胛下肌

图 15-117　使用剥离子的剥离操作③

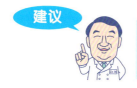

建议

在考虑使用推锁钉进行内镜 Bankart 损伤修复术的情况下，没有必要追加肩袖疏松部位的缝合术。

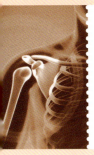

# 第16章 针对复发性肩关节脱位的肩袖疏松部位缝合术

对复发性肩关节脱位进行内镜 Bankart 损伤修复术后，作为加强，有时会追加肩袖疏松部缝合术。还没有采用过前方所述的使用推锁锚钉的手术。

## 手术技巧

### 1 使用1个月牙钩，将0号 PDS 线穿过肩胛下肌腱 + MGHL

将 5mm 的套管插入前方切口。将套管的前端从关节囊中穿过中盂肱韧带。从前方套管插入月牙钩（图 16-1）、肩胛下肌腱的近端部以及中盂肱韧带（Middle Glenohumeral Ligament，MGHL）；穿过 MGHL（图 16-2），转动手边的橙色辊，送入所有 0 号 PDS 线（以下简称 "PDS 线"）（图 16-3）。拔出月牙钩，用钳子夹住 PDS 线（图 16-4）。

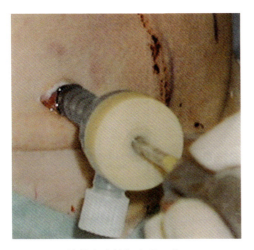

图 16-1 从前方套管插入月牙钩

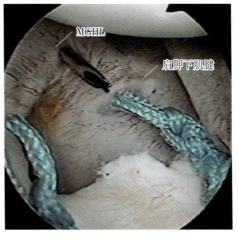

图 16-2 月牙钩贯通肩胛下肌腱及中盂肱韧带（MGHL）

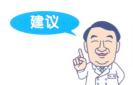

建议

PDS 线切成两半使用。

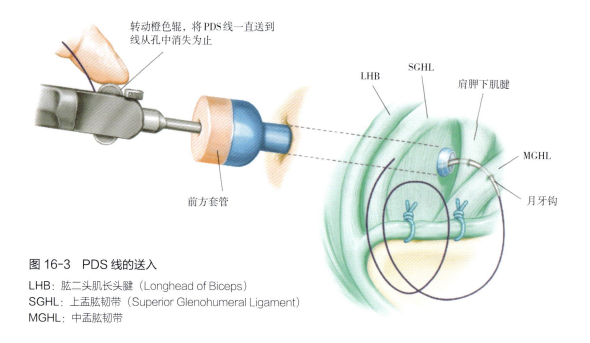

图 16-3　PDS 线的送入

LHB：肱二头肌长头腱（Longhead of Biceps）
SGHL：上盂肱韧带（Superior Glenohumeral Ligament）
MGHL：中盂肱韧带

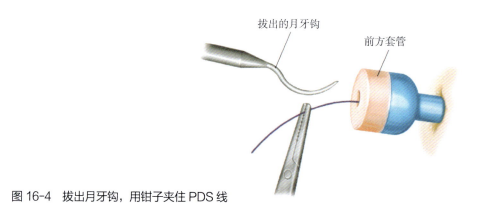

图 16-4　拔出月牙钩，用钳子夹住 PDS 线

## ② 通过透明塑料杯牵拉出 PDS 线

　　从前方套管插入透明塑料杯（直型）（图 16-5），穿过位于肱二头肌长头腱（LHB）前方的上盂肱韧带（SGHL），打开下钳口，将 PDS 线插入孔眼（图 16-6），然后将其引出。由此，将 PDS 线缝在肩袖疏松部位（图 16-7）。

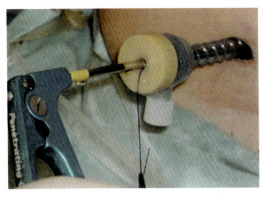

图 16-5　从前方套管插入透明塑料杯（直型）

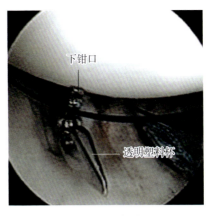

图 16-6　把 PDS 线穿过孔眼

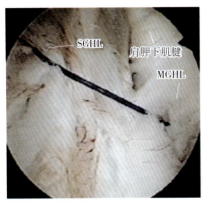

图 16-7　PDS 线缝在肩袖疏松部位

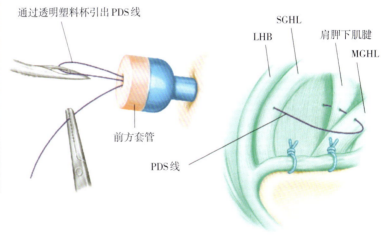

## ③ 把 PDS 线紧紧地系在 2 号 ETHIBOND 线上（单结扣缝线接力）

在套管外用单结扣把 PDS 线系在 2 号 ETHIBOND 缝合线（以下简称"ETHIBOND 缝合线"）上（图 16-8）。线的连结要留有充足的余地（10cm 以上）。通过引出 PDS 线，在肩袖疏松部位上系上 ETHIBOND 缝合线（图 16-9）。将 PDS 线从 ETHIBOND 缝合线上解开。2 根 ETHIBOND 缝合线从套管拉出来（图 16-10）。拔出套管，用钳子夹住 ETHIBOND 缝合线的两端。将套管再次插入前方切口，将穿过肩袖疏松部位的第 1 根 ETHIBOND 缝合线移至套管外（图 16-11）。

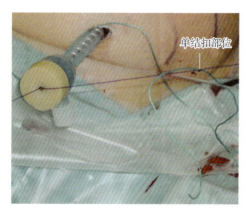
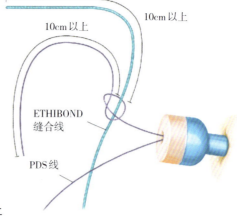

图 16-8　把 PDS 线系在 ETHIBOND 缝合线上

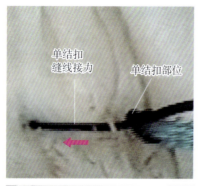
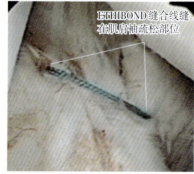
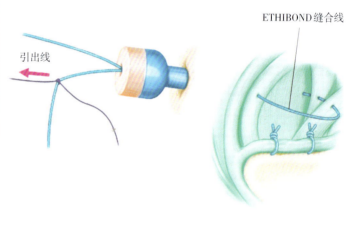

图 16-9　在肩袖疏松部位缝上 ETHIBOND 缝合线

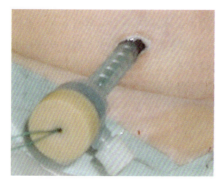

图 16-10　2 根 ETHIBOND 缝合线从
套管中牵拉出来

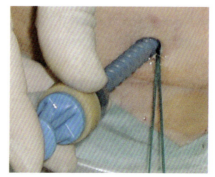

图 16-11　再次插入套管，将 ETHI-
BOND 缝合线移出至套管外

## 4　重复 2 次同样的操作

　　插入月牙钩，将 PDS 线穿过肩胛下肌腱和中盂肱韧带（**图 16-12**）。插入透明塑料杯，通过上盂肱韧带牵拉出 PDS 线。进行单结扣缝线接力，穿过 ETHIBOND 缝合线，在套管外用钳子夹住。第 3 根线缝在肩胛下肌腱和上盂肱韧带上（**图 16-13**）。

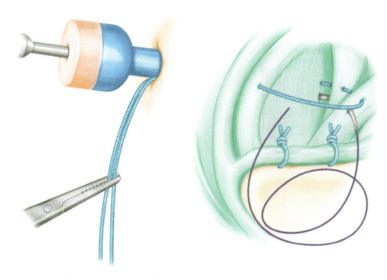

图 16-12　将月牙钩穿过肩胛下肌腱和 MGHL

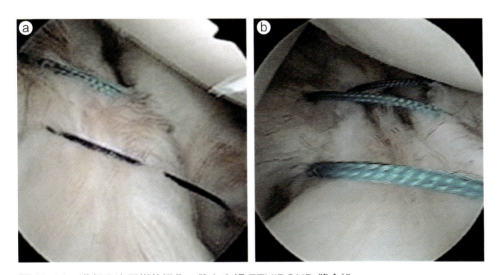

图 16-13　进行 2 次同样的操作，缝上 3 根 ETHIBOND 缝合线

## 5 线的缝合

　　线必须可以滑动，因此要系成可滑动结扣（Weston Knot）（图16-14）。因为结扣部位处在关节外，无法用内镜观察，所以只能是盲目地进行。用打结器紧固滑动结扣点（图16-15）。靠近软组织，ETHIBOND缝合线埋在组织中，达到隐约可见的程度（图16-16）。在滑动结扣后用正结扣再系3个正单结扣。用剪线器盲目地切割线（图16-17）。

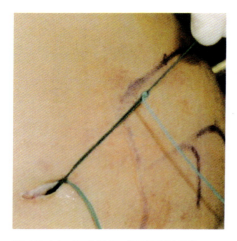
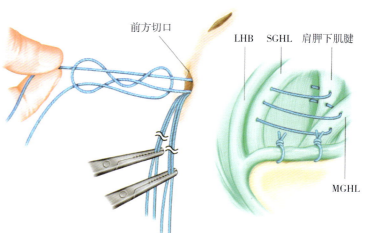

图16-14　滑动结扣（韦斯顿结扣）

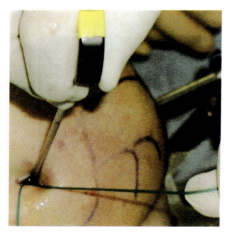
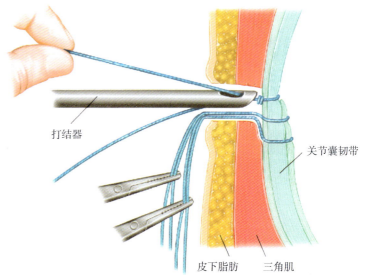

图16-15　用打结器紧固

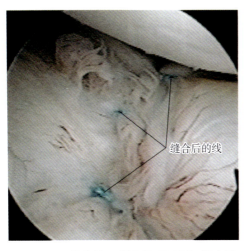

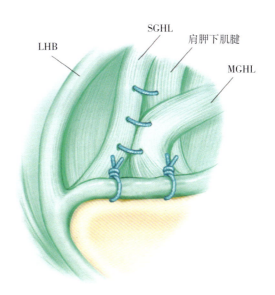

图 16-16　缝合的 3 根 ETHIBOND 缝合线

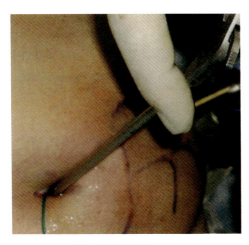

图 16-17　用剪线器剪断线

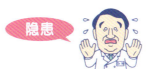

穿过肩胛下肌腱时会有很大的阻力，有时 PDS 线会断裂。在这种情况下，将月牙钩穿过肩胛下肌腱时，向上下左右刮擦扩大贯通部位的孔。另外，使用 0 号 PDS 线而不是 2-0 号 PDS 线的话，很少断裂。

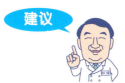

无法确认 SGHL 的情况也时常出现。
在这种情况下，把线系在 LHB 前方的关节囊上。

**参考文献**

[1] 中川照彦. 鏡視下 Bankart 修復術. 臨スポーツ医 2006：23（臨増）：200-208.

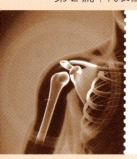

# 第17章 针对 SLAP 损伤 2 型的内镜上关节盂唇修复术

上关节盂唇损伤是 1985 年 Andrews 等在内镜下观察了 73 例高水平的投掷运动员，并报道说有 83% 的人肱二头肌腱上盂唇复合体部位的前上关节盂唇损伤，因此引起了广泛的关注。1990 年，Snyder 等将上关节盂唇损伤命名为 SLAP 损伤（上关节盂唇前部和后部）并将其分为 4 种类型。在此，就 SLAP 损伤 2 型的内镜上关节盂唇修复术加以阐述。

## 发生机制

### ◈ 投掷障碍

在投球动作中的肩部外展、外旋位置，肱二头肌长头腱（LHB）与上关节盂唇复合体受到牵拉扭曲暴力，从肩胛骨肩盂部位撕脱剥离的损伤。这就是剥离机制（Peel Back Mechanism）。

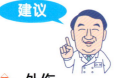

**建议**

剥离：它的意思是"剥皮"。

### ◈ 外伤

在肘关节伸展、肩关节外展位摔倒时手部加力，肱骨头向上突起，出现 LHB 起始部位及上关节盂唇复合体剥离。

## Synder 分类 (图 17-1)

### ◈ 1 型

伴随上关节盂唇的退行性变有明显的羽毛状改变，但上关节盂唇和 LHB 粘连部位没有发生剥离（图 17-1a）。

### ◈ 2 型

与 1 型一样，上关节盂唇伴随变性有明显的羽毛状组织，并且上关节盂唇和 LHB 附着部位的复合体与肩胛骨颈有剥离现象（图 17-1b）。

### ◆ 3 型
上关节盂唇有桶柄样撕裂，撕裂了中心部位向关节内移位，但残留的上关节盂唇及 LHB 附着部位没有剥离现象 （图 17-1c）。

### ◆ 4 型
上关节盂唇的桶柄样撕裂延伸到 LHB（图 17-1d）。

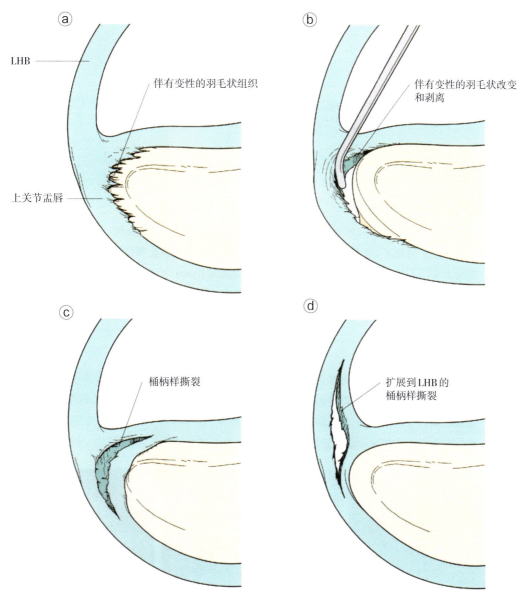

ⓐ

LHB

伴有变性的羽毛状组织

上关节盂唇

ⓑ

伴有变性的羽毛状改变和剥离

ⓒ

桶柄样撕裂

ⓓ

扩展到 LHB 的桶柄样撕裂

图 17-1　SLAP 损伤的 Synder 分类
a：1 型
b：2 型
c：3 型
d：4 型

# 手术前的诊断

### 🔷 病史

要询问病情：投球障碍是在投某一球时就产生疼痛呢，还是逐渐变得投球动作困难，从什么时候开始出现的症状，此后投球障碍的经过（时好时坏的），投球障碍的程度（10m 也不能投、全间的话还能投、投硬球时才疼等）。还要询问是否肩部有抓住或卡住的感觉，并且在哪个投球阶段（上举时、加速时、投出时、跟进时）会感到疼痛。有许多患者主诉是上臂旋转活动时疼痛。

### 🔷 体格检查

对于体格检查，我们要进行曲柄 – 挤压试验（Crank Test）、动态挤压试验（O'Brien Test）、肩关节前脱位恐惧试验（Anterior Apprehension Test）、三森试验等。

# 拍片检查

### 🔷 关节造影 MRI

将 0.3mL 镁®（钆）与 20mL 盐水混合，并在关节中注入 15mL。以斜位冠状位撕裂 T1 增强像进行辨认（图 17-2）。造影剂侵入上关节盂唇和关节囊上肩胛骨肩盂附着部位之间的图像在 3 片以上（摄像间隔 3mm），判断为 2 型。特别根据描绘出的 LHB 像，确认 LHB 起始部位的剥离像是很重要的。也有造影剂侵入上关节盂唇实质部位，诊断为 3 型的情况（图 17-3）。

### 🔷 单纯 MRI

由于关节造影 MRI 伴随着针刺入关节内的侵袭，投球障碍肩最近仅仅拍摄了单纯 MRI 的斜位冠状位撕裂以及水平撕裂的 T2 增强像和 T2* 图像 4 个系列。在斜位冠状位撕裂的 T2* 图中观察有无上关节盂唇的剥离，在水平撕裂的 T2* 图像中观察有无前关节盂唇以及后关节盂唇的剥离。并且，通过斜位冠状位撕裂以及水平撕裂的 T2 增强像，观察肩袖有无损伤。图 17-4 单纯 MRI 斜位冠状位撕裂的 T2* 图像的连续 3 张像，无论哪个切片都能见到上

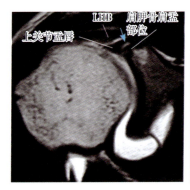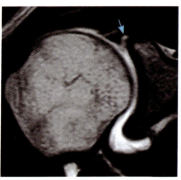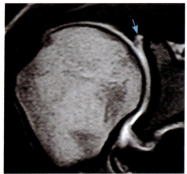

**图 17-2　关节造影 MRI（同一病例的连续 3 张像）**

造影剂侵入上关节盂唇和肩胛骨肩盂部位之间（蓝箭头）。上关节盂唇的剥离和辨认

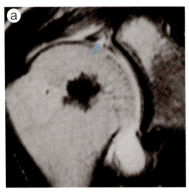
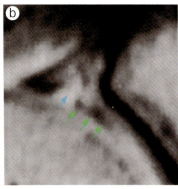
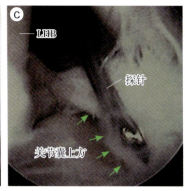

图 17-3　SLAP 损伤 3 型的关节造影 MRI 和内镜下所见

a：关节造影 MRI。造影剂侵入上关节盂唇实质部位（青箭头）

b：将 a 的造影剂侵入部放大后的图像（蓝箭头）。桶柄样撕裂部位用绿箭头表示

c：窥视所见发现桶柄样撕裂（桶柄样撕裂部位用绿箭头表示）

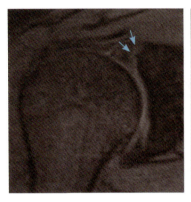
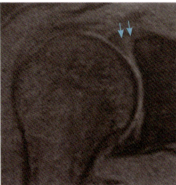
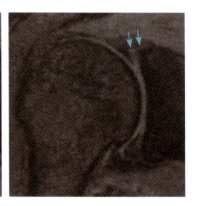

图 17-4　单纯 MRI 斜位冠状位撕裂 T2* 图的连续 3 张像

无论哪个层次的切片都能见到上关节盂唇的剥离像（蓝箭头）

关节盂唇的剥离像。

## 手术适应证

即使进行空投、肩袖训练、伸展运动、向肩袖疏松部位注射类固醇等保存疗法 3 ~ 6 个月，在投球障碍持续的情况下，也要考虑手术治疗。

## 术后疗法

手术后立即用三角宽胸带固定，手术后 3 天取下胸带，开始摆动运动。术后 1 周取下三角巾，全方位进行肩关节的自动、被动运动。术后 2 周开始使用治疗带（黄色）的肩袖的强化训练。术后 1 个月开始使用 1 ~ 2kg 的哑铃强化肩周围肌肉的肌力。棒球选手在手术后 3 个月开始轻力量投接球活动，接下来逐渐延长投掷距离。

## 手术成绩

棒球选手的复出率是 85% 左右。从手术到比赛复出的时间，投手约为 11 个月，捕手约为 10 个月，野手约为 7 个月。外伤病例中约有 30% 的患者都会有抱怨。

## 手术概要

在此，就 SLAP 损伤 2 型的上关节盂唇修复术加以阐述。在全部使用 30° 斜视内镜的后方视镜下，操作时使用前方及前上方的工作通道。前上方的切口使用套管。锚钉使用的是捷豹结 2.9mm 等带 2 根线的软体锚钉。将 2 根线的两端穿过上关节盂唇，做褥式缝合，对这种方法进行说明。在不熟悉的时候，锚钉线可以是 1 根。此时，使用捷豹结 1.4mm 或 1.5mm。

## 手术器具

(1) 内镜（30° 斜视内镜），剥离子。根据需要使用刨削器（4mm）与 VAPR。
(2) 内径 5.75mm 的透明套管 1 根（Arthrex 医疗器械公司产品）。
(3) 缝线操作：夹线钳（King Fischer）。
(4) 穿线器具：月牙钩和手柄（图 17-5）。将月牙钩的根部插入手柄，用手指拧紧螺钉后，再用钳子捏住加以紧固（图 17-6），使月牙钩和手柄混为一体（图 17-7）。
(5) 缝合、剪线：打结器、纤维线切割器。
(6) 缝线接力用的线：0 号 PDS 线（长 150cm，剪成两半，图 17-8 和图 17-9）。
(7) 锚钉：捷豹结 2.9mm（Zimmer Biomet，图 17-10），专用套件（钻孔导向管，内套，钻头，图 17-11）。
(8) 电动螺丝刀等的动力。
(9) 其他：16 号留置针的内套。

## 手术技巧

 **设置**

侧卧位肩上臂外展 40° 左右，以 3kg 重量牵拉。以止血为目的，在灌流液 3L 中加入 1A 波士明®（第一三共）。使用灌注泵。

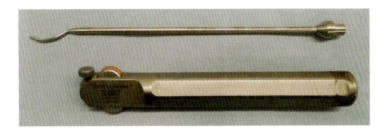

图 17-5　月牙钩和手柄

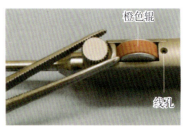

图 17-6　将月牙钩的根部插入手柄，用钳子拧紧螺钉

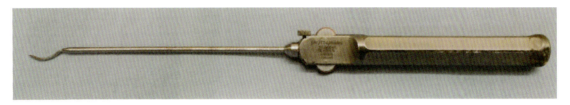

图 17-7　一体化的月牙钩和手柄

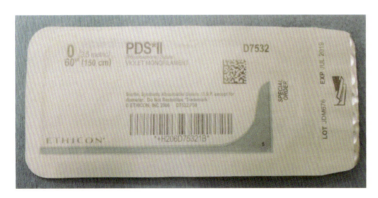

图 17-8　0 号 PDS 线

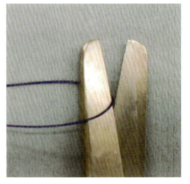

图 17-9　0 号 PDS 线剪成一半使用

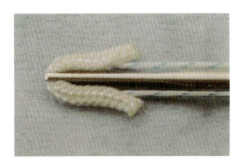

图 17-10　捷豹结 2.9mm

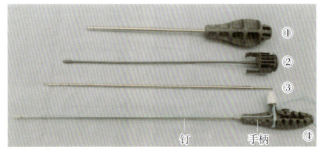

图 17-11　捷豹结 2.9mm 专用套件
①钻孔导向管
②内套
③钻头
④捷豹结 2.9mm

## 2 后方窥视用切口的制作与前方切口的制作

使用与内镜 Bankart 损伤修复术相同的切口进行。参见复发性肩关节脱位的治疗指南。在肩袖疏松部位中心 LHB 和肩胛下肌腱的中心插入 16 号留置针的内套（以下简称 "16 号留置针"）(图 17-12)，以针插入部位为中心设置 5mm 左右的小切口。用 15 号圆刀切开肩袖疏松部位的软组织（图 17-13），前方切口用钳子扩展（图 17-14）。前方切口不使用套管。

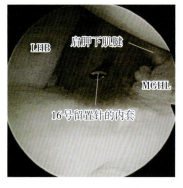
图 17-12　16 号留置针的内套

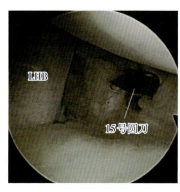
图 17-13　15 号圆刀贯穿肩袖疏松部位

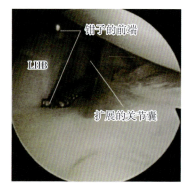
图 17-14　前方切口用钳子扩展

## 3 关节内的观察和探查

在本病例中，从 11 点方向到 11 点半方向剥离关节盂唇，肩胛骨肩盂部位的皮质骨显露（图 17-15）。在检查中，12 点方向的关节盂唇脱离（图 17-16），但 1 点方向的关节盂唇没有发现剥离（图 17-17）。

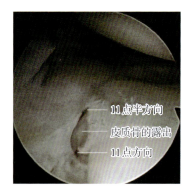
图 17-15　肩胛骨肩盂部位的皮质骨呈剥离状态

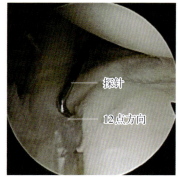
图 17-16　12 点方向的关节盂唇呈剥离状态

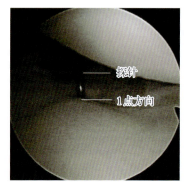
图 17-17　1 点方向的关节盂唇未见剥离

**4** **用刨削器对肩胛骨肩盂部位做新鲜化处理**

插入刨削器，去除肩胛骨肩盂部位的软组织，对皮质骨表面做新鲜化处理（图 17-18）。

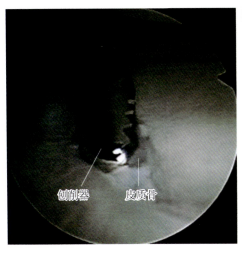
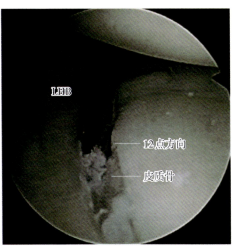

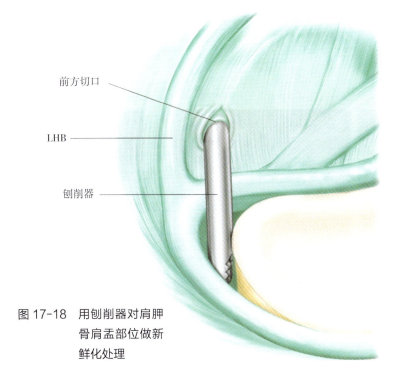

图 17-18　用刨削器对肩胛
　　　　　骨肩盂部位做新
　　　　　鲜化处理

**建议**

注意尽量不要损伤关节软骨。刨削器的前端在旋转过程中可能会被弹开，削到软骨面时，术者必须双手夹住刨削器进行控制。用刨削器做新鲜化处理不足的情况下，也可使用 4mm 的刨削器打磨皮质骨的表面。

## 5 前上方切口的制作

从肩峰的前方向 LHB 的后方刺入 16 号留置针（图 17-19）。在针刺入部位设置 6mm 左右的皮肤切口，将内径 5.75mm 的透明套管插入 LHB 的近后方。关节囊突起呈山状，套管内套的前端露出来（图 17-20）。一边旋转，一边将套管插入关节内（图 17-21）。拔去套管的内套（图 17-22）。

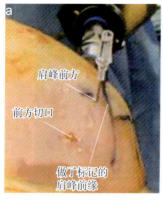
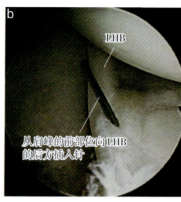
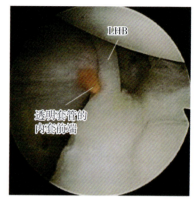

图 17-19 （a、b）从肩峰的前方插入 16 号留置针的内套，确定前上方切口的位置

图 17-20 插入内径 5.75mm 的透明套管

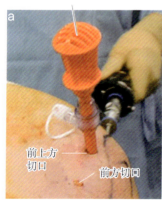
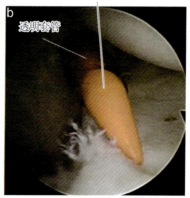
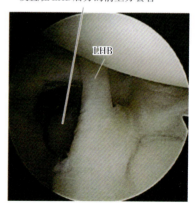

图 17-21 （a、b）旋转透明套管插入

图 17-22 前上方套管

## 6 钻孔导向管的设置

从前上方套管插入内套的钻孔导向管，使 LHB 朝向前方（图 17-23）。拔掉内套，把钻孔导向管放在 11 点半方向的关节囊里，使钻孔导向管前端的上端处于覆盖关节囊的软骨那样的位置（图 17-24）。用锤子敲打钻孔导向管（图 17-25），使钉子与关节囊的软骨以及肩胛骨肩盂部位的骨质啮合（图 17-26）。请助手用双手控制钻孔导向管，防止其移动。

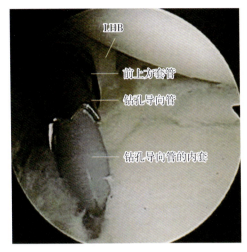

图 17-23　将 LHB 朝前插入钻孔导向管

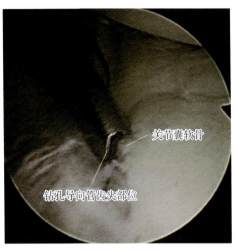

图 17-24　把钉子对准关节囊软骨的 11 点半方向的位置

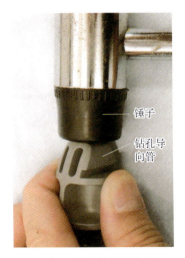

图 17-25　用锤子敲击钻孔导向管

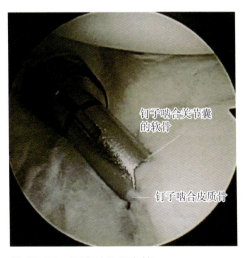

图 17-26　固定钻孔导向管

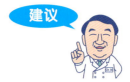

由于本病例是从 11 点方向到 12 点方向剥离关节盂唇，因此在 11 点半方向设置了钻孔导向管，但是根据病例改变了设置部位。在本病例中，用带 2 根线的 1 个锚钉进行修复，但有时也设置 2 个带 1 根线的锚钉（捷豹结 1.4mm 等）。

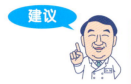

钻孔导向管从外侧朝向内侧设置成 30°~45°（图 17-27a），后方设置成 45°以上的角度（图 17-27b）。如果钻孔导向管向后过度倾斜，钻头就会在后方的骨皮质上滑动（图 17-27c）。钻头的插入部位为关节囊软骨正下方的骨质（图 17-27a），注意前端不要被关节囊软骨过度覆盖，避免从关节囊软骨边缘插入（图 17-27d）。

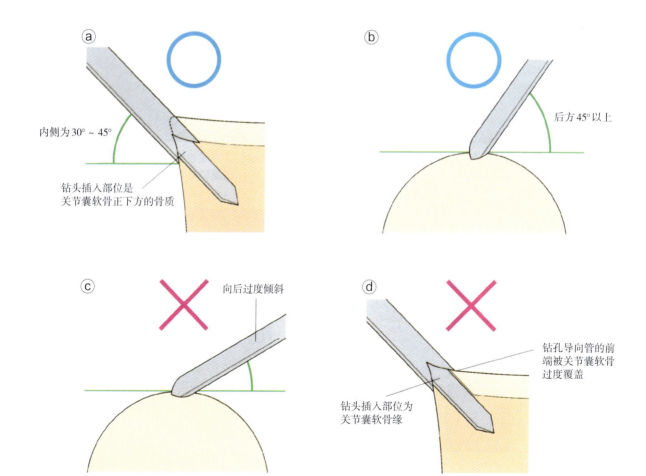

图 17-27　钻孔导向管设置时的注意事项

## 7 钻孔器械

在电动螺丝刀上安装专用的钻头（2.9mm）。将钻头的激光线定位在卡盘的前端，然后拧紧卡盘（图 17-28）。将钻头插入钻孔导向管（图 17-29），钻孔直到卡盘的前端触到钻孔导向管的尾部（图 17-30）。

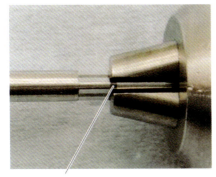

将钻头的激光线定位在卡盘的顶端

图 17-28　在电动螺丝刀上安装专用的钻头

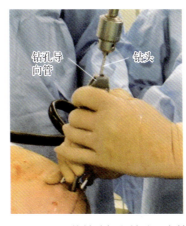

钻孔导向管　　钻头

图 17-29　将钻头插入钻孔导向管

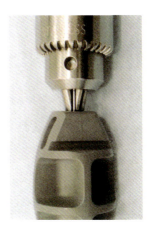

图 17-30　钻孔直到夹头前端触到钻孔导向管尾部

## 8 捷豹结 2.9mm 软体锚钉的插入

将捷豹结 2.9mm 软体锚钉插入钻孔导向管（图 17-31）。用锤子一边体会阻力大小，一边慢慢敲打手柄（图 17-32），使软体锚钉进入钻孔内，确认钉的激光线的位置（图 17-33）。

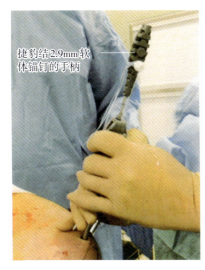

捷豹结2.9mm软体锚钉的手柄

图 17-31　在钻孔导向管上插入软体锚钉

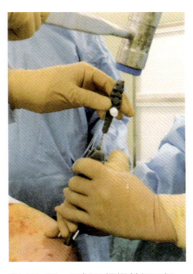

图 17-32　用锤子慢慢敲打手柄

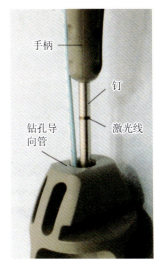

手柄

钉

激光线

钻孔导向管

图 17-33　确认激光线的位置

钉的激光线被敲击到与钻孔导向管的尾部一致之处（图 17-34）。稍微牵拉手柄，把软体锚钉固定在骨内（图 17-35）。取下固定着线的盖子（图 17-32），取出 4 根线（图 17-36）。不扭转钉，直接拔出。检查插入端有无破损（图 17-37）。同时拉出 4 根线，确认软体锚钉固定在骨内（图 17-38）。

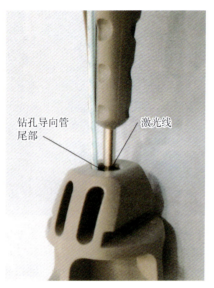

图 17-34　激光线被敲击到与钻孔导向管尾部一致之处

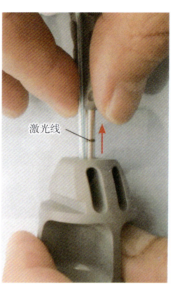

图 17-35　稍微牵拉手柄，将软体锚钉固定在骨内

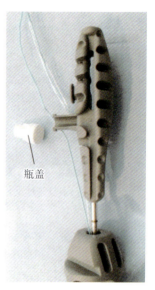

图 17-36　取下固定着线的盖子

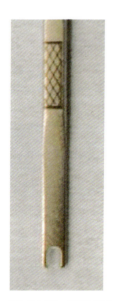

图 17-37　确认插入端有无破损

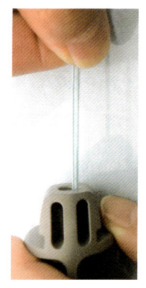

图 17-38　同时拉出 4 根线，确认软体锚钉固定在骨内

### 9 锚钉线的移动

一旦拔出钻孔导向管（图 17-39），4 根锚钉线就会出现在视野中（图 17-40）。首先，用夹线钳（以下简称"钳子"）夹住 2 根蓝线，牵拉到前方切口（图 17-41）。接着，用钳子夹住第 2 束的白蓝线，牵拉到前方切口（图 17-42）。当然，无论先动哪条线，重要的是夹住同色的 2 根线一起引出。4 根锚钉线被引到前方切口（图 17-43）。

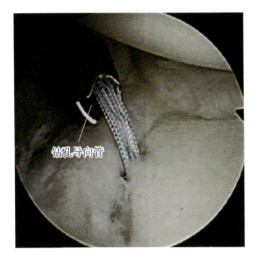

图 17-39　拔去钻孔导向管

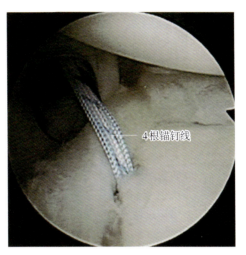

图 17-40　4 根锚钉线出现在视野中

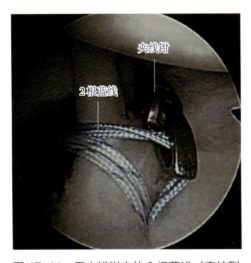

图 17-41　用夹线钳夹住 2 根蓝线（牵拉到前方切口）

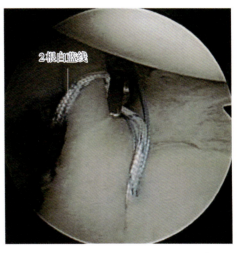

图 17-42　用夹线钳夹住 2 根白蓝线（牵拉到前方切口）

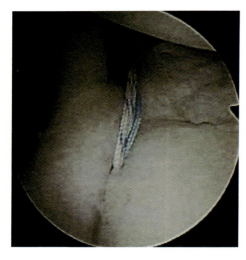

图 17-43　被牵拉至前方切口的 2
　　　　　根蓝线和 2 根白蓝线

## 10　在月牙钩上穿 0 号 PDS 线

将 0 号 PDS 线（以下简称"PDS 线"）通过位于手柄橙色辊附近的线孔（图 17-44），用拇指旋转橙色辊，暂时从针尖伸出 PDS 线（图 17-45），然后再引入（图 17-46）。

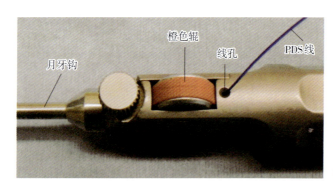

图 17-44　将 PDS 线穿过橙色辊附近的线孔

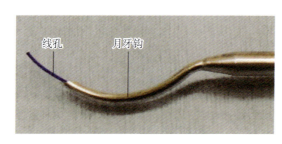

图 17-45　从月牙钩的针尖伸出 PDS 线

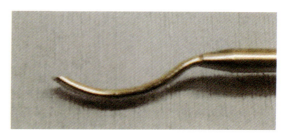

图 17-46　从月牙钩的针尖引入 PDS 线

## 11 用月牙钩将 PDS 线穿过上关节盂唇

从前上套管插入 1 个月牙钩，将前端对准 LHB 附着部的背面（图 17-47）。设定方向以便穿透上关节盂唇，且要穿透（图 17-48）。在本病例中，虽然送入了 PDS 线，但是 PDS 线的前端出现了一点儿，由于 PDS 线的前端碰到了关节盂唇，所以没有露出更多的 PDS 线。从前方切口插入夹线钳（King Fischer），送至稍微露出一点儿的 PDS 线部位（图 17-49），让夹线钳夹住 PDS 线（图 17-50），将其牵拉到前方切口（图 17-51）。

用手指捏住前方切口引出的 PDS 线，拔出月牙钩，从上方套管引出 PDS 线。拔掉月牙钩时，为了避免拔出套管，一定要让助手捏住套管。用钳子夹住从前上方套管出来的 PDS 线（图 17-52）。在上述操作中将 PDS 线缝在已剥离的上关节盂唇上。

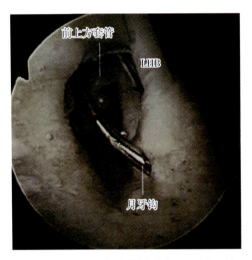

图 17-47 将月牙钩的前端对准 LHB 底座的背面

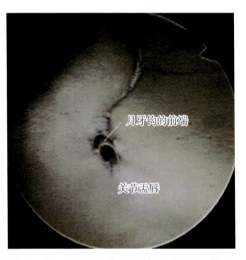

图 17-48 将吊钩穿透上关节盂唇，送入 PDS 线

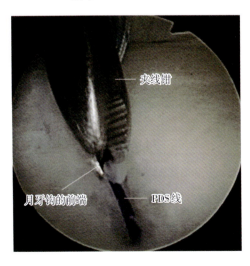

图 17-49 从前方切口插入夹线钳，并送到 PDS 线部位

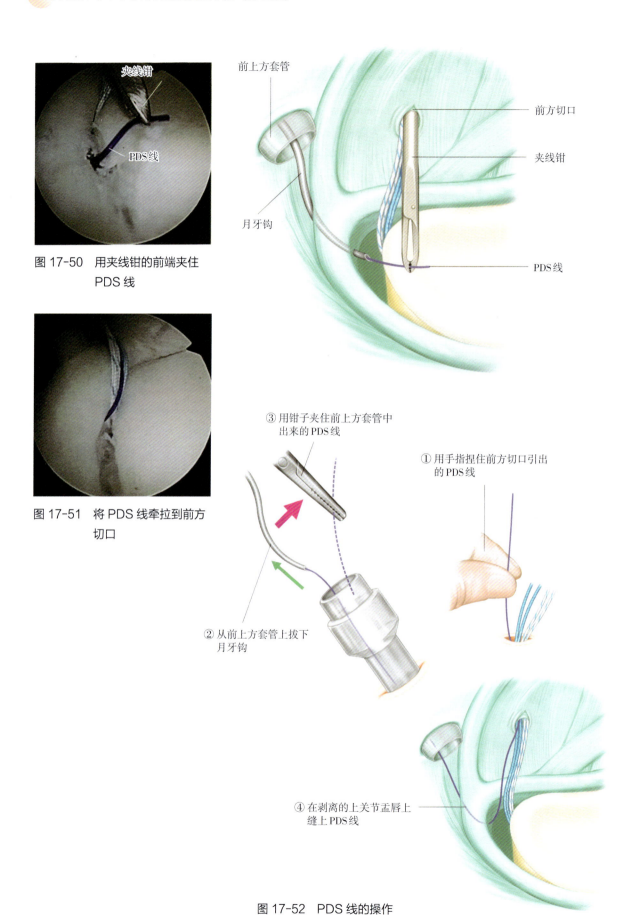

图 17-50　用夹线钳的前端夹住 PDS 线

图 17-51　将 PDS 线牵拉到前方切口

夹线钳

PDS 线

前上方套管

月牙钩

前方切口

夹线钳

PDS 线

③ 用钳子夹住前上方套管中出来的 PDS 线

① 用手指捏住前方切口引出的 PDS 线

② 从前上方套管上拔下月牙钩

④ 在剥离的上关节盂唇上缝上 PDS 线

图 17-52　PDS 线的操作

**操作要领**

对月牙钩的操作不熟练，就难以做到。观察 LHB 的背侧，确认月牙钩的插入部位。插入后继续向前的话，针尖会进入后上方的关节盂唇中，针尖往往不会在关节囊侧出来。要有意识地让针尖一点点儿慢慢地向前为好。

**隐患**

如果月牙钩朝向内侧，会触到肩胛骨肩盂的部位，如果直接硬按下去，则月牙钩的针有时会连根折损（图 17-53a）。由于针头部位较长，能够观察清楚，因此不慌不忙地从上方套管插入篮钳，用篮钳夹住针头折损部并将其摘除（图 17-53b）。在没有可替代月牙钩的情况下，使用较长的硬膜外针作为替代品。

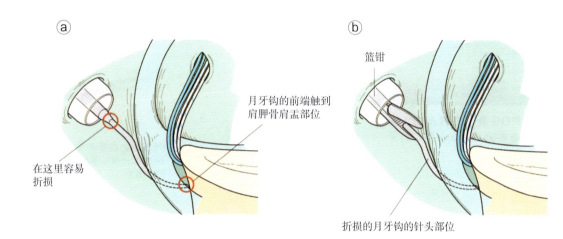

图 17-53　月牙钩的针头部位折损

## 12　单结扣缝线接力

　　从前方切口插入钳子，同时夹住 PDS 线和任意 1 根白蓝线（图 17-54），并将其牵拉到前方切口（图 17-55、图 17-56a）。从前方切口提取的 PDS 线在其边缘 10cm 左右做成单结扣，将一起提取的白蓝线从边缘穿过 10cm 左右（图 17-56b），紧紧地系住 PDS 线（图 17-56c）。牵拉出前上方套管伸出的 PDS 线（图 17-57）。由 PDS 线引导，白蓝线穿过上关节盂唇（图 17-58）。结扎点穿过关节盂唇时感觉有点儿阻力，但也要慢慢进行牵拉。引到线松弛消失为止。通过这些操作，在上关节盂唇上缝上 1 根白蓝线（图 17-59）。从线上摘下 PDS 线。捏住 PDS 线的结，牵拉白蓝线，容易摘下。在结扣部分的近前切断 PDS 线，在后方的单结扣缝线接力中再次使用，PDS 线逐渐变短。

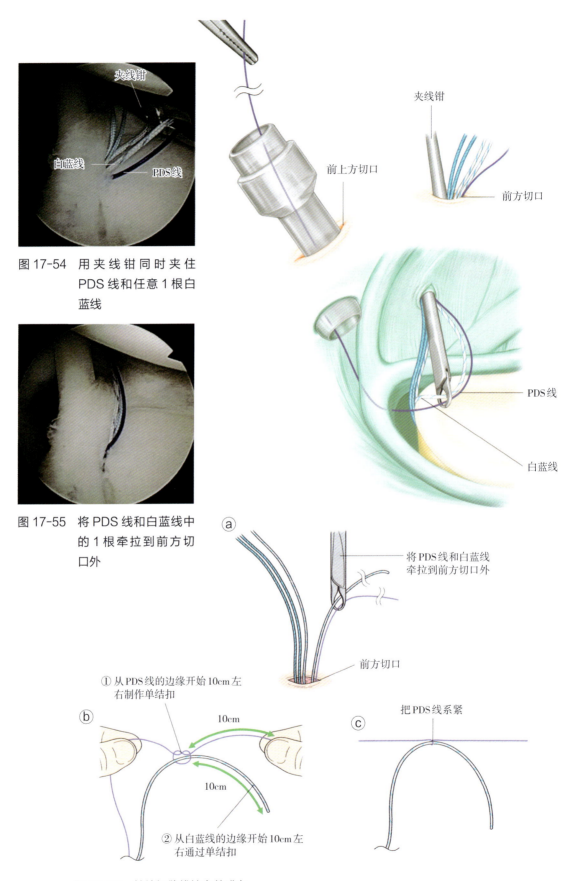

图 17-54 用夹线钳同时夹住 PDS 线和任意 1 根白蓝线

夹线钳

白蓝线

PDS线

夹线钳

前上方切口

前方切口

图 17-55 将 PDS 线和白蓝线中的 1 根牵拉到前方切口外

PDS线

白蓝线

ⓐ 将 PDS 线和白蓝线牵拉到前方切口外

前方切口

① 从 PDS 线的边缘开始 10cm 左右制作单结扣

ⓑ

10cm

10cm

② 从白蓝线的边缘开始 10cm 左右通过单结扣

把 PDS 线系紧

ⓒ

图 17-56 单结扣缝线接力的准备

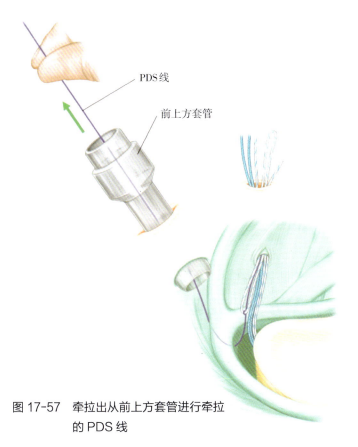

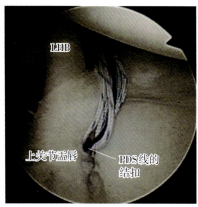

图 17-58　受 PDS 线诱导，白线贯穿上关节盂唇

图 17-57　牵拉出从前上方套管进行牵拉的 PDS 线

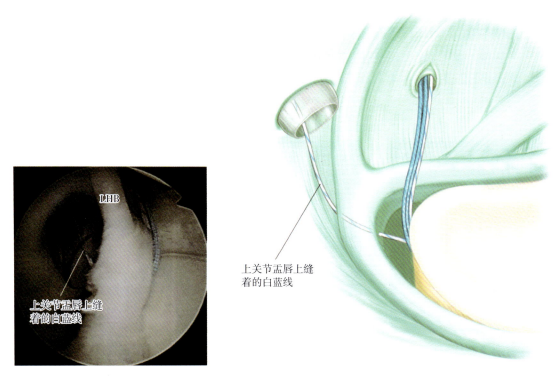

图 17-59　一直牵拉 PDS 线，直到感觉线松弛消失为止，这样在上关节盂唇上缝上 1 根白蓝线

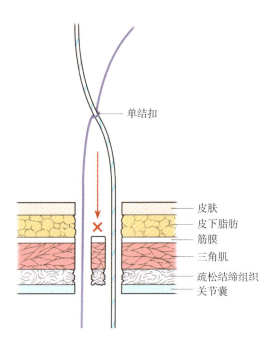

单结扣

皮肤
皮下脂肪
筋膜
三角肌
疏松结缔组织
关节囊

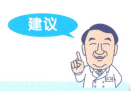

建议

在进行单结扣缝线接力时，必须用钳子同时夹住并引出要制作单结扣的 1 根锚钉线和 PDS 线。锚钉线和 PDS 线分别牵拉的话，从皮肤到关节囊之间有可能通过不同的路径。在通过不同路径的情况下，单结扣部位被其间的软组织阻隔而无法通过（图 17-60）。

图 17-60　单结扣缝线接力的注意事项

## 13　采用月牙钩的穿线和二次缝线接力

　　从前上方套管插入月牙钩。查看 LHB 的背面，以确认前头缝着的白蓝线部位，从稍前方穿透（图 17-61），穿过上关节盂唇（图 17-62）。转动橙色辊，直到 PDS 线从手柄的线孔中消失。PDS 线在关节内呈螺旋状（图 17-63）。从前方切口插入钳子，夹住 PDS 线（图 17-64）并引出（图 17-65）。用手指捏住从前方切口引出的 PDS 线，然后拔出月牙钩，用钳子夹住从前方套管引出的 PDS 线。再次从前方切口插入钳子，夹住白蓝线和 PDS 线（图

感觉 PDS 线在关节内盘缠着

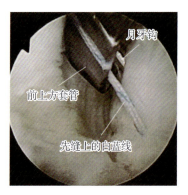

月牙钩

前上方套管

先缝上的白蓝线

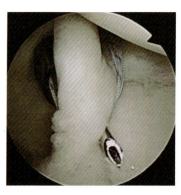

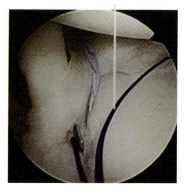

图 17-61　从缝有白蓝线部位的稍前方插入月牙钩

图 17-62　用月牙钩穿透上关节盂唇

图 17-63　转动橙色辊，直到从手柄的线孔看不到 PDS 线为止

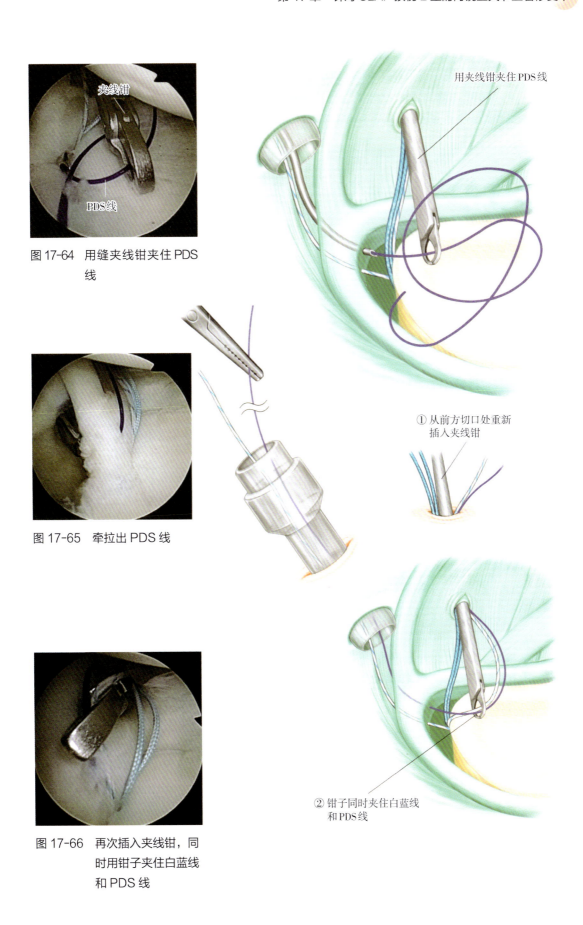

图 17-64　用缝夹线钳夹住 PDS 线

用夹线钳夹住 PDS 线

图 17-65　牵拉出 PDS 线

① 从前方切口处重新插入夹线钳

图 17-66　再次插入夹线钳，同时用钳子夹住白蓝线和 PDS 线

② 钳子同时夹住白蓝线和 PDS 线

17-66），牵拉到前方切口（图 17-67）。和前方一样，在前方切口外一起牵拉的白蓝线上以单结扣把 PDS 线系紧。牵拉出从前上方套管伸出的 PDS 线。结扎点穿过关节盂唇时（图 17-68）感觉有点儿阻力，但也要慢慢进行牵拉。牵拉到线松弛消失为止。通过这些操作，在上关节盂唇上褥式缝合上 2 根白蓝线（图 17-69）。

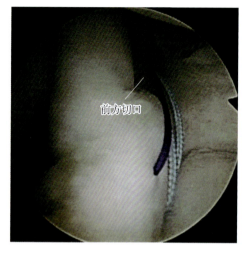

图 17-67　牵拉出白蓝线和 PDS 线

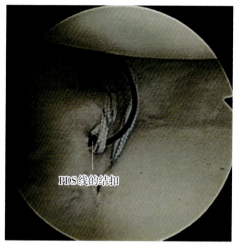

图 17-68　慢慢地引出 PDS 线

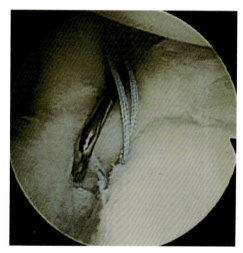

图 17-69　上关节盂唇上缝着的 2 根白蓝线

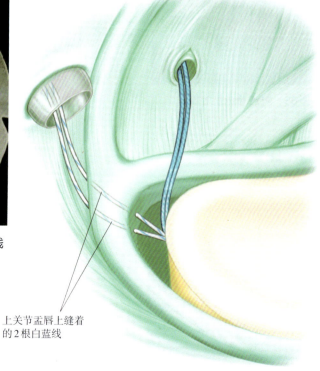

上关节盂唇上缝着
的 2 根白蓝线

## 14　采用月牙钩的穿线和三次缝线接力

　　从前上方套管插入月牙钩。查看 LHB 的背面，以确认前头缝着的白蓝线部位，从稍后方穿透（图 17-70），穿过上关节盂唇（图 17-71）。转动橙色辊，直到 PDS 线从手柄的线孔中消失（图 17-72）。从前方切口插入钳子并夹住蓝色线和 PDS 线（图 17-73），牵拉到前方切口（图 17-74）。和前方一样，在前方切口外蓝色线上以单结扣把 PDS 线系紧。牵拉出前上方套管伸出的 PDS 线（图 17-75）。通过这些操作，在上关节盂唇上缝上 2 根白蓝线和 1 根蓝色线（图 17-76）。

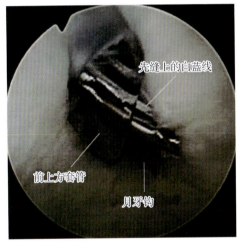

图 17-70　从缝有白蓝线部位的稍后方插入月牙钩

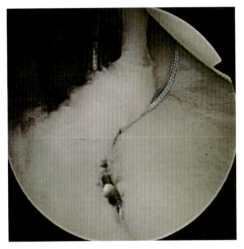

图 17-71　用月牙钩穿透上关节盂唇

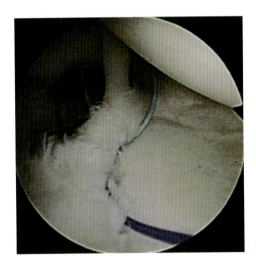

图 17-72　旋转橙色辊送出 PDS 线

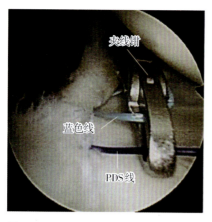

图 17-73　用从前方切口插入的夹线
　　　　　钳夹住蓝线和 PDS 线

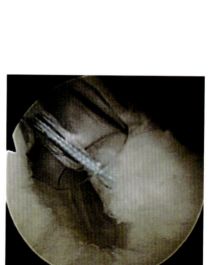

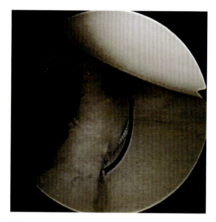

图 17-74　从前方切口处牵拉出蓝线
　　　　　和 PDS 线

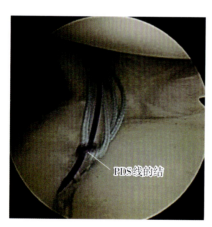

图 17-75　牵拉出从前上方套管进行
　　　　　牵拉的 PDS 线

图 17-76　在上关节盂唇上缝上 2 根
　　　　　白蓝线和 1 根蓝色线

## 15 采用月牙钩的穿线和四次缝线接力

　　从前上方套管插入月牙钩。查看 LHB 的背面，以确认前头缝着的蓝色线部位，从稍后方穿透（图 17-77），穿过上关节盂唇（图 17-78）。转动橙色辊，直到 PDS 线从手柄的线孔中消失。从前方切口插入钳子夹住蓝色线和 PDS 线（图 17-79），牵拉到前方切口（图 17-80）。和前方一样，在前方切口外蓝色线上以单结扣把 PDS 线系紧。牵拉出前上方套管伸出的 PDS 线（图 17-81）。通过这些操作，在上关节盂唇上并排缝上 2 根白蓝线和 2 根蓝色线（图 17-82）。

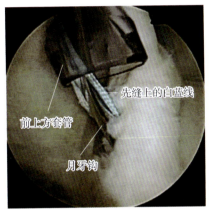

图 17-77　从缝有蓝色线部位的稍后方插入月牙钩

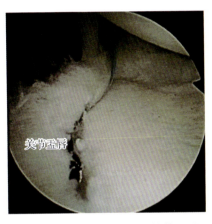

图 17-78　用月牙钩穿透上关节盂唇

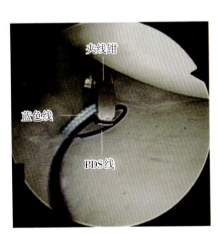

图 17-79　用夹线钳夹住蓝色线和 PDS 线

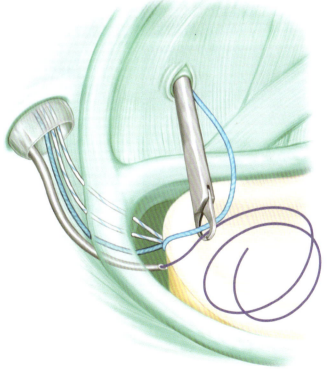

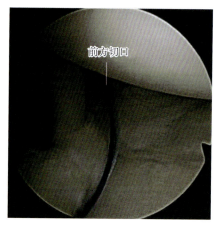

图 17-80　牵拉出蓝色线和 PDS 线

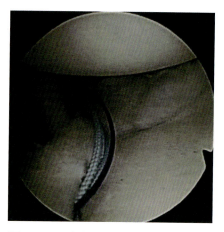

图 17-81　牵拉出从前上方套管进行牵拉的 PDS 线

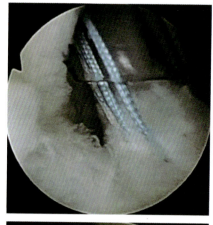

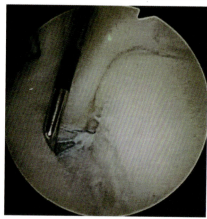

图 17-82　上关节盂唇上缝上 2 根白蓝线和 2 根蓝色线

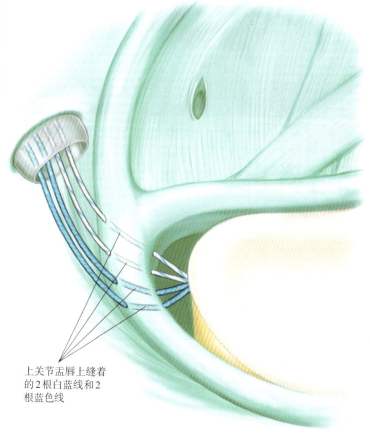

上关节盂唇上缝着的 2 根白蓝线和 2 根蓝色线

**16** **2 根蓝色线的移动**

　　缝合时只需要缝合在套管内的 2 根线。因此，用从前方切口插入的钳子夹住穿过前上方套管内的 2 根蓝色线（图 17-83），牵拉到前方切口（图 17-84）。通过该操作，前上方套管内留有 2 根白蓝线（图 17-85）。

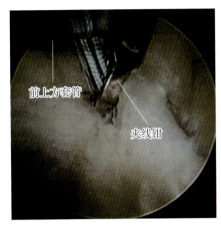

图 17-83　用夹线钳夹住穿过前上方套管内的 2 根蓝色线

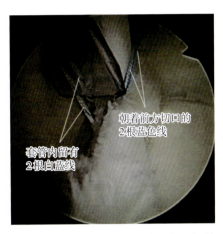

图 17-84　将穿过前上套管内的 2 根蓝色线牵拉到前方切口

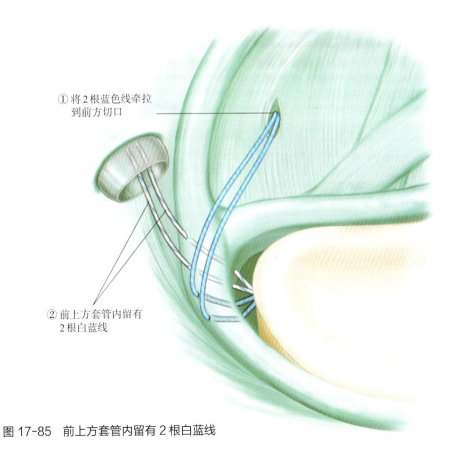

图 17-85　前上方套管内留有 2 根白蓝线

## 17 白蓝线的缝合

从套管出来的白蓝线的两端交替引出，确认线是否滑动。在本病例中，由于线能够充分滑动，因此将 1 根线缩短作为后续线。滑动结扣（韦斯顿结）通过在牵拉后续线时把结扣部位送到缝合部位（图 17-86）。将后续线穿过打结器，收紧结扣（图 17-87）。再牵拉另一根白蓝线，以锁定结扣。之后，在正结上增加 3 次单结缝合。用纤维线切割器切断线（图 17-88、图 17-89）。

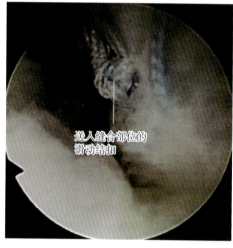

图 17-86 制作滑动结扣，通过拉后续线将结扣部位送到缝合部位

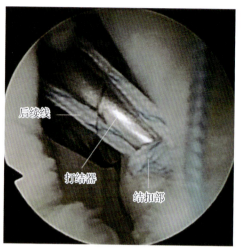

图 17-87 将后续线穿过打结器并收紧结扣

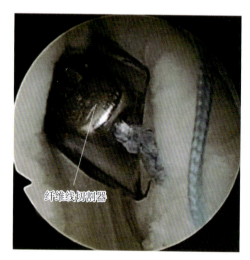

图 17-88 以正结后进行 3 次单结缝合，并用纤维线切割器切断线

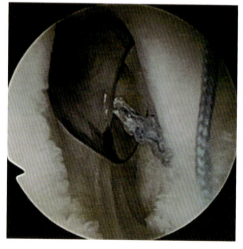

图 17-89 切断线后

## 18　将 2 根蓝色线牵拉到前上方套管

　　从前上方套管插入钳子，夹住"逃"到前方切口的 2 根蓝色线（图 17-90），将其牵拉到前上方套管内（图 17-91）。

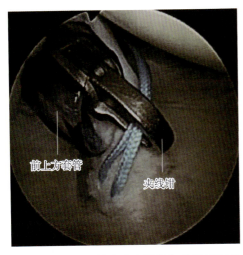

图 17-90　用从前上方套管插入的钳子夹住 2 根蓝色线

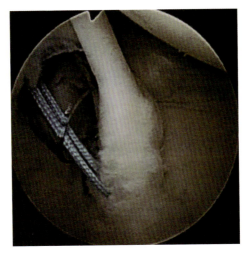

图 17-91　从前上方套管内牵拉出 2 根蓝色线

## 19　蓝色线的缝合

　　交替引出从套管出来的蓝色线的两端，确认线是否能够滑动。在本病例中，由于线能够充分滑动，因此将 1 根线缩短作为后续线。滑动结扣通过牵拉后续线把结扣部位送到缝合部位（图 17-92）。将后续线穿过打结器，收紧结扣部位。再牵拉另一根蓝色线，以锁定结扣。之后，在正结上增加 3 次单结缝合（图 17-93）。用纤维线切割器切断线（图 17-94、图 17-95）。这样，整个缝合操作就完成了（图 17-96）。

如果线不滑动，则无法制作滑动结扣，因而只能制作 Revo 结。先 2 次反结结紧，然后打 3 个正结扣。

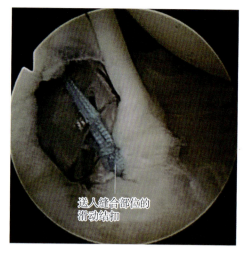

送入缝合部位的
滑动结扣

图 17-92　引出后续线，将结扣部位送到缝
　　　　　合部位

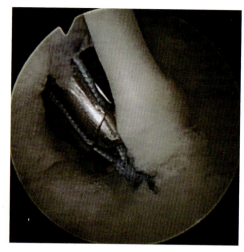

图 17-93　再增加 3 次正单结缝合

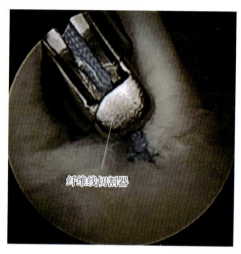

纤维线切割器

图 17-94　用纤维线切割器切断线

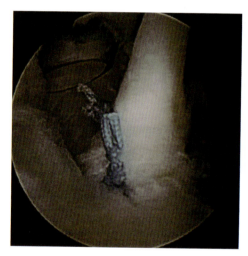

图 17-95　切断线后

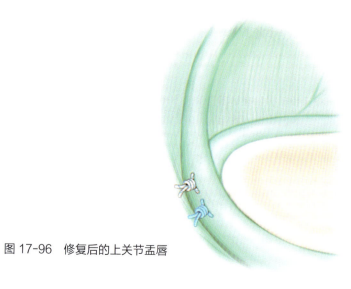

图 17-96　修复后的上关节盂唇

## 20 修复状态的观察

观察上关节盂唇缝合在关节盂的状态（图 17-97），用探针确认上关节盂唇没有剥离（图 17-98）。

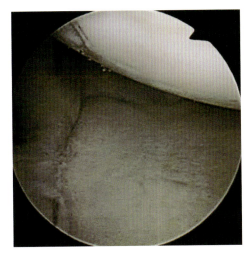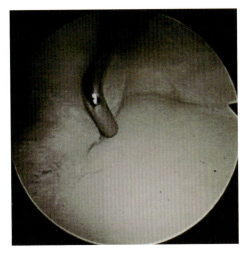

图 17-97　观察上关节盂唇的修复状态　　图 17-98　用探针确认